Siegfried Kiontke

Tatort Zelle

Wie Elektrosmog-Attacken unseren Organismus bedrohen

Gestaltung und Gesamtbearbeitung: Margit Eberlein, Christine Lohner
Lektorat: Dr. Renate Oettinger
Druck: Pauli Offsetdruck e.K., Oberkotzau/Hof
2. Auflage 2019

VITATEC Verlagsgesellschaft
Am Schlichtfeld 2
82541 Münsing

ISBN: 978-3-9811885-6-1

Inhalt

Hinweise zur zweiten Auflage 6

Vorwort 7

Einleitung 10

Über dieses Buch 12

Danksagung 15

1. Die Zelle und ihre Membranen: Grundlagen 17

1.1 Struktur und Aufgaben der Zellmembranen 19

1.2 Die chemischen Eigenschaften von Membranen 26

1.3 Strukturiertes Wasser: die Rolle des Wassers im Zellplasma 35

1.4 Steuerungsprozesse der Molekülbewegung 42

1.5 Steuerung des Zellverhaltens: Erkenntnisse zur DNA und aus der Epigenetik 44

2. Natürliche und künstliche Umgebungsstrahlung 51

2.1 Natürliche Umgebungsstrahlung 52

2.2 Künstliche Strahlungsquellen 57

2.3 Steigende Belastung der Bevölkerung durch künstliche Umgebungsstrahlung 65

2.4 Die 5G-Mobilfunktechnologie 68

2.5 Erhöhte Strahlenbelastung der einzelnen Nutzer 79

2.6 Normen und Grenzwerte 83

3. Auswirkungen auf die Umwelt und den lebenden Organismus 89

3.1 Elektrische und magnetische Wechselwirkungen 91

3.2 Das elektromagnetische Körperfeld 93

3.3 Die biologische Wirkung statischer und niederfrequenter Felder 98

3.4 Nicht-ionisierende Strahlung und freie Radikale 107

3.5 Die biologische Wirkung hochfrequenter elektromagnetischer Strahlung 114

3.6 Spezifische Wirkungen auf Zellmembranen 117

3.7 Generelle Reaktionen des menschlichen Körpers 122

4. Epidemiologische Forschung: Strahlungseffekte bei Mensch und Tier 129

4.1 Die Hardell-Studien 130

4.2 Die Forschungserkenntnisse der BioInitiative 131

4.3 Eine Studie aus Brasilien nach dem Vorbild der Naila-Studie 134

4.4 Das Deutsche Mobilfunk Forschungsprogramm (DMF) 135

4.5 Stellungnahme zur Schweizer UMTS-Studie 137

4.6 Ein Überblick über weitere internationale Studien 143

4.7 Die Wirkung der Mobilfunkstrahlung auf Tiere 146

5. Elektrosmog in der gesellschaftspolitischen Diskussion der vergangenen Jahre 149

5.1 Internationale Institutionen warnen verstärkt vor den gesundheitlichen Risiken der Elektrosmog-Belastung 151

5.2 Grund zur Hoffnung: Der Ernst der Lage wird erkannt – einige internationale Beispiele 158

5.3 Erschreckend: Trotz fundierter Beweislage unterbleiben erforderliche Reaktionen – drei Beispiele 162

5.4 Im Dienst der Mobilfunkindustrie: der jahrelange Versuch, wissenschaftliche Belege über die Wirkung von Mobilfunkstrahlung als ungültig darzustellen 167

5.5 Information oder Meinungsmache? Die unterschiedliche Darstellung der Gefährdung durch Elektrosmog in den Medien 176

5.6 Schluss mit der Grenzwertdiskussion: Es muss gehandelt werden! 180

6. Weitere Konsequenzen der Mobilfunknutzung und Schutzmaßnahmen 183

6.1 Problem (nicht) erkannt, Problem (nicht) gebannt 185

6.2 Unser Organismus braucht Unterstützung 188

6.3 Die Bedeutung des gesunden Schlafens 192

6.4 Handy-Nutzung und Kinder 194

6.5 Jugendliche und die „digitale Sucht" 195

6.6 Die digitale Revolution: Sackgasse für die Jugend? 198

6.7 Elektrosmog-Quellen und Schutzmaßnahmen 201

Schlusswort 206

Weitere Informationen 207

Über den Autor 209

Literaturverzeichnis 210

Index 216

Glossar 220

Bildnachweise 224

Hinweise zur zweiten Auflage

Gegenüber der ersten Auflage ist der Text an vielen Stellen angepasst und aktualisiert worden. Die Kapitel 2 und 6 wurden erheblich erweitert.

Im Einzelnen:

Das Kapitel 2.4 „Die 5G-Mobilfunktechnologie" ist neu, umfasst elf Seiten und verdeutlicht die möglichen Gefahren dieser neuen Technologie.

Kapitel 5.2 ist um vier weitere beispielhafte Gerichtsurteile ergänzt worden. Der Beitrag über Israel ist aktualisiert.

Das Kapitel 6.4 „Handynutzung und Kinder" wurde umgeschrieben und erweitert.

Kapitel 6.5 heißt nun „Jugendliche und die digitale Sucht" und beschreibt eine Serie von weiteren wichtigen Problemen, die mit der Verwendung von Smartphones und anderen digitalen Medien einhergehen.

Das neue Kapitel 6.6 „Die digitale Revolution: Sackgasse für die Jugend?" befasst sich mit der fortschreitenden Digitalisierung an unseren Schulen.
Oft führt die viel gepriesene digitale Revolution an den Schulen, entgegen den hohen Erwartungen, eher zu einer Verschlechterung von schulischen Leistungen.

Literaturliste und Index wurden entsprechend erweitert.

Viel Spaß beim Lesen dieser zweiten, aktualisierten und erweiterten Auflage!

Dr. Siegfried Kiontke

Vorwort

Liebe Leserin, lieber Leser!

Sie werden es vermutlich nicht glauben, aber keine Seite dieses Buches wurde auf einem Laptop mit WLAN-Verbindung geschrieben, keine Minute Recherche mithilfe einer kabellosen Verbindung zum World Wide Web durchgeführt, und keines der Telefongespräche, die für dieses Buch wichtig waren, wurde von einem Handy geführt.

Zugegeben, meine „Arbeitsausrüstung" als Autor mag traditionell wirken – viele würden wahrscheinlich sogar „altmodisch" oder „überholt" dazu sagen: Denn wer nutzt heute noch einen PC, von dem ein Kabel zur Maus, eines zur Tastatur und ein weiteres zum Internet-Router führt? Und wer telefoniert in der heutigen Zeit noch mit einem Festnetztelefon, das die Bewegungsfreiheit völlig einschränkt, da der Hörer mit einem Kabel am Apparat befestigt ist?

Ich! Und wenn Sie dieses Buch gelesen haben, werden Sie auch verstehen, warum. Ich hoffe sogar, dass auch Sie dann wieder „verkabelter" leben und arbeiten werden. Denn besser ein bisschen weniger Komfort durch „Kabelsalat" als die Belastungen durch den „Wellensalat", dem wir uns aufgrund von Funkmäusen, WLAN-Verbindungen, Schnurlostelefonen, Smartphones usw. aussetzen.

Sicher, die moderne Informationstechnik hat auch ihre Vorzüge. Es ist praktisch, einfach zum Handy zu greifen und von nahezu jedem Ort der Welt mit einer Person an einem beliebigen anderen Ort telefonieren zu können. Und es spart auch Zeit, die Dauer einer Zugfahrt oder eines Flugs nutzen zu können, um sich mit dem Laptop oder Smartphone auf das bevorstehende Meeting oder eine Präsentation vorzubereiten. Aber diese Vorteile wiegen die Nachteile nicht auf. Und Nachteile gibt es etliche! Auch über die Elektrosmog-Belastung hinaus, die mit diesen Technologien einhergeht und die in diesem Buch erläutert wird.

Denken Sie doch einmal an die Zeit ohne Mobiltelefone zurück: Damals war es zwar nicht möglich, von fast überall zu telefonieren, aber wir waren auch nicht rund um die Uhr und allerorts erreichbar. Und gerade diese Erreichbarkeit hat ihre Tücken: Sie setzt uns unter Druck. Einfach einmal ungestört sein, den eigenen Gedanken nachgehen, etwas in Ruhe erledigen, sich voll und ganz auf eine Sache konzentrieren: Alles das kann durch das Klingeln des Handys jederzeit unterbrochen werden und uns zur Verfügbarkeit für andere drängen oder einfach einmal abschalten – das geht nur, wenn wir auch das Handy abschalten. Doch wie oft machen wir das? – Allein unter diesem Gesichtspunkt war die Zeit ohne Mobilfunk schon eine „gute" alte Zeit. Denn die ständige Erreichbarkeit bedeutet für uns Stress – und damit sind wir auch schon wieder beim Thema dieses Buchs, denn auch Elektrosmog ist für unseren Körper ein Stressfaktor.

Was uns noch stresst: Wir sind heute bei Weitem mehr „Lärmverursachern" ausgesetzt. Bei Flügen, Bahnreisen oder in öffentlichen Verkehrsmitteln konnten wir früher vielleicht das Knistern einer Zeitung oder einer Buchseite hören, wenn Mitreisende gelesen haben. Auch ein etwas lauter geführtes, persönliches Gespräch konnten wir eventuell verfolgen. Aber was es damals nicht gab: Zugabteile beispielsweise, in denen sich in den Morgenstunden fast jeder Reisende auf dem Weg zu einem Geschäftstermin sein Handy ans Ohr drückt und lautstark telefoniert. Lautstark schon deshalb, weil das Stimmengewirr im Abteil so groß ist, dass jeder den anderen übertönen möchte. Zudem scheinen viele Handy-Nutzer zu glauben, dass Lautstärke für die Funkverbindung unerlässlich sei.

Und was macht derjenige, der in diesem Abteil sitzt und als Außenseiter nicht telefoniert? Zuhören! Weil es anders gar nicht geht, wie Wissenschaftler der Cornell University herausgefunden haben. Wenn wir, wie bei einem Telefongespräch, nur einen der Gesprächspartner hören, gelingt es uns kaum, unsere Aufmerksamkeit auf etwas anderes zu richten als auf diese Gesprächsteile. Wir werden abgelenkt und in unserer Wahrnehmungsfähigkeit für andere Dinge eingeschränkt. Der Grund, den die Forscher dafür annehmen: Da wir bei solchen „halben Dialogen" die Gesprächsmuster nicht abschätzen können, ist unser Gehirn nicht fähig, die Konversation auszusteuern und einfach auszublenden. Anders ist es bei Dialogen: Da gelingt es uns sehr gut, sie auszublenden, selbst wenn die beiden Personen, die miteinander sprechen, direkt neben uns stehen.

Also lassen wir uns als Nicht-Telefonierer mit Informationen berieseln, die uns in der Regel überhaupt nicht interessieren: wer wann wo ankommt, wer sich verspätet, wer welche Daten schnell noch per E-Mail geschickt bekommen möchte – und auch die eine oder andere Lästerei über einen Kollegen oder Geschäftspartner.

Um es auf den Punkt zu bringen: Wir nehmen eine Vielzahl von akustischen Signalen und Informationen auf, die wir gar nicht haben wollen.

Vielleicht fragen Sie sich jetzt, was das mit Elektrosmog zu tun hat. Warum ich diese Situation im Zugabteil so ausführlich schilderte?

Anders als Lärm können wir Elektrosmog mit unseren Sinnen nicht wahrnehmen. Aber wir sind ihm ebenso ausgesetzt wie dem Lärm, und wir können ihn nicht ausblenden. Vergleichbar mit dem Stimmengewirr und dem Gewirr aus anderen Geräuschen umgibt er uns als Wellengewirr. Und dieses wiederum füttert unseren Organismus mit Informationen, die ihn und seine Funktionen schlussendlich durcheinanderbringen.

Derartige Informationen erhält unser Körper bei einer Zugfahrt mit einer Elektrolok übrigens auch aufgrund des permanenten Stromflusses, der dazu dient, die Lokomotive anzutreiben. Und aufgrund der Funken, die die Stromabnehmer erzeugen.

Mobiltelefone leisten also nur einen Beitrag zum Elektrosmog, der uns umgibt: allerdings einen sehr großen, seit die Mobilfunknetze immer weiter ausgebaut werden.

Einen weiteren Beitrag leisten Stromleitungen, selbst jedes einzelne ungeschirmte Kabel zu Hause oder am Arbeitsplatz, Sendestationen für Radio und Fernsehen, Richtfunk, Satelliten und Radar.

Beim Radar sind insbesondere die Fahrerassistenzsysteme erwähnenswert, die jedes Auto zur Elektrosmog-Quelle machen und die Insassen anderer Autos oder die Personen belasten, die sich auf der Straße in der Nähe befinden. Ein „Abstandswarnsystem" mag so beim Einparken vor einer Kollision schützen, aber leider warnt es die im Umfeld Anwesenden nicht, von diesem Fahrzeug Abstand zu halten.

Aber warum ist dieser Abstand so nötig? Was macht der Elektrosmog mit uns? Angeblich nichts, wie viele Forschergruppen behaupten, die bei genauerer Betrachtung aber meist auch einen triftigen Grund dafür haben: Sie werden von der Mobilfunkindustrie gefördert. Unabhängige Forscher sehen das, wie dieses Buch zeigt, anders: Ihrer Meinung nach schafft Elektrosmog eine wichtige Basis, um langfristig ernsthaft zu erkranken.

Immer wieder wird von Häusern berichtet, in denen von den darin lebenden Personen auffällig viele an Krebs erkranken, sogar von ganzen Straßenzügen oder Regionen, in denen sich Krebserkrankungen oder andere schwere Erkrankungen häufen, ist die Rede.

Etwas Derartiges hat mir vor ein paar Jahren auch ein mir gut bekannter Wissenschaftler erzählt: Er sprach von einem Haus, in dem die Menschen, die darin einzogen, innerhalb weniger Jahre auffällig oft an Krebs erkrankten und diese Erkrankung nicht überlebten. Da er eine Vermutung über die Ursache hatte, führte er mit einem Techniker eine Elektrosmog-Messung durch, und sein Verdacht bestätigte sich: Die Quellen für die Elektrosmog-Belastung waren verschiedene Handymasten und Radarsysteme, deren Strahlen sich alle in diesem Haus kreuzten und dadurch eine ungeheure Stressbelastung für die dort wohnenden Menschen verursachten.

Doch an dieser Stelle, liebe Leserin, lieber Leser, will ich nicht weiter ins Detail gehen. In diesem Buch erfahren Sie alles über Elektrosmog: wie er entsteht, was er bewirkt, welche Studien die Wirkung belegen und warum selbst der Europarat eine Anpassung der derzeit gültigen Grenzwerte für Elektrosmog fordert. Und Sie lesen selbstverständlich auch, wie Sie die Elektrosmog-Belastung in Ihrem Zuhause und an Ihrem Arbeitsplatz reduzieren können und welche Therapiemöglichkeiten es bei einem „Zuviel" an Elektrosmog gibt.

Auch wenn ich meine persönliche Haltung zur kabellosen Kommunikation und zum Elektrosmog nicht verberge, war ich doch bestrebt, Ihnen ein Buch mit klaren Fakten anstatt Meinungen anzubieten; daher gehört zu diesem Buch auch eine lange Referenzliste. Vielleicht wird ein Kritiker der einen oder anderen Aussage darin trotzdem skeptisch gegenüberstehen oder etwas entgegenhalten wollen – jedermann hat ein Recht auf seine eigene Meinung.

Um eine brauchbare Grundlage für Ihre persönliche Auswertung zu bieten, werden in diesem Buch viele Aspekte des Elektrosmog aufgezeigt und beleuchtet. Ist mir dies gelungen, hat es seinen Zweck erfüllt!

Einleitung

Elektrosmog: Was ist das?

Der Begriff „Elektrosmog" tauchte erstmals in den 1960er-Jahren in den Medien auf. „Smog" ist ein Kunstwort, das aus den englischen Wörtern „Smoke" (Rauch) und „Fog" (Nebel) gebildet wurde und einen aus Schadstoffen bestehenden Nebel bezeichnet.

In Anlehnung daran steht Elektrosmog für elektrische, magnetische oder elektromagnetische Felder, die sich wie ein Nebel über große Gebiete flächendeckend erstrecken. Heute wird Elektrosmog auch als elektromagnetische Umweltverträglichkeit (EMVU: „Elektromagnetische Verträglichkeit mit Schwerpunkt auf Umweltauswirkungen") definiert, eine Bezeichnung für die Belastung der Umwelt durch künstlich erzeugte elektrische und magnetische Felder sowie durch elektromagnetische Wellen.

Hinweis: Im Sprachgebrauch werden die Begriffe elektromagnetische Wellen, Strahlung, elektromagnetische Strahlung, elektromagnetische Felder oder sogar Quanten und Photonen oft synonym verwendet.

Definition „Feld" (Physik)

Ein „Feld" besteht aus einem Raum, der leer oder stofferfüllt sein kann. Darin gibt es messbare physikalische Eigenschaften, die jedem Raumpunkt zugeordnet werden können. Oder anders ausgedrückt: Ein Feld ist ein Gebiet, innerhalb dessen jedem Punkt ein bestimmter Wert einer (physikalischen) Größe zugeordnet werden kann.

Woher kommt Elektrosmog?

Alle Leitungen um uns herum, in denen elektrischer Strom fließt oder schwingt, geben unsichtbaren Elektrosmog in die Umgebung ab. Ob zu Hause, im Auto, am Arbeitsplatz und meist auch in der Freizeit sowie im Urlaub: Wir sind von Elektrosmog umgeben. Zusätzlich werden wir überall auf der Erde durch gezielt verursachten Elektrosmog „bestrahlt". Dafür sorgen Sendestationen für TV, Radio, Mobilfunk, Richtfunk, Radar und unzählige Satelliten, die unseren Planeten umkreisen.

Wie entsteht Elektrosmog?

Weltweit wird die elektrische Energieversorgung am häufigsten mit Wechselstrom vorgenommen. Fließt elektrischer Wechselstrom, entstehen – physikalisch betrachtet – zwei scheinbar unabhängige Wirkungen: eine elektrische und eine magnetische Wechselwirkung. Da beide über einen bestimmten Abstand hinweg messbar sind, wird dieser räumliche Bereich auch als „Feld" bezeichnet. Bei elektrischer Gleichspannung ohne Stromfluss entsteht lediglich ein elektrisches Feld. Sobald Strom fließt, kommt ein magnetisches Feld hinzu.

Je stärker der Strom, desto mehr Elektrosmog

Elektrosmog kann sowohl aus elektrischen wie magnetischen Feldern als auch aus einer Kombination beider Felder bestehen. Er wird im Allgemeinen unter anderem durch Stromfluss in elektrischen Leitern erzeugt. Dabei bewegen sich Elektronen, also elektrisch negativ geladene Teilchen, in einem Draht aufgrund eines Potenzialgefälles. Da elektrische Leiter stets einen gewissen Widerstand aufweisen, geht ein Teil der Elektronenenergie in Form von Wärme verloren. Je stärker der elektrische Strom ist, desto mehr Elektronen fließen und desto stärker ist die elektromagnetische Abstrahlung. Dies gilt sowohl für die gewollte Abstrahlung von Sendeanlagen als auch für die ungewollte Abstrahlung von Stromleitungen.

Werden elektrische oder magnetische Felder durch Wechselstrom oder Pulse erzeugt, überträgt sich die Frequenz des Wechselstroms beziehungsweise der Pulse auf die erzeugten Felder. Diese schwingen dann genau im Rhythmus des elektrischen Stroms. Die Frequenz, also die Häufigkeit des Wechselns, wird in der Einheit „Hertz" (Hz) angegeben; als Zeitmaß dient eine Sekunde. 10 Hz heißt, dass der Strom 10 vollständige Schwingungen in einer Sekunde durchführt. Eine vollständige Schwingung bedeutet hierbei die Bewegung hin und zurück, somit sind damit 20 Richtungswechsel verbunden.

Der Begriff „Elektrosmog" wird somit den tatsächlichen Gegebenheiten nur wenig gerecht, da physikalische Belastungen durch Felder und Wellen nicht mit den englischen Begriffen für Rauch und Nebel beschrieben werden können. **„Elektrostress"** trifft die tatsächlichen biologischen Belastungen besser, da der menschliche Körper durch zu starke oder dauerhafte Feld- oder Welleneinflüsse tatsächlich in einen Stresszustand versetzt wird.

Nachts belastet Elektrosmog besonders

Heute wissen wir, dass es von großer Bedeutung ist, ob die Belastung tagsüber in der Aktivphase des Körpers erfolgt oder nachts im Ruhezustand. Belastungen im Ruhezustand des Körpers haben eine vielfach schädlichere Auswirkung auf physiologische Vorgänge im Organismus. Deshalb ist die vordringlichste Forderung gesundheitsbewusster Menschen die nach einem feldfreien oder zumindest feldarmen Schlafplatz. Neben den allgemeinen Grenzwerten sollten daher auch entsprechend angepasste Vorsorgewerte für Wohnbereiche erlassen werden (siehe hierzu auch Kapitel 6).

Über dieses Buch

Dieses Buch, das über die gesundheitlichen Gefahren informiert, die von der Belastung des Körpers durch Elektrosmog ausgehen können, sollte ursprünglich nicht den Umfang annehmen, den es nun erreicht hat. Aber die Recherchen brachten immer mehr neue Erkenntnisse, mögliche Wirkungszusammenhänge und aktuelle Studienergebnisse zutage, die in einem Überblickwerk wie diesem nicht fehlen dürfen.

Um einen Eindruck von den Risiken zu gewinnen, die mit der alltäglichen, stetig steigenden Elektrosmog-Exposition einhergehen, ist es allerdings nicht nötig, jedes Kapitel zu studieren. Ebenso ist es zum Verständnis des Buches nicht erforderlich, es in der angebotenen Reihenfolge der Kapitel zu lesen.

Die Kapitel, für die Sie sich aber in jedem Fall Zeit nehmen sollten, sind die Kapitel 4 bis 6, wobei Kapitel 4 die erschreckenden Ergebnisse aufzeigt, zu denen internationale Studien über die Auswirkung von Elektrosmog geführt haben, und Kapitel 6 darlegt, was Sie tun können, um in Ihrem Lebensumfeld die Belastung und damit die Risiken zu minimieren.

Worauf dieses Buch abzielt

Das Ziel dieses Buches ist es, eine umfassende Einführung in die Thematik zu geben, die es in dieser Ausführlichkeit und Zusammenstellung bisher noch nicht gegeben hat. Dazu werden grundlegende wissenschaftliche, strahlungstechnische, gesundheitliche, gesellschaftliche und politische Gesichtspunkte aufgeführt und eingehend erörtert.

Ein wichtiges Anliegen dieses Buches ist es auch, Ihnen genügend Informationen zu liefern, damit Sie selbst zum „Experten" werden und sich Ihr eigenes Urteil bilden können, wie Sie die mit Elektrosmog verbundenen gesundheitlichen Gefahren einschätzen.

Eine Kurzzusammenstellung der Inhalte

Kapitel 1 beschäftigt sich mit verschiedenen Aspekten der Zelle und vor allem der Zellmembran. Die Zellmembran ist das Eingangstor für alle Signale, die in die Zelle eindringen. Nach heutiger Sicht ist sie eher als das Gehirn der Zelle zu betrachten als der Zellkern, dem diese Funktion lange zugesprochen wurde. Ein weiterer wichtiger Aspekt bei der Steuerung der Zellprozesse ist die Strukturierung des Zellwassers, auf das in diesem Kapitel ebenfalls eingegangen wird.

Kapitel 2 widmet sich zunächst der natürlichen Umgebungsstrahlung und stellt dann die Eigenschaften unterschiedlicher Elektrosmog-Quellen dar, wie sie heute verstärkt zum Einsatz kommen.

In Kapitel 3 werden die grundlegenden möglichen Wechselwirkungen von elektromagnetischer Strahlung mit toter und lebender Materie diskutiert. Anhand vieler Forschungsbeispiele wird gezeigt, wie gründlich diese Wechselwirkungen mittlerweile bei lebenden Organismen studiert worden sind und wie häufig sie in Untersuchungen bestätigt wurden.

Kapitel 4 fokussiert das umfangreiche epidemiologische Datenmaterial zur Wirkung elektromagnetischer Strahlung; das sind Daten, die an größeren Gruppen von Menschen oder Tieren in ihrer normalen Lebensumgebung erhoben wurden. Zudem bietet dieses Kapitel auch einen ersten Einblick in die Diskussionen, die aufgrund dieser Daten in der Öffentlichkeit geführt wurden und werden.

Kapitel 5 behandelt die gesellschaftspolitische Diskussion der zurückliegenden Jahre. Sollten Sie diese nicht regelmäßig verfolgt haben, werden Sie erstaunt sein, wie seriöse Wissenschaftler mundtot gemacht werden und wie andere Wissenschaftler sowie die Medien mit belastenden Informationen umgehen und versuchen, diese abzuqualifizieren.

Kapitel 6 geht abschließend auf Maßnahmen ein, die Sie in Ihrem eigenen Lebensumfeld treffen können, um die Belastung durch Elektrosmog zu reduzieren. Zusätzlich werden die Digitalisierung und ihr Einfluss auf die Jugend kritisch beleuchtet. Abschließend möchte ich mit diesem Kapitel auch ein wenig Hoffnung verbreiten. Unser Körper erträgt viel und ist sehr anpassungsfähig. Daher ist es ebenso wichtig, ihn in seiner Belastbarkeit zu stärken, damit er mit den Elektrosmog Einwirkungen besser umgehen kann, wie die Elektrosmog-Quellen so weit wie möglich zu reduzieren.

Danksagung

Um ein Buch zu veröffentlichen, sind viele Menschen tätig.

Für die fachliche Unterstützung bedanke ich mich bei meinem Freund Herrn Dr. Wabe Heeringa, der mit seinen konstruktiven Diskussionen, seiner Kritik und seinen Verbesserungsvorschlägen zum Gelingen dieses Buches beigetragen hat.

Für die Buchgestaltung, die Erstellung von Grafiken und die sorgfältige Durchsicht der Texte gilt mein besonderer Dank Frau Margit Eberlein.

Des Weiteren möchte ich mich bei Frau Dr. Renate Oettinger für das Lektorat, bei Herrn Ulrich Bräunig für die hilfreichen Diskussionen zum Titel des Buches und bei Herrn Dr. Gottfried Lange für Informationen zum Thema Lipide bedanken.

Weiterhin bedanke ich mich bei Frau Mechthild Rex-Najuch, Frau Karin Schwan, Herrn Martin Schwan, Frau Anita Schäli und Frau Christine Lohner, die in unterschiedlicher Form zu diesem Werk beigetragen haben.

Last but not least möchte ich mich bei allen Wissenschaftlern bedanken, die an der Wahrheitsfindung arbeiten und unbestechlich ihre Erkenntnisse zum Wohle aller einsetzen.

Dr. Siegfried Kiontke

1. Kapitel

Die Zelle und ihre Membranen: Grundlagen

1.1 Struktur und Aufgaben der Zellmembranen

1.2 Die chemischen Eigenschaften von Membranen

1.3 Strukturiertes Wasser:
die Rolle des Wassers im Zellplasma

1.4 Steuerungsprozesse der Molekülbewegung

1.5 Steuerung des Zellverhaltens:
Erkenntnisse zur DNA und aus der Epigenetik

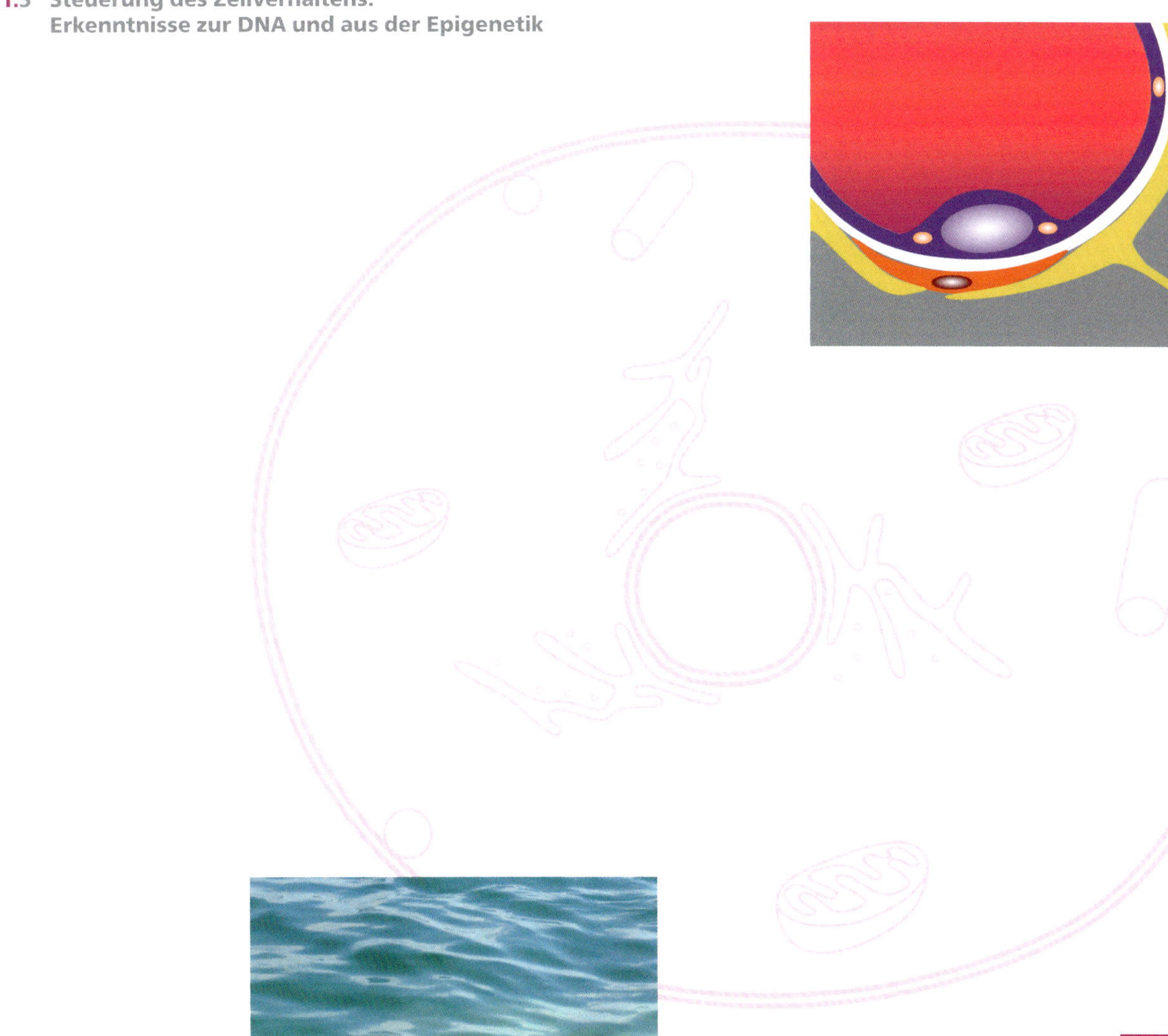

Die Zelle und ihre Membranen: Grundlagen

Die Zelle, als die kleinste Einheit aller lebenden Organismen, wird schon seit Mitte des 17. Jahrhunderts intensiv erforscht. Besonderes Interesse galt dabei lange Zeit dem Zellkern, der für das „Gehirn" der Zelle gehalten wurde und von vielen Forschern noch heute als solches betrachtet wird. Auch zu den Untereinheiten der Zelle, beispielsweise dem Endoplasmatischen Retikulum (wichtig insbesondere hinsichtlich der Proteine in der Zelle) oder den Mitochondrien („Energiekraftwerke der Zelle"), wurden zahlreiche Untersuchungen und Experimente durchgeführt, sodass der diesbezügliche Erkenntnisstand beachtlich ist. Darüber hinaus ist auch über die Zellmembranen, insbesondere deren Struktur, chemischen Aufbau und Funktion, bis heute einiges an grundlegendem Wissen gesammelt worden.

Die Details der Membranstruktur und -funktion sind bisher allerdings nur wenig erforscht und verstanden. Die Komplexität der Zusammenhänge in diesem Bereich wirft mit jeder neuen Erkenntnis eine Vielzahl neuer Fragen auf. Dabei sind gerade in Bezug auf die Membranlipide, -proteine und das Zytoplasma in jüngster Zeit verblüffende Beobachtungen gemacht worden: darunter Beobachtungen, die zur Erklärung, wie Elektrosmog auf den menschlichen Organismus wirkt und diesen beeinflusst, entscheidend beitragen können. Einen Überblick über die bisherigen und neuesten Kenntnisse gibt dieses Kapitel.

Eukaryoten: der Ursprung aller mehrzelligen Lebewesen

Einzellige Lebewesen sind nicht alle gleich. Manche besitzen einen Zellkern, andere nicht. Entsprechend werden die Einzeller grundsätzlich in „Prokaryoten" und „Eukaryoten" unterschieden. „Karyot" kommt vom griechischen Wort „Karyon" für „Kern"; „pro" bedeutet „vor", „eu" steht für „wirklich".

Prokaryoten sind primitive Einzeller, die nach wie vor in einem frühen Stadium leben, in dem es noch keinen Zellkern gab, sprich: in einem Stadium „vor dem Kern". Außer dem Zellkern fehlen ihnen auch alle weiteren internen Strukturen. Eine andere Bezeichnung für Prokaryoten lautet „Bakterien".

Eukaryoten hingegen besitzen einen Zellkern und fast immer auch zusätzliche interne Untereinheiten (Organellen), wie zum Beispiel die Mitochondrien oder das Endoplasmatische Retikulum, die für die Zelle spezifische Aufgaben erfüllen. Aus diesen Eukaryoten haben sich alle mehrzelligen Lebewesen entwickelt, die heute auf unserem Planeten existieren.

1.1 Struktur und Aufgaben der Zellmembranen

Jede Zelle ist von einer etwa fünf bis sieben Nanometer (1 nm = 1 Milliardstel Meter) dicken Membranhülle umgeben, die ihre äußere Begrenzung darstellt und verhindert, dass sich der Inhalt der Zelle mit der Umgebung vermischt. Sie bildet somit die Raumbegrenzung.

Auch im Inneren der Zelle spielen Membranen eine wichtige Rolle. Sie umhüllen verschiedene Untereinheiten, die sich je nach Zelltyp in der Zelle befinden und unterschiedliche Aufgaben erfüllen. Solche Untereinheiten sind zum Beispiel die Mitochondrien, der Zellkern und das Endoplasmatische Retikulum (siehe Abb. 1.1).

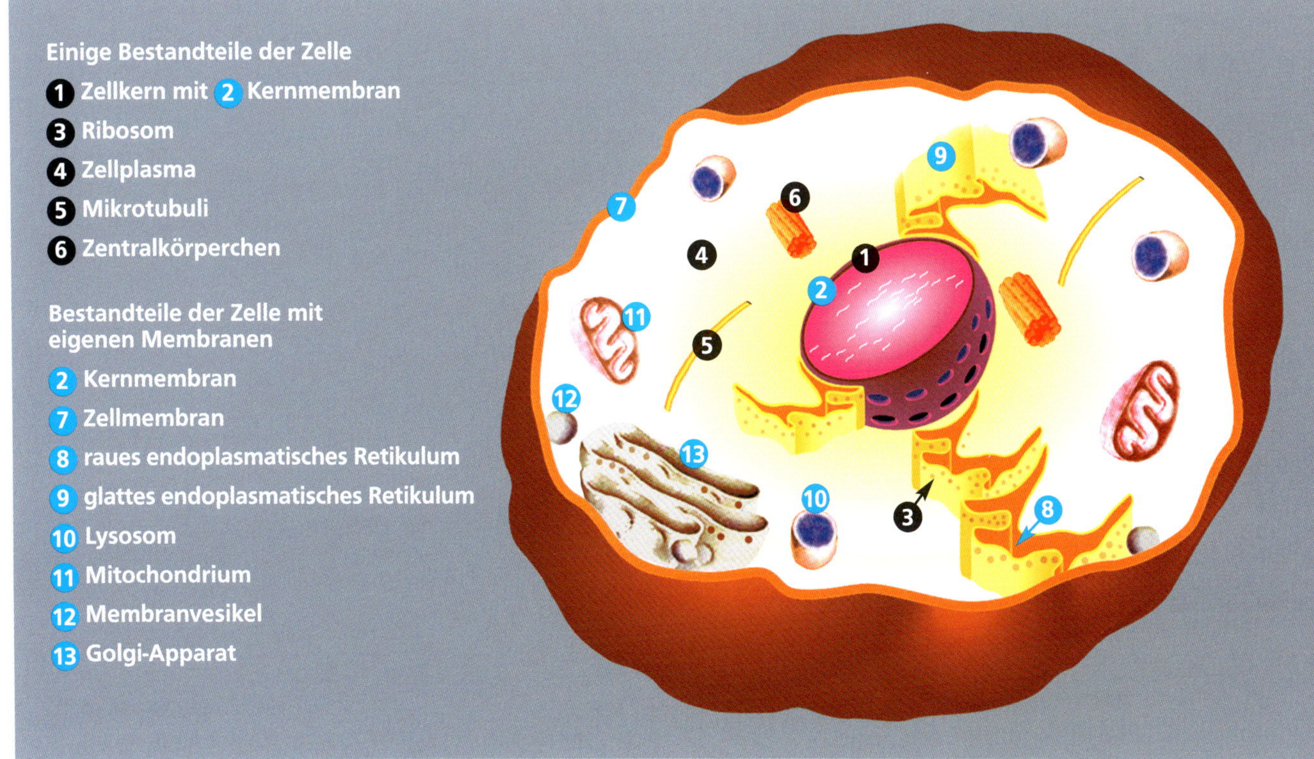

Abb. 1.1:
Die Zelle und ihre Organellen. Außer der Zelle selbst haben der Zellkern, die Mitochondrien, das Endoplasmatische Retikulum, der Golgi-Apparat, die Lysosome und die anderen Vesikel eigene Membranen.

Menschliche Zellen sind Zwitterwesen

Menschliche Zellen sind Zwitterwesen. Vor etwa 1,5 bis 2 Milliarden Jahren haben sich zwei Zelltypen mit unterschiedlichem Genom (Erbgut) zu einer Zelle zusammengefunden: ein Aerobier (benötigt Sauerstoff) und ein Anaerobier (kommt ohne Sauerstoff aus). Der Aerobier ist heute in der Zelle als Mitochondrium zu finden.

Die Mitochondrien besitzen eine Doppelmembran: Die innerste Membran ist vom Aerobier übrig geblieben und die äußere Membran vom Anaerobier hinzugekommen.

Die Struktur der Zellmembran

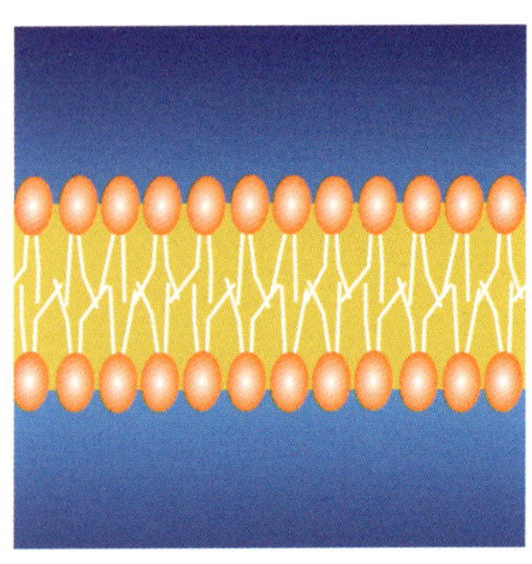

Abb. 1.2:
Phospholipid-Doppelschicht.
Phospholipide setzen sich aus zwei Fettsäuren zusammen, die über eine Phosphatgruppe mit einem Kopfteil verbunden sind. Die Doppelschicht entsteht „automatisch", weil sich die Phospholipide so drehen, dass der wasserliebende Kopf dem Wasser zustrebt und die Fettsäuren-Schwänze sich vom Wasser abwenden.

Die Zellmembran setzt sich aus einer Doppelschicht von Phospholipiden zusammen, die aufgrund ihrer Bestandteile für die Doppelschichtbildung hervorragend geeignet sind.

Phospholipide
Phospholipide sind Fette, die sich aus zwei Fettsäuren zusammensetzen, die über eine Phosphatgruppe mit einem Kopfteil verbunden sind. Eine Lipiddoppelschicht kann sich spontan bilden, weil die Lipide einen hydrophilen (wasserliebenden) Kopf und einen hydrophoben (wassermeidenden) Schwanz haben. Durch Variationen in der Struktur der Köpfe und der Schwänze kommen mehr als 1.000 unterschiedliche Lipide in eukaryotischen Zellen vor.

Während die Fettsäuren ihrer Eigenschaft als Lipid entsprechend wasserabweisend (hydrophob) sind, ist das Kopfteil wasserliebend (hydrophil). Dies hat zur Folge, dass ein Phospholipid bestrebt ist, sich mit seinem Kopf dem Wasser zuzuwenden, während sich sein Fettsäuren-Schwanz vom Wasser abwenden will. In einer Doppelschicht können sich alle Schwänze berühren, ohne dabei mit dem Wasser innerhalb wie außerhalb der Zelle in Kontakt zu kommen, während sich alle Köpfe auf das Wasser ausrichten können.

Eine solche Doppelschicht zeichnet sich einerseits durch ihre Flexibilität aus, andererseits aber auch durch ihre Stabilität, mit der sie dem Zellinhalt wie eine Haut Halt gibt. Nur Wasser und einige kleine Moleküle können die geschlossene Membranschicht frei durchdringen.

Cholesterin
Ein wesentlicher Bestandteil der Zellmembran ist bei tierischen wie menschlichen Zellen das Lipid Cholesterin, das sich in die Lücken zwischen den geknickten Schwänzen der ungesättigen Phospholipide absetzt und so die Flexibilität der Membran reguliert. Aufgrund dieser Funktion ist Cholesterin ein unentbehrliches Molekül für jeden menschlichen und tierischen Organismus.

Fettsäuren als lebensnotwendige Ordnungsspender

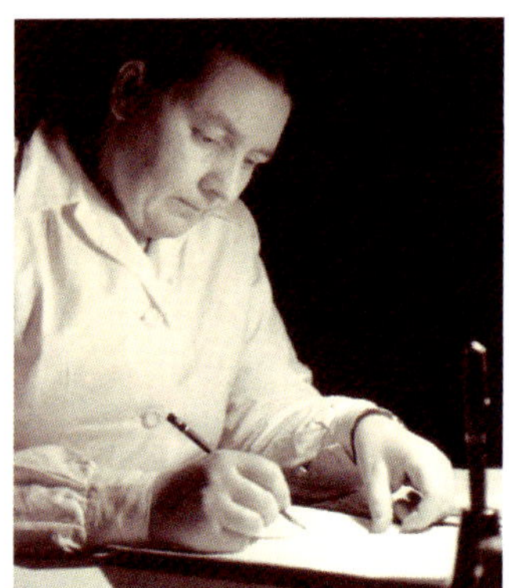

Abb. 1.3:
Physikerin Dr. Johanna Budwig (1908 – 2003).

Auch wenn die Details der Struktur und Funktion der Zellmembran erst in jüngster Zeit in den Fokus des Forschungsinteresses rückten, so hat die Apothekerin, Chemikerin und Physikerin Dr. Johanna Budwig (1908–2003) schon Mitte der 50er-Jahre des vorigen Jahrhunderts erkannt, dass Fette für die Zelle lebenswichtig sind. Dr. Budwig entwickelte hochempfindliche Analysemethoden, um kleinste Mengen Fette genauestens zu untersuchen und in die einzelnen Fettsäurekomponenten zerlegen zu können. Mithilfe dieser Methoden gelang es ihr als Erste, die Linolsäure, eine Fettsäure mit 18 Kohlenstoffatomen und zwei Doppelbindungen (zweifach ungesättigt), sowie die Linolensäure, eine Fettsäure mit 18 Kohlenstoffatomen und drei Doppelbindungen (dreifach ungesättigt), zu isolieren. Diese Doppelbindungen enthalten besonders energiereiche Elektronen, weshalb sie bereits damals von Dr. Budwig als lebensnotwendig eingeschätzt wurden.

Linol- und Linolensäure: eine wertvolle Kombination
Nach Auffassung von Dr. Budwig ist gerade die in Leinsamen auftretende Kombination aus Linol- und Linolensäure für den Menschen äußerst günstig, da

1. Linolsäure und Linolensäure aufgrund ihrer energiereichen Elektronen für den Körper wertvolle Energiespender sind;

2. diese Fettsäuren in die Zellmembran eingebaut werden und einen positiven Effekt auf die Membranfunktion haben. Mit ihren 18 Kohlenstoffatomen passen Linol- und Linolensäure sehr gut in die Zellmembran, deren Phospholipide normalerweise Fettsäuren mit 16 bis 20 Kohlenstoffatomen aufweisen. Durch die Doppel- und Dreifachbindungen machen Linol- und Linolensäure die Membran weniger steif, wodurch sie ihre Aufgaben besser erfüllen kann.

Auf der Grundlage ihrer Erkenntnisse entwickelte Dr. Budwig die Therapiemethode der „Öl-Eiweiß-Kost". Um diese offiziell zu verbreiten und bei Patienten anwenden zu dürfen, wurde sie Heilpraktikerin.

Linolsäure und Linolensäure

Diese Fettsäuren bestehen aus einer unverzweigten Kette von 18 Kohlenstoffatomen mit sehr ähnlicher Struktur. Die Unterschiede bestehen lediglich aus der Zahl und der **Lage** der Kohlenstoff-Doppelbindungen, wie in den Abbildungen zu sehen ist. Die Ketten sind hier gerade gezeichnet, doch in Wirklichkeit entsteht bei jeder Doppelbindung ein Knick. Phospholipide mit abgeknickten Ketten brauchen mehr Platz, wodurch die Membran geschmeidiger und durchlässiger wird.

Linolsäure

Linolsäure hat zwei Doppelbindungen. Das erste Kohlenstoffatom mit einer Doppelbindung ist das sechste Atom von links gezählt. Darum ist es eine Omega-6-Fettsäure.

```
  H H H H H     H     H H H H H H H   _
  | | | | |     |     | | | | | | |  //O|
H-C-C-C-C-C-C=C-C-C=C-C-C-C-C-C-C-C-C  _
  | | | | | | | | | | | | | | | | |  \ O-H
  H H H H H H H H H H H H H H H H H    ‾
```

Alpha-Linolensäure

α-Linolensäure hat drei Doppelbindungen. Das erste Kohlenstoffatom mit einer Doppelbindung ist das dritte Atom von links gezählt. Darum ist es eine Omega-3-Fettsäure.

```
  H H     H     H     H H H H H H H   _
  | |     |     |     | | | | | | |  //O|
H-C-C-C=C-C-C=C-C-C=C-C-C-C-C-C-C-C-C  _
  | | | | | | | | | | | | | | | | |  \ O-H
  H H H H H H H H H H H H H H H H H    ‾
```

Gamma-Linolensäure

γ-Linolensäure hat drei Doppelbindungen. Das erste Kohlenstoffatom mit einer Doppelbindung ist das sechste Atom von links gezählt. Darum ist es eine Omega-6-Fettsäure.

```
  H H H H H     H     H     H H H H  _
  | | | | |     |     |     | | | |  //O|
H-C-C-C-C-C-C=C-C-C=C-C-C=C-C-C-C-C-C
  | | | | | | | | | | | | | | | | |  \ _
  H H H H H H H H H H H H H H H H H   O-H
                                      ‾
```

Die Bezeichnungen Alpha und Gamma bei der Linolensäure sind historisch entstanden. Sie haben für unsere Zwecke keine weitere Bedeutung.

Die Bedeutung des Sonnenlichts

Pflanzen verwenden die Energie des Sonnenlichts, um für Menschen und Tiere wertvolle und energiereiche Substanzen herzustellen. Dieser Prozess ist als „Photosynthese" bekannt. In einem ersten Schritt der Photosynthese wird ein Lichtquant (Photon) von einem Elektron aufgenommen, das dabei zu einem energiereichen Elektron wird. Diese Energie kann in weiteren Schritten von der Pflanze zum Beispiel für die Herstellung von Glukose genutzt werden.

Die Energie kann aber auch in Form von energiereichen Elektronen bestehen bleiben (Elektronenwolken) und dem menschlichen Organismus über die Nahrungsaufnahme zur Verfügung gestellt werden. Diese Energiewolken, wie sie beispielsweise in der Linol- und Linolensäure in Leinöl enthalten sind, liefern dem Körper nicht nur Energie, sondern laut Dr. Budwig auch die wichtige Qualität, die das Sonnenlicht für biologische Systeme mit sich bringt. Budwig schreibt hierzu:

„Das Sonnenlicht, integriert in die Lebensfunktion des Menschen über die essentiellen Fette, ... stellt eine derart elementare, fundamentale Lebensfunktion dar, dass Störungen an dieser Stelle das Menschsein schlechthin betreffen. Die Dynamik aller Membranfunktionen wird getragen von diesen Lipoiden (heute sagt man „Lipiden"). *Das Licht der Sonne, unerlässlich für die Lebensfunktion des Menschen, wird durch die Kraft der sonnengemäßen Elektronen, ... aufgenommen, ... gespeichert und ... als Energie in den Lebensprozess eingeordnet, als Anti-Entropiefaktor"* (= Ordnungsfaktor).

An einer anderen Stelle stellt Budwig fest: *„Die heute in der offiziellen Medizin realisierte Bestrahlung mit synthetisch hergestellten Radioisotopen wirkt diesem Lebensprozess entgegen."*

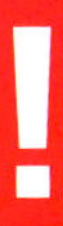

Einwirkungen von außen können die Ordnung stören

Wie diese Zitate (und auch weitere Passagen in den Veröffentlichungen von Dr. Budwig) zeigen, betrachtet Budwig das Sonnenlicht nicht nur als Energiespender, sondern zusätzlich als – mindestens ebenso wichtigen – „Ordnungsspender". Durch körperfremde Strahlung, wie beispielsweise radioaktive Strahlung oder Handystrahlung (Mikrowellen), sowie durch körperfremde Substanzen, wie Konservierungsmittel, wird diese Ordnung angegriffen.

Als Dr. Budwig diese Entdeckungen bekannt machen wollte, wurde sie von der Margarineindustrie und Teilen des wissenschaftlichen Establishments massiv angegriffen. Bei der Margarineproduktion werden insbesondere die wertvollen Doppelbindungen in den Fettsäuren zerstört, damit sie länger haltbar bleiben und sich leichter verarbeiten lassen. Budwig schreibt dazu in ihrem Buch „Krebs, das Problem und die Lösung":

„Bis ich diese wissenschaftlichen Befunde, die theoretisch und mit praktischen Beweisen gründlich belegte Arbeit, zusammen mit Prof. K. veröffentlichen konnte, verging ein Jahr. Viel Widerstand machte sich bemerkbar. Als ich 1952 das Angebot von Prof. K., gegen Schweigegeld nichts mehr zu veröffentlichen, ausschlug, habe ich das damit verbundene Wagnis zwar nicht voll erkannt. Ich verlor meinen Arbeitsplatz, und auch jede weitere Möglichkeit, in einem Institut zu arbeiten, wurde verhindert. Jedoch diese, meine Entscheidung war richtig im Dienste der Wahrheit der Wissenschaft."

Wirkungsbereiche der Öl-Eiweiß-Kost

Dr. Budwig hat danach in eigener Praxis weitergearbeitet und wurde mit ihrer Öl-Eiweiß-Kur in vielen Ländern bekannt. Sie war der Meinung, dass Krebs durch eine Öl-Eiweiß-Kost heilbar sei. Diese spezielle Form einer Krebsdiät ist in der modernen evidenzbasierten Medizin nicht anerkannt, wird aber mitunter in alternativmedizinischen Kreisen weiterverbreitet und angewandt.

Weniger bekannt ist, dass es heute mehr und mehr Beweise gibt, dass diese Kost auch gegen eine Vielzahl anderer Krankheiten erfolgreich eingesetzt werden kann. Leinöl enthält 60 bis 70 Prozent alpha-Linolensäure, die zu den Omega-3-Fettsäuren gehört. Gerade in letzter Zeit häufen sich die Veröffentlichungen, die die positiven Auswirkungen von Omega-3-Fettsäuren beispielsweise bei Diabetes, Herz-Kreislauf-Erkrankungen, Depressionen, Demenz und Autoimmunerkrankungen beweisen.

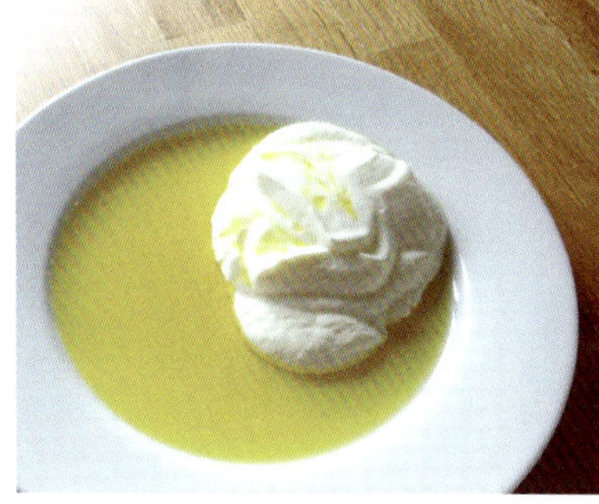

Abb. 1.4:
Eine spezielle Öl-Eiweiß-Diät nach Dr. Budwig ist in alternativmedizinischen Kreisen weitverbreitet und wird bei Krebs angewandt.
Mehr Informationen dazu finden Sie bei: http://www.dr-johanna-budwig.de

Proteinstrukturen

Ein weiterer Bestandteil der Zellmembran sind unterschiedliche Proteinstrukturen, die für verschiedene Aufgaben zuständig sind. Es gibt Proteinstrukturen, die als Rezeptoren für äußerliche Reize wie Hormone dienen, weiterhin solche, die als Enzyme fungieren, und wiederum andere, die den Durchgang von Stoffen durch die Membran steuern.

Die Phospholipide der doppelschichtigen Zellmembran spielen eine wesentliche Rolle, damit diese Proteine ihre spezifischen Funktionen erfüllen können.

Die Phospholipide sind nicht alle gleich, sodass die Häufigkeit, mit der die einzelnen Sorten in der Innenseite beziehungsweise der Außenseite der Membran vorkommen, zu unterschiedlichen Eigenschaften der beiden Seiten führt. Diese Eigenschaften wiederum tragen dazu bei, dass die Proteine entsprechend ausgerichtet werden können, um ihre Aufgaben zu erfüllen.

Proteinpumpen und Proteinkanäle

Die Proteinstrukturen, die die Passage durch die Membran regulieren, lassen sich in „Pumpen" und „Kanäle" unterscheiden. Bei einem Kanal handelt es sich um eine Öffnung, die entweder geöffnet oder geschlossen sein kann. Eine Pumpe hingegen ist eine aktive Struktur, die aufgrund ihrer Aktivität für eine sehr unterschiedliche Konzentration von bestimmten Ionen im Zellinneren im Vergleich zum Zelläußeren sorgen kann.

Das Membranpotenzial

Ionen sind Atome oder Moleküle mit elektrischer Ladung. Die nach außen wirksame Ladung ergibt sich aus dem Verhältnis von Protonen zu Elektronen; besteht ein Mangel an Elektronen, so ist die Ladung positiv, besteht hingegen ein Überschuss an Elektronen, so führt dies zu einer negativen Ladung. Durch die unterschiedliche Ionenkonzentration im Inneren der Zelle und außerhalb wird eine messbare Membranspannung aufgebaut (Membranpotenzial), die bei tierischen und menschlichen Zellen zirka minus 70 Millivolt (mV) beträgt. Im Inneren der Zelle ist die Ladung stets negativ.

Membranpotenzial und elektrische Felder in der Zelle

Bei einer sich im normalen Betrieb befindenden Zelle entsteht über die Zellmembran eine – für die mikroskopischen Verhältnisse der Zelle – sehr große Spannung von 50 bis 70 Millivolt. Das damit verbundene elektrische Feld ist deshalb so hoch, weil die Membran nur etwa fünf Nanometer dünn ist (5 nm entsprechen 5 Milliardstel Meter). Für die elektrische Feldstärke (siehe Kapitel 3.1) findet man somit den Wert von 70 mV/5 nm = 0,07 V/0,000 000 005 m = 14.000.000 V/m; in Worten: vierzehn Millionen Volt pro Meter. Derartige elektrische Gradienten, die sich in einem Labor als krachende Blitzschläge entladen würden, sind in den Zellen standardmäßig vorhanden.

Proliferierende Zellen und Krebszellen

Das Membranpotenzial von proliferierenden Zellen, also beispielsweise von Zellen, die zur Heilung zu einer Wunde wandern, ist im Allgemeinen signifikant kleiner. Ebenso verhält es sich bei Krebszellen: Das Membranpotenzial von Krebszellen ist signifikant kleiner als das von gesunden erwachsenen Zellen und beträgt nur etwa 20 Millivolt.

Nach erfolgter Wundheilung hören Zellen normalerweise auf zu wachsen und sich zu teilen, und das Membranpotenzial wird wieder normal. Krebszellen dagegen haben ein permanent erniedrigtes Membranpotenzial.

Elektrische Felder sind überall im Körper vorhanden

Auch in der Zelle selbst sind überall starke elektrische Felder von bis zu einigen Millionen Volt pro Meter vorhanden. Sie spielen eine wesentliche Rolle bei der Lenkung von Ionen und Molekülen. Die Existenz solcher Felder wurde erstmals von Katherine Tyner et al. im Jahr 2007 experimentell nachgewiesen (Tyner 2007). Laut klassischer Theorie besteht das Zellplasma aus einer wässrigen Flüssigkeit mit darin gelösten Ionen, Proteinen etc. Berechnungen, die auf dieser Vorstellung basieren, kommen unveränderlich zu der Schlussfolgerung, dass elektrische Felder, die von den Membranen ausgehen, höchstens einige Nanometer weit in das Zellplasma eindringen können. Diese Berechnungen stehen im extremen Gegensatz zu den obigen Messergebnissen von 0,1 bis 1,0 Mikrometern.

Die Aufgaben der Zellmembran

Die Zellmembran hat viele Funktionen, unter anderem:

- Schutzhaut
- Aufnahme von Signalen aus der Außenwelt
- Ausschicken von Signalen in die Außenwelt
- Aufnahme von Nährstoffen
- Abgabe von Abfallstoffen
- Austausch von Wasser
- Austausch von Ionen, wie zum Beispiel Natrium (Na^+), Kalium (K^+), Chlorid (Cl^-)

Bedeutung als Isolationsschicht
Eine weitere wichtige Aufgabe der Zellmembran: Sie sorgt dafür, dass das Innere der Zelle immer negativ geladen bleibt, während das Zelläußere eine elektrisch positive Ladung aufweist. Diese positiv und negativ geladenen Spannungsfelder könnte man auch als Yin und Yang bezeichnen. Zwischen diesen wirkt die schützende Zellmembran als Isolationsschicht oder sogenanntes „Dielektrikum". Gäbe es kein „isolierendes Häutchen" zwischen den Zellen und ihrer Umgebung, würden sich die energetischen Spannungspotenziale gegenseitig kurzschließen.

Erklärung „Dielektrikum"

Als „Dielektrikum" wird jede elektrisch schwach- oder nichtleitende, nicht-metallische Substanz bezeichnet, deren Ladungsträger im Allgemeinen nicht frei beweglich sind. Ein Dielektrikum kann sowohl ein Gas als auch eine Flüssigkeit oder ein Feststoff sein, der das Spannungspotenzial zwischen negativer und positiver Ladung überhaupt erst möglich macht.

1.2 Die chemischen Eigenschaften von Membranen

Wie eben dargestellt, besteht die Zellmembran hauptsächlich aus einer Lipiddoppelschicht mit Proteinen, die darin beziehungsweise daran verankert sind. Das fein abgestimmte Zusammenspiel von Lipiden und Proteinen bestimmt die Membraneigenschaften (siehe Abb. 1.5).

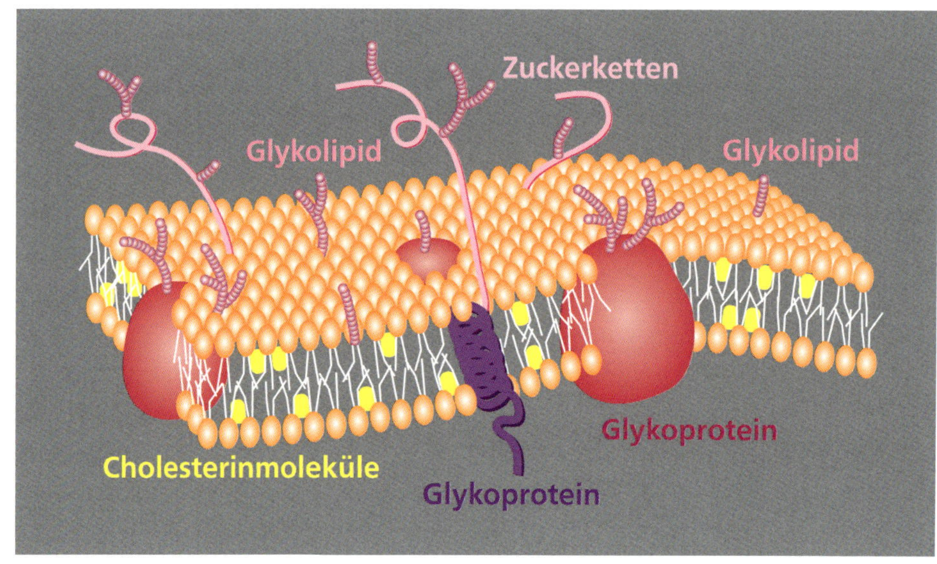

Abb. 1.5: Die Zellmembran mit verankerten Membranproteinen. Zuckerketten gibt es sowohl an Proteinen (Glykoproteine) als auch an Lipiden (Glykolipide).

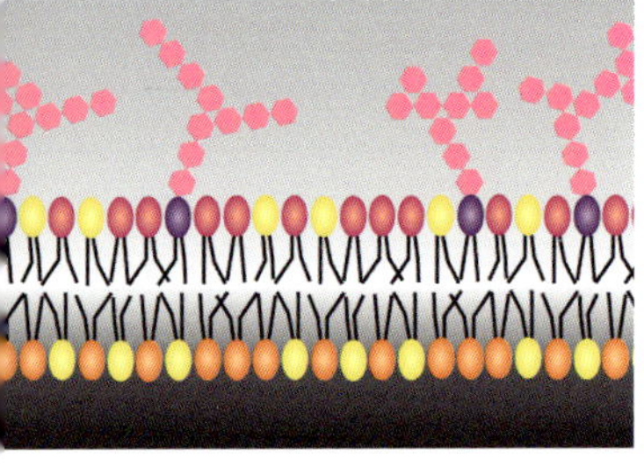

Abb. 1.6: Darstellung der Zellmembran mit den Lipidschichten. Die Lipidzusammensetzung der beiden Schichten ist unterschiedlich. Einige der Lipide in der äußeren Schicht tragen Zuckerketten; diese werden Glykolipide genannt.

Die wichtigsten Membranlipide sind:

- Phospholipide, wie Phosphatidylcholin (PC), Phosphatidylethanolamin (PE), Phosphatidylserin (PS)
- Sphingolipide, wie Sphingomyelin (SM)
- Cholesterin

Biologische Membranen können, abhängig vom prozentualen Vorkommen der verschiedenen Membranlipide sowie der vorhandenen Membranproteine, unterschiedliche Eigenschaften haben. Konzentrationsunterschiede der Lipide können die Membraneigenschaften örtlich verändern. Die Lipidzusammensetzung der beiden Membranschichten (innen und außen) ist ebenfalls unterschiedlich (siehe Abb. 1.6).

Auch innerhalb einer Membranschicht gibt es örtliche Unterschiede in der Lipidzusammensetzung, wodurch Bereiche (Mikrodomänen) mit unterschiedlichen physikalischen Eigenschaften entstehen (siehe Abb. 1.8). Speziell Cholesterin und Sphingolipide neigen dazu, sich zusammenzuschließen (siehe Abb. 1.7). Bestimmte solcher Mikrodomänen werden Lipidflöße (Lipid Rafts) genannt.

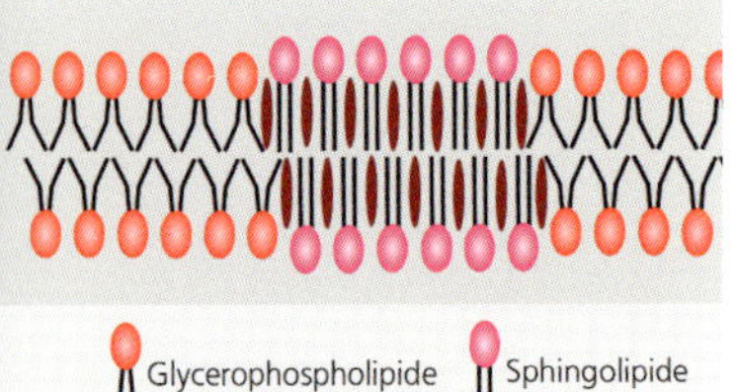

Abb. 1.7: Darstellung eines Lipidfloßes in der Zellmembran. Es zeichnet sich durch eine andere Lipidzusammensetzung als die der restlichen Membran aus.

Manche Proteine sammeln sich in solchen Bereichen der Lipidflöße an, während andere dort eher selten zu finden sind. Vermutlich sind Lipidflöße sehr klein und in einem ständigen Prozess der Auflösung und Neubildung begriffen.

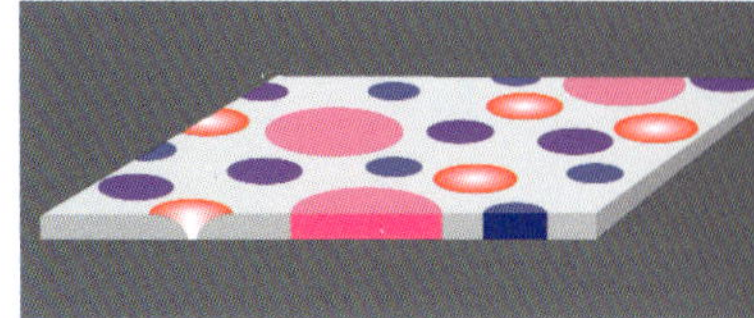

Abb. 1.8: Membranen haben viele Bereiche mit leichter oder stärker abweichenden Lipidzusammensetzungen. Manche sind Lipidflöße, hier in Pink angegeben.

Stehende Wellen in der Zelle

Durch einzelne Schwingungsbereiche (Oszillatoren) in der Membran können in der Zelle stehende Wellen erzeugt werden, die zur Strukturbildung beitragen. Das Prinzip wurde bereits vor 40 Jahren von einem Studenten Prof. Popps aufgezeigt (Popp 2003). Solche Schwingungsbereiche könnten einzelne Membranproteine oder vielleicht auch die eben beschriebenen „Lipid Rafts" sein.

Details zu Struktur und Funktion werden erst in jüngster Zeit geklärt

Ein Blick auf die Forschungsarbeiten der vergangenen Jahre legt nahe, dass die Forschung erst jetzt mit dem Versuch, die Membranstruktur im Detail zu enträtseln, richtig angefangen hat. Dabei sieht sich die Forschung einer stetig wachsenden Komplexität gegenüber, was auch in fast jeder Veröffentlichung zu lesen ist. So heißt es beispielsweise in einer Publikation aus dem Jahr 2011 (Van Meer 2011):

„Technologische Entwicklungen haben gezeigt, dass Zellen Tausende, statt Dutzende, unterschiedliche Lipide enthalten. Wir können vom zellularen Lipidom sprechen (wie vom Proteom bei den Proteinen). Wir entbehren aber ein grundlegendes Verstehen, wie und warum Zellen diese großen Mengen an Lipiden herstellen. Wir verstehen deren Wirkung auf die Struktur und die Funktion von Membranen nicht gut, und wir verpassen wahrscheinlich die Hälfte der Funktionen, die Lipide bei der Signalweitergabe und der Homöostase der Zelle ausüben."

Das heißt im Klartext: Je mehr wir entdecken, desto mehr entfaltet sich vor unseren Augen ein immenses Reich von Nichtwissen. Dieses Nichtwissen wird noch größer, wenn wir bedenken, dass Membranen nicht nur aus Lipiden bestehen, sondern zu einem großen Teil auch aus Proteinen, die zusammen mit den Lipiden die dynamische Struktur der Membranen bilden.

Membranproteine

Die Zahl der Membranproteine ist erstaunlich: Wie Tabelle 1.1 zeigt, können in der Zellmembran bei Eukaryoten 442 unterschiedliche Proteine vorkommen, wobei alle ihre eigene Funktion haben, etwa als:

- Ionenpumpen
- Ionenkanäle
- Ankerproteine
- Rezeptoren
- Enzyme, zum Beispiel die der Atmungskette

Manche Proteine durchdringen die Membran vollständig und können so nach beiden Seiten Wirkungen ausüben oder empfangen. Diese werden IMPs, integrale Membranproteine, genannt. Ein besonders wichtiges IMP ist das Rezeptorprotein, auch Rezeptor-IMP genannt. Andere Proteine sind nur an einer Seite mit der Membran verbunden (membranständige Proteine).

Darüber hinaus haben auch die unterschiedlichen Organellen ihre eigenen Membranproteine.

Abb. 1.9: Unterschiedliche Membranproteine

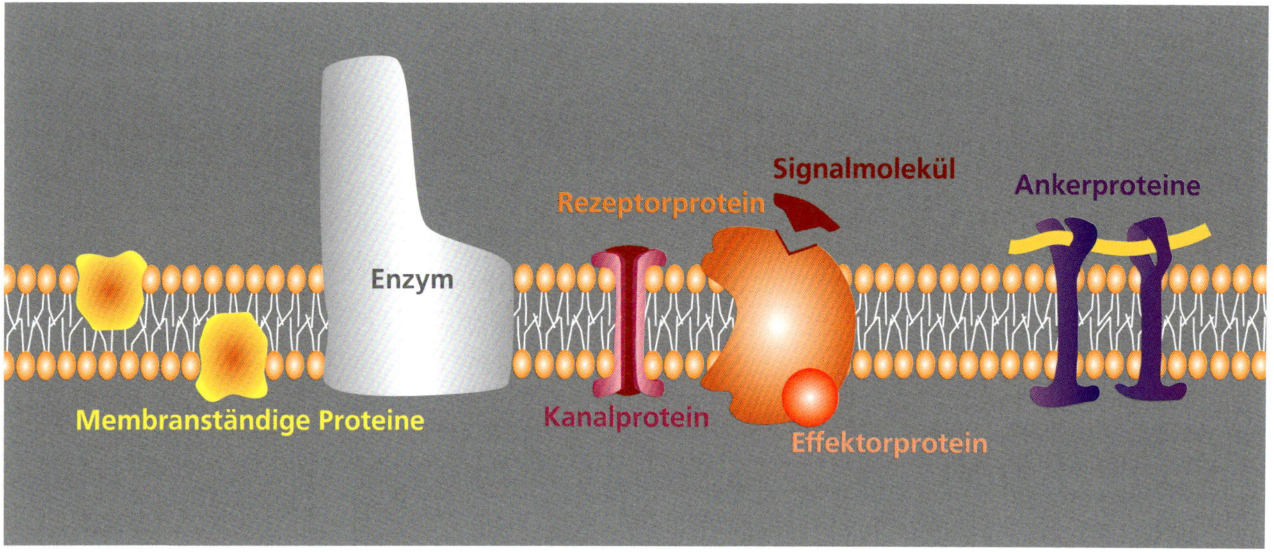

Tab. 1.1: Membranen enthalten viele unterschiedliche Membranproteine.

Membran	Zahl der unterschiedlichen Membranproteine
Außenmembran der Archaea	42
Außenmembran der Gram-negativen Bakterien	111
Außenmembran der Gram-positiven Bakterien	56
Membran des endoplasmatischen Retikulums	98
Membran des Golgi-Apparats	20
Innere Mitochondrienmembran	40
Äußere Mitochondrienmembran	20
Zellmembran der Eukaryoten	442

Die Schlüsselrolle der Membranproteine

Membranproteine spielen eine Schlüsselrolle bei den Prozessen in der Zelle und dadurch ebenso bei der Grundlagen- und in der pharmazeutischen Forschung.

Etwa ein Drittel aller Gene kodiert für Membranproteine. Etwa 70 Prozent der therapeutischen Zielobjekte sind Membranproteine. Wenn Arzneimittel bei den Zellen ankommen, interagieren sie normalerweise zuerst mit Membranproteinen. Die Kenntnis der Proteinstruktur ist notwendig, um diese Wechselwirkung auf molekularer Ebene zu verstehen.

Allerdings ist die experimentelle Strukturaufklärung gerade für die so wichtigen Membranproteine extrem schwierig. Die Folge: Einerseits sind etwa 25 Prozent aller Proteine Membranproteine, andererseits beträgt ihr Anteil an der Gesamtzahl der Proteine, deren Struktur bislang aufgeklärt werden konnte, weniger als ein Prozent. Somit sind die Membranproteinstrukturen bei der Erforschung mehr als 25-fach unterrepräsentiert. Aufgrund ihrer (medizinischen) Bedeutung sollten sie jedoch besser bekannt sein.

Das Membranpotenzial erschwert die Forschung

Hinzu kommt, dass sich die Membranproteine im elektrischen Spannungsfeld befinden, das über die Membran vorhanden ist. Ein mittlerer Spannungsabfall von 70 Millivolt über die Membrandicke von 5 Nanometern entspricht, wie weiter vorne dargestellt, einem elektrischen Feld von 14 Millionen Volt pro Meter (siehe Abbildung 1.10).

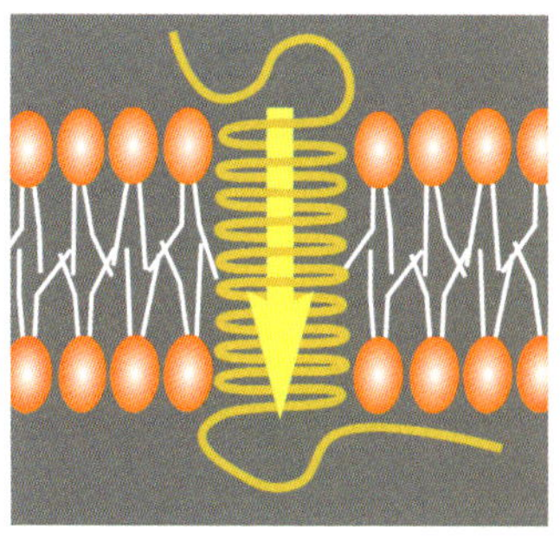

Abb. 1.10:
Der Pfeil gibt den elektrischen Spannungsgradienten an, der bei jedem IMP (Integralen Membranprotein) vorhanden ist.

Da die Membranzusammensetzung nicht überall gleich ist und es unterschiedliche Ionenflüsse und Ladungsverteilungen durch Proteine in der Membran gibt, ist auch die elektrische Feldstärke örtlich und zeitlich nicht konstant.

Dieses dynamische Feld hat einen starken Einfluss auf die Funktionsweise der Proteine und macht es noch schwieriger, die Membranproteine zu studieren. Denn außerhalb der Membran kann ihr Verhalten ganz anders sein, als wenn sie in der Membran integriert sind. Dennoch ist über die Membranproteine bereits einiges bekannt, was ihre wesentliche Bedeutung für die Zellfunktion unterstreicht. Dies wird im Folgenden dargestellt.

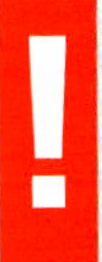

Fazit: Auch Elektrosmog kann die Membranspannung durch Wechselwirkungen mit den in der Membran vorhandenen Ladungen indirekt verändern. Bei nur 1 Millivolt Spannungsänderung, wie es beim Telefonieren mit dem Handy leicht geschehen kann (Mikrowellen), ändert sich das elektrische Feld um etwa 200.000 Volt pro Meter. Dadurch haben auch Medikamente unter Umständen eine ganz andere Wirkung.

Rezeptor-IMPs: die Sensoren der Zelle

Rezeptor-IMPs sind die Sinnesorgane der Zelle, also in etwa vergleichbar mit unseren Augen oder Ohren. Sie funktionieren wie molekulare Nanoantennen, die auf bestimmte Umweltsignale ausgerichtet sind. Manche Rezeptor-IMPs sind nach innen gerichtet, um das innere Milieu der Zelle zu überwachen, andere nach außen, um auf externe Signale zu achten. Manche Rezeptoren reagieren auf physische Signale, zum Beispiel der Östrogenrezeptor, der genau auf Östrogen reagiert. Andere können auch Schwingungsenergiefelder wie Licht, Klang und Radiowellen empfangen. Sie schwingen dann wie Stimmgabeln. Wenn in der energetischen Umgebung der Zelle eine Schwingung auftritt, die mit der Antenne des Rezeptors in Resonanz ist, so verändert sich die Ladungsverteilung des Proteins, und der Rezeptor verändert seine Form (Tsong 1989). Aufgrund dieser Erkenntnis ist die Annahme, nur physische Signale könnten auf die Zelle einwirken, hinfällig.

Effektorproteine: die Handlungserzeuger

Der Rezeptor ermöglicht der Zelle eine Wahrnehmung der Umweltsignale, auf die sie dann in angemessener Weise reagieren muss. Diese Reaktion zu ermöglichen ist die Aufgabe der verhaltenssteuernden Effektorproteine. Vielfach ist das Effektorprotein in Ruhe an das Rezeptorprotein gebunden (siehe Abb. 1.9), von dem es sich nach Empfang eines Signals ablöst.

Schalter, die Umweltsignale in Verhalten umsetzen

Sprich: Die Rezeptoren der Membran entsprechen den sensorischen Nerven und die Effektorproteine den handlungserzeugenden motorischen Nerven. Zusammen wirkt dieser Komplex wie ein Schalter, der Umweltsignale in Zellverhalten übersetzt.

Diesen Zusammenhängen widmet sich das neue Forschungsgebiet der Signaltransduktion (Signalübertragung), das die Zellmembran in den Fokus der Forschung rückt.

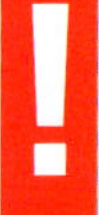

Fazit: Elektrosmog und vor allem dessen hochfrequente Anteile können unerwünschte Konformationsänderungen an den IMPs erzeugen, sodass diese ihre eigentliche Aufgabe nicht mehr erfüllen können. Die Elektrosmog-Umweltsignale können somit Fehlverhalten erzwingen, das zu körperlichen Symptomen wie Unwohlsein und letztendlich zu Krankheiten führt.

Glykoproteine, Glykolipide, Glykocalix

Glykoproteine

Glykoproteine sind Moleküle, die aus einem Protein und einer oder mehreren gebundenen Zuckergruppen bestehen. Die Zuckergruppen werden gewöhnlich im Golgi-Apparat (siehe Abb. 1.1) an den Proteinen angeheftet. Die gebundenen Zuckergruppen variieren stark in ihrer Größe und reichen von Monosacchariden (Einfachzucker) und Disacchariden (Zweifachzucker) über Oligosaccharide (3 bis 10 Zucker) bis hin zu Polysacchariden (>10 bis zu einigen hundert Zucker). Der Zuckeranteil von Glykoproteinen kann von wenigen Prozent bis zu 85 Prozent (Blutgruppenantigene) betragen.

Glykoproteine haben unterschiedliche Funktionen; sie können beispielsweise bei der Proteinfaltung helfen und die Stabilität der Proteine erhöhen. Glykoproteine üben vor allem wichtige Funktionen aus, wenn sie als Membranproteine in der Membran befestigt sind, wobei die Zuckerketten nach außen ragen. Proteoglykane bilden eine Klasse besonders stark verzuckerter Glykoproteine (bis zu 95 Prozent) in der Zellmembran. Sie bilden große Komplexe, sowohl mit anderen Proteoglykanen als auch zum Beispiel mit Kollagen, wodurch sie einen wichtigen Beitrag zur Struktur und Stabilität der extrazellulären Matrix liefern.

Glykolipide

Schließlich ist auch ein Teil der Phospholipide der äußeren Membranschicht mit Zuckerketten verknüpft; diese werden als Glykolipide bezeichnet.

Glykocalix

Die Gesamtheit dieser Kohlenhydrateschicht, bestehend aus Glykolipiden, Glykoproteinen und Proteoglykanen, wird Glykocalix genannt. Diese befindet sich nur auf der äußeren Membranseite (siehe Abb. 1.11). Da die Zuckerketten Wassermoleküle an sich binden, bildet die Glykocalix eine Art Gel, also eine schleimige Oberfläche. Diese Beschichtung bewahrt bewegliche Zellen davor, an unerwünschten Stellen kleben zu bleiben, und hilft ihnen, sich durch enge Räume zu pressen. Sie ist ebenfalls wichtig für die Instandhaltung der Schleimhäute.

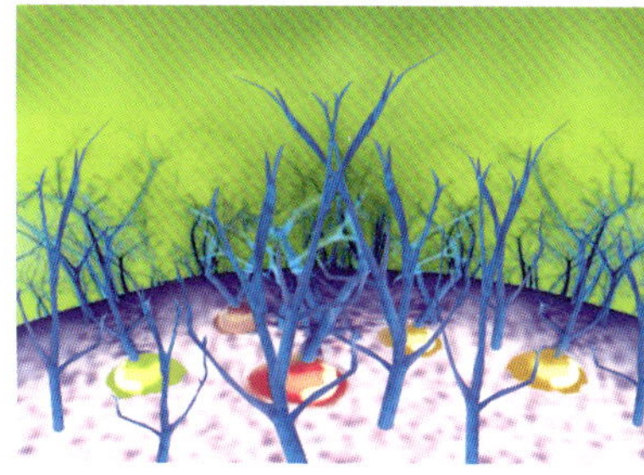

Abb. 1.11: Künstlerische Darstellung der Antennenstruktur der Glykocalix. Elektronenmikroskopische Aufnahmen zeigen, dass die Glykocalix in vielen Fällen noch erheblich dichter ist als hier angegeben.

Definition „Gel"

Ein Gel wird in der Regel als ein feinverteiltes System aus mindestens einer festen und einer flüssigen Phase definiert. Die feste Phase bildet dabei ein schwammartiges, dreidimensionales Netzwerk, dessen Poren durch die Flüssigkeit ausgefüllt sind. Beide Phasen durchdringen sich vollständig und stabilisieren sich gegenseitig.

Weiterhin bewahrt die Glykocalix als Schutzschicht die Zelle vor mechanischer und chemischer Beschädigung. Was von der Glykocalix nicht durchgelassen wird, kann die Membranoberfläche nicht erreichen.

Eine weitere Funktion der Glykocalix dient der Zell-Zell-Erkennung. So wie viele Proteine besondere Stellen auf einem anderen Protein erkennen und daran binden, sind einige Proteine, sogenannte Lektine, darauf spezialisiert, besondere Oligosaccharid-Seitenketten zu erkennen und zu binden. Die Oligosaccharid-Seitenketten, auch die kürzeren der Glykolipide und Glykoproteine, sind enorm unterschiedlich. Zuckerketten können auf viel mehr Weisen als Aminosäurenketten miteinander verbunden werden. Allein drei Zuckergruppen können bereits Hunderte verschiedener Saccharide bilden.

Hierdurch kann die Glykocalix für den Zwischenzellenverkehr als eine Art Identitätskarte dienen.

Die Glykocalix als Antenne für elektromagnetische Signale?

Aufgrund der herausragenden Zweigstruktur der Glykocalix haben schon viele Autoren (u.a. Tsong 1989; Adey 1993; Charman 1996) darüber spekuliert, dass eine weitere Funktion eine Antennenfunktion für elektromagnetische Signale sein könnte.

Diese Annahme hat sich bestätigt, und darüber hinaus hat sich gezeigt, wie Elektrosmog die Antennenfunktion beeinträchtigen kann. Elektrosmog und vor allem dessen hochfrequente Anteile zwingen die Glykoantennen für die Dauer der E-Smog-Exposition in „eintönige" Schwingungszustände, die andere, für ihre eigentliche Aufgabe notwendige Schwingungszustände verhindern. Je länger die Einwirkzeit, desto größer ist der unerwünschte Effekt.

Die Blut-Hirn-Schranke

Der Begriff „Blut-Hirn-Schranke" bezeichnet die ungewöhnlich dichte Struktur der Blutgefäße, die in großen Teilen des Gehirns zu finden ist. Die kapillaren Blutgefäße im normalen Gewebe, zum Beispiel im Muskelgewebe, sind nicht perfekt dicht, da es dort zwischen den Endothelzellen (Gefäßwandzellen) Lücken unterschiedlicher Größe gibt. Diese Lücken sind zwar zu klein, als dass die roten Blutzellen sie passieren könnten, aber sie erlauben den Austausch von vielen Stoffen und auch von weißen Blutzellen zwischen dem Blut und der extrazellulären Matrix. In großen Teilen des Gehirns sind diese Lücken nicht vorhanden. Die Endothelzellen liegen dort dicht gepackt und sind mit sogenannten „Tight Junctions" fest verschnürt (englisch für „dichte Verbindung", im Deutschen auch „Schlussleisten" genannt), damit nichts zwischen den Zellen durchschlüpfen kann. Um die Endothelzellen liegt eine weitere Schutzschicht aus Proteinen, die als „Basalmembran" bezeichnet wird. Abbildung 1.12 zeigt den Aufbau der Blut-Hirn-Schranke.

Außerhalb der Basalmembran befinden sich die Perizyten, die unter anderem an der Differenzierung der Endothelzellen, der Regulation des Gefäßdurchmessers, der Durchlässigkeit der Kapillaren und der Synthese von Bestandteilen der Basalmembran beziehungsweise der extrazellulären Matrix beteiligt sind.

Die Verbindung zu den Neuronen wird von den Astrozyten hergestellt. Astrozyten weisen viele Verzweigungen mit „Füßchen" auf, die die Kapillare fest umklammern. Die von den Endothelzellen, Astrozyten und Perizyten gemeinsam gebildete Struktur stellt die Blut-Hirn-Schranke dar.

Diese besondere Struktur bewirkt eine biochemische Abtrennung des Gehirns vom umgebenden extrazellulären Raum und ist für den Schutz des empfindlichen neuronalen Gewebes sowie für den Erhalt eines konstanten inneren Milieus von essenzieller Bedeutung. Schwankungen des Blut-pH-Werts oder der Kalium-Konzentration dürfen beispielsweise nicht an das Gehirn weitergegeben werden. Weiterhin muss das Gehirn möglichst effektiv vor der Einwirkung körperfremder Stoffe, wie Umweltgifte und Krankheitserreger, geschützt werden. Aufgrund ihrer Undurchlässigkeit ist die Blut-Hirn-Schranke auch eine immunologische Barriere.

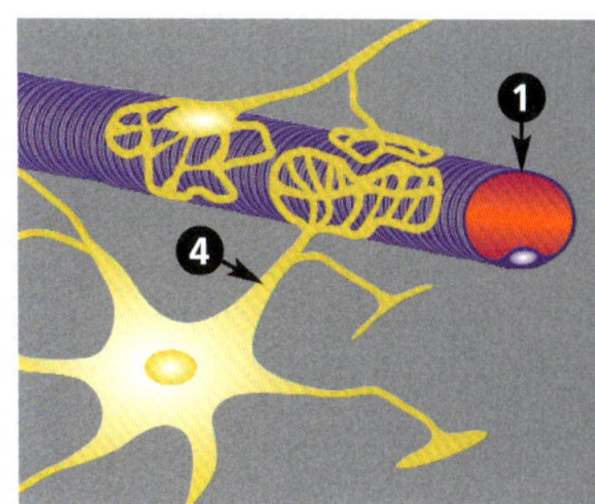

Die Aufgaben der Blut-Hirn-Schranke

Das Gehirn hat beim Menschen einen Anteil von etwa 2 Prozent an der Körpermasse. Der Anteil, den das Gehirn am Nährstoffbedarf hat, liegt aber bei ungefähr 20 Prozent. Im Gegensatz zu anderen Organen im Körper verfügt das Gehirn über äußerst geringe Nährstoff- oder Sauerstoffreserven. Auch sind die Nervenzellen nicht in der Lage, den Energiebedarf anaerob, also ohne Sauerstoff, zu decken. Die Blut-Hirn-Schranke muss demzufolge einen sehr hohen Durchsatz von Nährstoffen und Sauerstoff verarbeiten. Weiterhin entstehen durch den hohen Energiebedarf des Gehirns im Vergleich zu anderen Organen überdurchschnittlich große Mengen an Stoffwechselabbauprodukten, die wieder abgeführt werden müssen. Auch hierfür ist die Blut-Hirn-Schranke wichtig: Sie stellt einen hochselektiven Filter dar, über den die vom Gehirn benötigten Nährstoffe zugeführt und die entstandenen Stoffwechselprodukte abgeführt werden können.

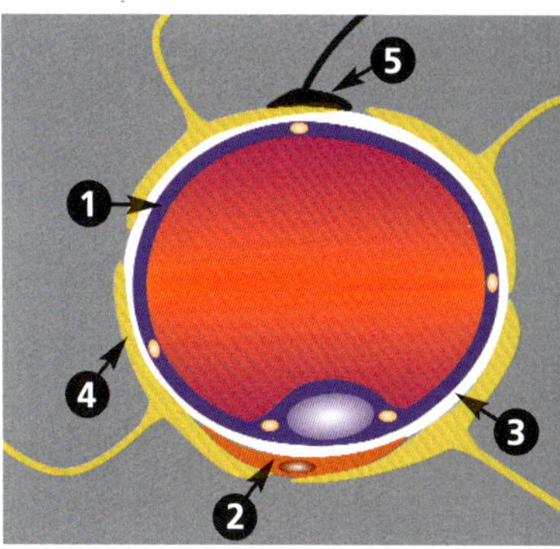

Diffusions- und Transportprozesse der Blut-Hirn-Schranke

Kleine Moleküle, wie Sauerstoff und Kohlendioxid, diffundieren ungehindert durch die Blut-Hirn-Schranke hin und zurück. Kleine lipophile (fettlösliche) Moleküle, wie Nikotin, Koffein und Alkohol, können die Membran ebenfalls überwinden und so ins Gehirn gelangen. Größeren Molekülen und wasserlöslichen Stoffen gelingt dies aber nur in sehr geringem Maß. Die Versorgung mit diesen Stoffen und deren Entsorgung werden durch eine Reihe spezieller Transportprozesse gewährleistet, die ihrerseits auch zum Energiebedarf beitragen. Hierzu sind die Endothelzellen der Blut-Hirn-Schranke mit bis zu zehnmal mehr Mitochondrien ausgerüstet als die der normalen Blutgefäße.

Für den Transport von Glukose beispielsweise ist das Transportprotein GluT1 verantwortlich. Dies ist ein Intermembranprotein, das an der einen Seite das Glukosemolekül aufnimmt und daraufhin seine Form verändert, wodurch die Glukose hindurchgeschleust und an der anderen Seite entlassen werden kann. Daneben gibt es sogenannte Exportpumpen, die fettlösliche Wirkstoffe, wie Steroide und Antibiotika, wieder aus den Endothelzellen zurück in die Blutbahn befördern.

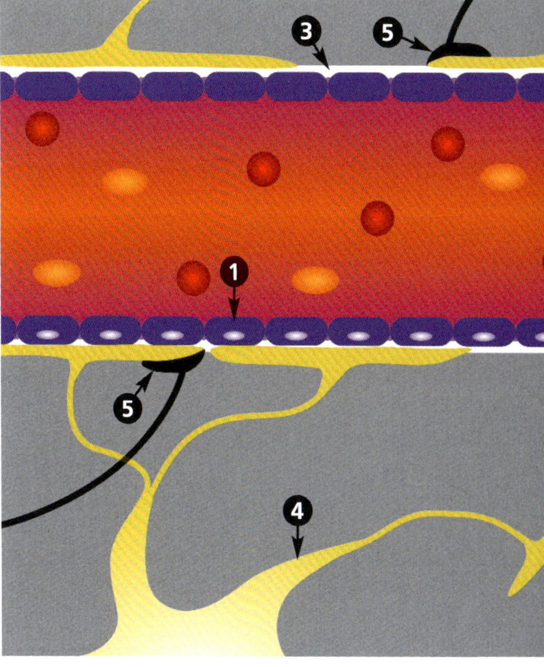

Abb. 1.12: Aufbau der Teile der Blut-Hirn-Schranke: Endothelzellen (violett), 1 Perizyten (orange), 2 Basalmembran (weiß), 3 Astrozyten (gelb). 4 Die schwarzen Teile sind Ausläufer der Neuronen. 5

Ein weiterer wichtiger Mechanismus ist die sogenannte „rezeptorvermittelte Transzytose". Bei diesem Prozess bindet das Molekül außen an einen Rezeptor in der Endothelzellmembran, woraufhin sich die Membran einstülpt und sich in der Zelle als Bläschen, welches das Molekül enthält, abschnürt. Das Bläschen bewegt sich dann zur gegenüberliegenden Membran, verschmilzt mit dieser und entlässt das Molekül aus der Zelle.

Für die korrekte Funktion der Blut-Hirn-Schranke sind die einwandfreie Struktur und Funktion der Membranen der Endothelzellen unabdingbar.

Der Einfluss von Elektrosmog auf die Blut-Hirn-Schranke

In den bisherigen Abschnitten wurde bereits beschrieben, wie die elektromagnetischen Signale des Elektrosmogs die Membranen, Membranproteine (siehe zusätzlich auch die folgenden Seiten) und die Glykokalix beeinflussen. Daraus lässt sich schließen, dass auch die Blut-Hirn-Schranke bei entsprechend langer Exposition große Veränderungen zeigt, die dazu führen, dass sich diese Schranke „öffnet"; dies wiederum hat zur Folge, dass Substanzen, die diese Barriere normalerweise nicht überwinden können, plötzlich ins Gehirn gelangen (Nittby 2009). Dazu gehören zum Beispiel Metalle wie Quecksilber, Silber und Zinn, Lösungsmittel und weitere giftige Substanzen, sodass es zu ernsten Komplikationen im Gehirn und allgemein im Zentralnervensystem kommen kann. Es gibt für diese toxischen Substanzen keine zuträgliche Menge, da einige Menschen schon bei kleinsten Mengen stark reagieren. Andere Personen wiederum reagieren erst bei sehr großen Konzentrationen und manche Menschen überhaupt nicht. Ein weiterer Beweis für diese These ist: Laut Prof. Davis wird dieser Effekt in der Medizin bewusst angewandt, um mit Unterstützung von Mikrowellenstrahlen Medikamente durch die Blut-Hirn-Schranke schnell ins Gehirn zu befördern (Davis 2012).

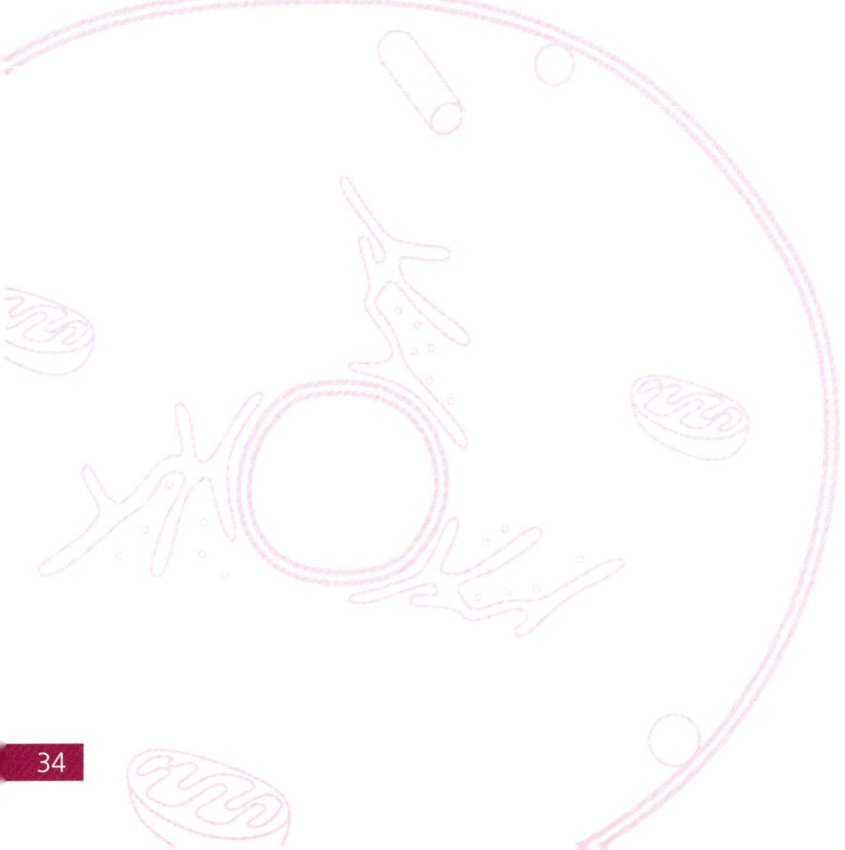

1.3 Strukturiertes Wasser: die Rolle des Wassers im Zellplasma

Das Zellplasma

Das Zellplasma bezeichnet die Lösung, die nach dem Entfernen aller Membranen, Organellen und des Zellskeletts übrig bleibt. Im Wasser des Zellplasmas befinden sich neben Ionen auch kleine und größere wasserlösliche Moleküle wie zum Beispiel Proteine, die zirka 20 bis 30 Prozent des Zellplasmas ausmachen. Dort finden sehr viele Reaktionen statt, unter anderem der Auf- und Abbau von Nukleotiden (kleinste Bausteine von Nukleinsäuren/RNA und DNA) oder Aminosäuren sowie der Teil der Proteinsynthese, der „Translation" genannt wird (siehe Abbildung 1.20).

Die Dichte der Moleküle im Zellplasma ist erstaunlich hoch. Die Vorstellung vom Zellplasma als Wasser mit darin gelösten Molekülen und Ionen ist demnach nicht sehr realistisch. Vielmehr haben wir es beim Zellplasma mit einer Anhäufung von Molekülen und Ionen zu tun, in der die zwischenliegenden Räume mit Wasser gefüllt sind.

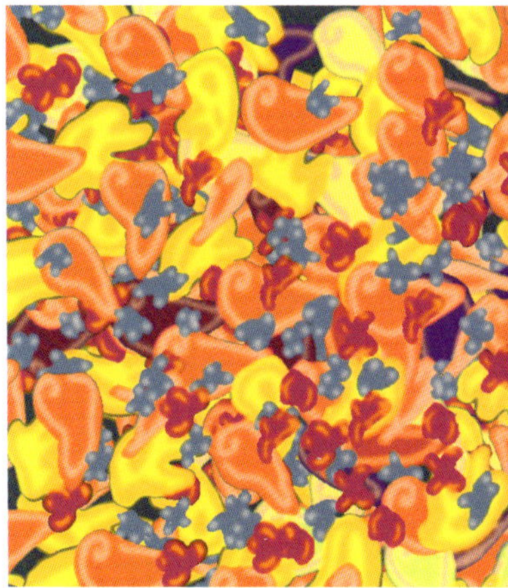

Abb. 1.13:
Moleküldichte im Zellplasma
(Rot: Proteine, Gelb: Ribosome, Blau: RNA).

Abbildung 1.13 veranschaulicht, dass das Zellplasma mit großen Molekülen wie Proteinen, Ribosome (siehe Abb. 1.20), RNA usw. sehr dicht gefüllt ist. Zwischen diesen Molekülen müssen sich die Wassermoleküle ihren Platz erobern. Jedes große Molekül an sich bewirkt bereits eine gewisse Strukturierung des umgebenden Wassers. Wo viele gleichartige Moleküle zusammentreffen, können diese, gemeinsam mit dem Wasser, ein Gel bilden.

Das Wasser im Zellplasma ist aber nicht nur Füll-, Lösungs- oder Transportmittel. Wie sich mehr und mehr herausstellt, spielen die Wassermoleküle auch eine aktive Rolle bei den Zellprozessen. So ist zum Beispiel von den Proteinen bekannt, dass sie mehrere Schichten von angehefteten Wassermolekülen besitzen, die für Struktur, Stabilität und Funktion dieser Moleküle unentbehrlich sind.

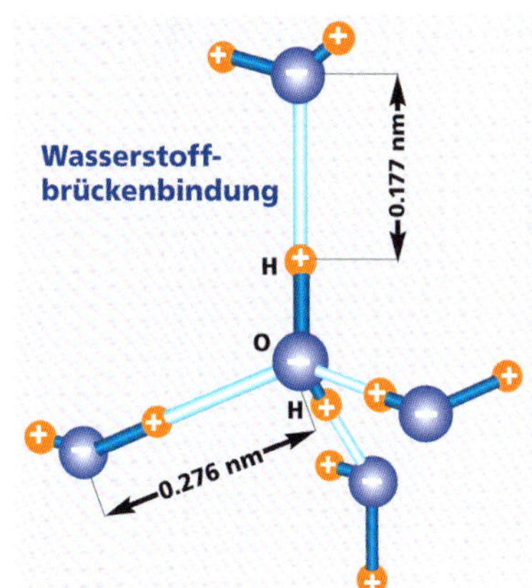

Abb. 1.14:
Räumliche Anordnung von Wassermolekülen über Wasserstoffbrücken.

Wasserstoffbrücken

Warum kann Wasser sich so leicht an anderen Molekülen anheften? Das liegt an den besonderen Eigenschaften des Wassers, die schließlich im Aufbau des Wassermoleküls begründet sind. Das Wassermolekül (H_2O) ist unsymmetrisch aufgebaut, die beiden Wasserstoffatome befinden sich mehr an der einen Seite, das Sauerstoffatom mehr an der anderen Seite. Hierdurch hat die Seite der Wasserstoffatome eine Plusladung und die Seite des Sauerstoffatoms eine (gleich große) Minusladung. So erklärt sich, dass sich die Plusseite der Wassermoleküle leicht an negativ geladenen Teile der Proteine anheftet und umgekehrt die Minusseite an positiv geladene Teile. Weil sich in Proteinen plus- und minusgeladene Teile vielfach regelmäßig abwechseln, kann sich auf diese Weise eine fest angeheftete Wasserschicht bilden.

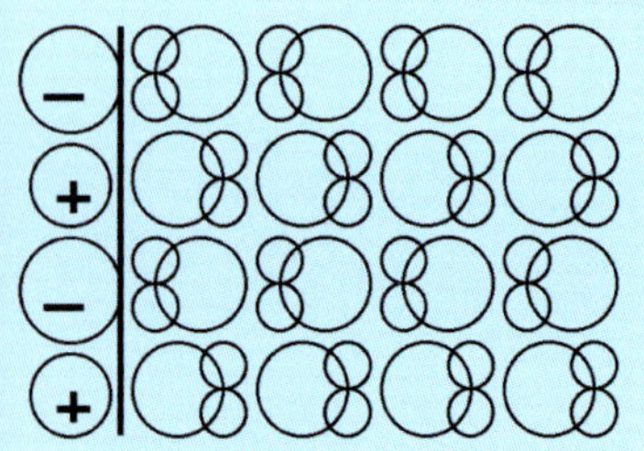

Abb. 1.15: Ausrichtung von Wassermolekülen an einem ionischen Kristallgitter.

Das gleiche Prinzip findet sich übrigens auch innerhalb des Wassers selbst: Die Plusseite des einen Wassermoleküls sucht die Minusseite des anderen Wassermoleküls. Diese Bindungen werden Wasserstoffbrücken genannt. Sie sind nicht sehr stark, aber für die Eigenschaften des Wassers wesentlich. Sie sind unter anderem der Grund dafür, dass Wasser, im Vergleich zu ähnlichen Substanzen, einen sehr hohen Schmelzpunkt und ebenfalls einen sehr hohen Siedepunkt hat.

Die Möglichkeit des Wassers, mit eigenen oder mit anderen Molekülen Wasserstoffbrücken zu formen, liegt an der Basis der besonderen Eigenschaften von Wasser. Sie äußert sich auf Zellniveau darin, dass Wasser an Oberflächen, wie an der Membranoberfläche, und an Makromolekülen unterschiedlich geordnete Strukturen bildet, die wesentlich für die Funktionen der Zelle sind. Einige Beispiele werden im Folgenden diskutiert.

Wasser bei der Proteinfaltung

Wasser ist ein essentieller Bestandteil der Proteinstruktur. Es wurde festgestellt, dass die Dichte der ersten angehefteten Wasserschicht um 10 bis 20 Prozent höher ist als bei freiem Wasser. Dies ist ein Indiz dafür, wie stark dieses Wasser gebunden und geordnet ist. Manche Wassermoleküle sind sogar derart an bestimmten Positionen gebunden, dass sie in kristallografischen Aufnahmen sichtbar sind. Dies bedeutet, dass sie einen integralen Teil des Proteins bilden; sie sind ein Teil des Proteins geworden und mitbestimmend für dessen Funktion (Levy 2006).

Wasser bestimmt somit nicht nur die Proteinstruktur, sondern auch ihre Funktion. Es gibt Studien, die zeigen, dass bei bestimmten Enzymen die Aktivität stark zunahm, wenn die Schicht des umgebenden geordneten Wassers dicker wurde (Levy 2006). Das geordnete Wassernetz um das Protein herum erzeugt eine weitere Verbindung zwischen den herausragenden Seitenketten und ist dadurch mitbestimmend für die Möglichkeit, mit denen das Protein sich bewegen und schwingen kann (die Schwingungsmodi des Proteins).

Wasser bei der Proteinerkennung

Die geordnete Wasserschicht um ein Protein herum erzeugt quasi eine Vergrößerung der Reichweite des Proteins. Es erscheint größer und dicker, als es in Wirklichkeit ist, und es macht sich bereits bemerkbar, bevor es materiell angekommen ist. Die Wasserschicht enthält Informationen über die innenliegende Struktur des Proteins und funktioniert somit als erstes Erkennungsmedium bei der Begegnung mit anderen Molekülen. Die genaue Ankopplung von Molekülen wird hierdurch erleichtert, weil beim Abbauen der Wasserschicht noch Richtungskorrekturen vorgenommen werden können, sodass sie sich nach den Korrekturen genau treffen (eine Art „weiche Landung" oder Punktlandung).

Studien zeigen, dass dieser Effekt auch bei der Ankopplung von Effektorproteinen an die DNA vorhanden ist (Levy 2006). Dabei hat die Wasserschicht eine zweifache Rolle: erstens als Schmiermittel, wodurch das Protein leichter entlang der DNA-Kette gleiten kann, ohne Beschädigungen zu erleiden oder zu verursachen, zweitens als Erkennungsmittel, wie oben angegeben, wodurch das Effektorprotein die korrekte Andockposition finden kann.

Geordnetes Wasser an Membranen

Die Rolle des Wassers bei der Bildung von Membranen ist bekannt: Die Lipiddoppelschicht bildet sich gerade deshalb, weil die wasserliebenden Köpfe des Lipids von Wassermolekülen angezogen werden und die wassermeidenden Fettsäureschwänze vom Wasser abgestoßen werden. Mittlerweile ist zudem gut gesichert, dass bei Membranen eine Schicht von geordnetem Wasser vorhanden ist (Gawrisch 1992, Kasson 2011). So kann behauptet werden, dass die Membran faktisch aus vier Schichten besteht: einer Lipiddoppelschicht mit an beiden Seiten jeweils einer Schicht geordneten Wassers. Dieses Gesamtgebilde ist letztendlich bestimmend für die Membraneigenschaften. Alle Moleküle, wie Signalmoleküle, die die Membran erreichen oder verlassen wollen, müssen durch diese Schicht geordneten Wassers hindurch. Die genauen Eigenschaften des geordneten Wassers sind also beispielsweise mitentscheidend für die Signalverarbeitung und die Durchlässigkeit der Membran.

Dabei ist weiter zu beachten, dass die Membran, wie in Kapitel 1.2 behandelt wurde, nicht überall gleich aufgebaut ist. Diese unterschiedlichen Zusammensetzungen finden sich selbstverständlich in den Unterschieden und der Art der Ordnung der benachbarten Wasserschichten wieder (Robinson 2011). Somit machen sich die Anwesenheit und die Zusammensetzung der Membran durch die Wasserordnung bereits in einer bestimmten Distanz bemerkbar.

Es ist zu erwarten, dass die Wasserordnung ebenfalls entscheidend für das Funktionieren der Glykocalix ist. Die heutigen Techniken lassen es jedoch noch nicht zu, eine Membran mit „abgebauter" Glykokalix zu erforschen.

Sehr interessant ist auch der Vorgang der Membranverschmelzung. In Zellen laufen fortwährend Prozesse ab, wobei Membranen miteinander verschmolzen werden. Dies ist zum Beispiel der Fall beim Transport von Proteinen vom Endoplasmatischen Retikulum zum Golgi-Apparat oder beim Transport von Stoffen aus der Zelle heraus. Für diese Transporte werden membranumhüllte Bläschen (Vesikel) verwendet, die mit einer anderen Membran verschmelzen müssen. Damit sich die beiden Membranen berühren können, muss beiderseits die Schicht mit geordnetem Wasser erst wieder abgebaut werden. Neuere Studien zeigen, dass dies in Schritten geschieht. Anfänglich entsteht im Zwischenbereich erst eine Schicht mit noch stärker geordnetem Wasser. Dies könnte zum Ziel haben, die Membranen zu fixieren. Danach wird diese hohe Ordnung schrittweise abgebaut, damit sich die Membranen schließlich berühren können. Dazu dringen Proteine und Ionen in den geordneten Bereich ein (Kasson 2011).

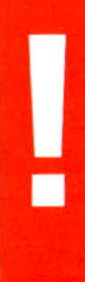

Fazit: Bei allen wichtigen Prozessen, die an Membranen stattfinden, spielt geordnetes Wasser eine Rolle. Die feine Abstufung und die Kontrolle der momentan benötigten Ordnung sind essentiell. Externe Einflüsse, die diese Ordnung verändern oder zerstören, greifen damit in die Regelmechanismen der Zelle ein.

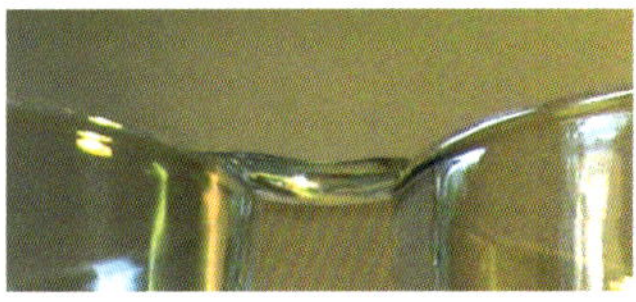

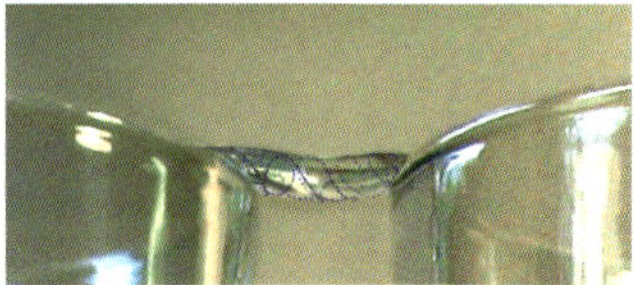

Abb. 1.16: Die schwebende Wasserbrücke.

Die schwebende Wasserbrücke

Zwischen zwei mit destilliertem Wasser gefüllten Gläsern kann eine freischwebende Wasserverbindung gebildet werden, indem in jedes dieser Gläser eine Elektrode hineingehalten wird. Zwischen den Elektroden befindet sich eine Spannung von 25.000 Volt. Entdeckt wurde diese sogenannte Wasserbrücke von William George Armstrong, Baron of Cragside, einem englischen Wissenschaftler, der bereits 1893 darüber berichtete. Dieses Phänomen wurde lange Zeit als eher lustig abgetan, bis es ab etwa 2005 von einer Gruppe von Wissenschaftlern an der Uni Graz aufgegriffen und zum Thema seriöser Forschung gemacht wurde (Fuchs 2007).

Einige Daten zur Wasserbrücke

Um eine Wasserbrücke zu erzeugen, ist destilliertes Wasser nötig. Die Brücke bricht ab, sobald Stoffe im Wasser gelöst werden. Die Brücke ist bis zu 3 Millimeter dick und bis zu 25 Millimeter lang. Sie kann über Stunden stabil existieren. Die Dicke des Wasserfadens nimmt bei höheren Feldstärken zu. Im Laufe der Zeit wird die Brücke immer wärmer.

Es ist ein Massentransport zu beobachten: Der eine Becher wird voller, der andere leerer. Man sieht aber auch, dass in beide Richtungen Wasser transportiert wird: offensichtlich in die eine mehr als in die andere. Mittels zugefügter „Spuren"-Teilchen (in Mikrometergröße) lässt sich feststellen, dass am Außenrand ein spiralisierender Wasserstrom stattfindet, der in die entgegengesetzte Richtung läuft wie der Wasserstrom im Kern der Brücke.

Weiterhin lässt sich ein elektrischer Strom in der Größenordnung von einem Milliampere messen. Unklar ist aber, wodurch die transportierte Ladung getragen wird, da offensichtlich keine Elektrolyse auftritt und keine geladenen Ionen entstehen, die die Ladung transportieren könnten. Es sieht danach aus, dass Strukturen (Bubbles), die als konvergierende Linsen funktionieren, durch die Brücke wandern (gemessen mit optischer Gittertechnik). Mit einer Blau/Rot-Filtertechnik lässt sich nachweisen, dass Dichtegradienten durch die Brücke wandern (bis zu 7 Prozent Dichteänderung). Die äußere Wasserschicht hat bezüglich der Streuung bei polarisiertem Licht andere Eigenschaften als die innere Wasserschicht.

Schlussfolgerungen: Durch das elektrische Feld bekommt Wasser offensichtlich eine andere und stabilere Struktur, wodurch es so stark zusammenhält, dass es sich selbst tragen kann. Die dafür erforderliche Feldstärke beträgt etwa 25.000 Volt pro 0,025 Meter = 1 Million Volt pro Meter. Diese Feldstärke liegt interessanterweise in der gleichen Größenordnung wie die Feldstärken, die 2007 von Tyler et al. in Bereichen innerhalb der Zelle gefunden wurden. Dies ist ein weiterer Hinweis darauf, dass wir es **innerhalb der Zelle mit ähnlich strukturiertem und stabilem Wasser** zu tun haben wie in der freischwebenden Wasserbrücke.

Die Eigenschaften strukturierten Wassers

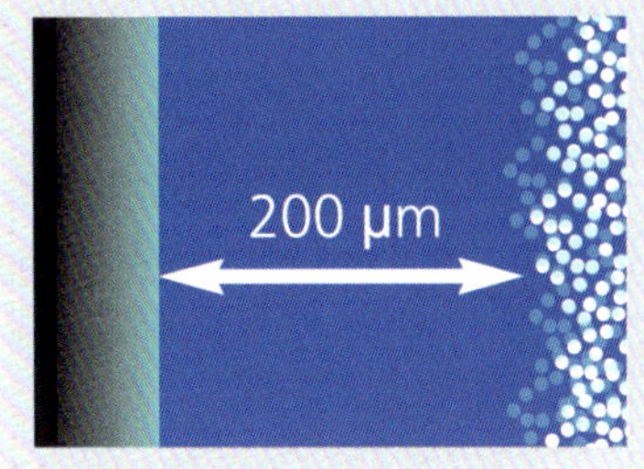

Abb. 1.17: Versuchsaufbau mit strukturiertem Wasser, siehe Haupttext zur Erläuterung.

Eine Schicht mit strukturiertem (geordnetem) Wasser lässt – wie sich intuitiv auch erwarten lässt – fast keine gelösten Stoffe zu. Dies wurde in vielen Experimenten sowohl mit sichtbaren Mikrokügelchen als auch mit lösbaren Molekülen mithilfe eines Mikroskops bestätigt. Ein Beispiel für eines der Experimente wird im Folgenden dargestellt (Zheng 2003).

Das Bild zeigt im linken Viertel einen Feststoff und rechts davon Wasser. Im Wasser sind kleine Kügelchen vorhanden, die sich aber nur in einem Bereich mit Abstand größer als 200 Mikrometer (µm) vom Rand des Feststoffs aufhalten. Wird dieses Experiment im Zeitverlauf verfolgt, ist zu sehen, wie die Kügelchen quasi vom Rand weggetrieben werden, während sich die Schicht mit strukturiertem Wasser aufbaut.

Um sicherzugehen, dass es sich bei dieser Wasserschicht wirklich um eine Schicht strukturierten Wassers und nicht um „normales" Wasser handelt, wurde in den vergangenen Jahren in vielen weiteren Experimenten nach den spezifischen Eigenschaften strukturierten (geordneten) Wassers geforscht. Folgende Merkmale und Unterschiede zum normalen, ungeordneten Wasser wurden dabei gefunden (Pollack 2013):

- Die Moleküle im strukturierten Wasser sind im Vergleich zum normalen Wasser stärker aneinander gebunden (NMR Messungen).
- Die Schicht mit strukturiertem Wasser ist stabiler als die Schicht mit normalem Wasser (Infrarotaufnahmen).
- Die Schicht mit strukturiertem Wasser ist negativ geladen im Vergleich zum angrenzenden normalen Wasser (Messungen von Potenzialunterschieden und von pH-Werten).
- Das strukturierte Wasser zeigt eine viel stärkere Absorption von 270 Nanometer (nm) UV-Licht im Vergleich zum normalen Wasser (Absorptionsmessungen).
- Das strukturierte Wasser hat eine viel höhere Viskosität als normales Wasser (Messungen mit fallenden Metallkügelchen).
- Die Moleküle im strukturierten Wasser sind stärker ausgerichtet als die im normalen Wasser (Mikroskopie mit polarisiertem Licht).

All diese Fakten zusammen zeigen unmissverständlich, dass der Begriff des „strukturierten Wassers" kein Hirngespinst ist, sondern physikalisch-chemische Realität. Sie bestätigen darüber hinaus, dass es sich bei der Wasserschicht im oben abgebildeten Experiment nicht um normales Wasser handelt, sondern um Wasser mit einer höheren Ordnung und Stabilität – also um strukturiertes (geordnetes) Wasser.

Die Wirkung von strukturiertem Wasser auf Enzyme

Wie sich herausgestellt hat, halten sich manche Enzyme bevorzugt in der Nähe von Membranen auf, obwohl ihre Funktion biochemisch nichts mit den Membranen zu tun hat. Es gibt sogar spezielle Moleküle, die als Abstandhalter fungieren und die Enzyme auf genaue Distanz von einer Membran halten, obwohl weder die Membran noch die Moleküle irgendeine biochemische Funktion bei der Enzymreaktion haben.

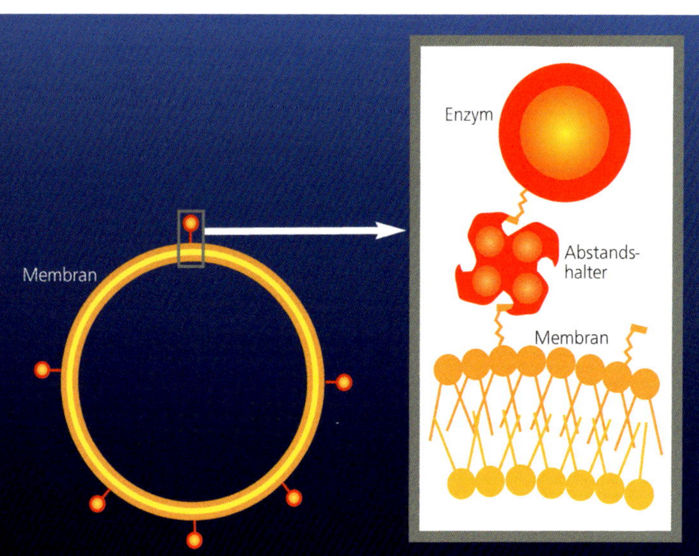

Abb. 1.18:
Ein Enzym wird von einem Protein positioniert, das als Abstandshalter dient.
Genau in dieser Entfernung von der Membran und der damit verbundenen geordneten Wasserstruktur entwickelt es seine optimale Aktivität.

Ein Beispiel ist hier gezeigt, wobei die kleine Kugel links oben das Enzym darstellt, das vom Streptavidin Linker (dem Abstandshalter) auf eine genaue Position bezüglich der Membran gehalten wird. Doch wozu ist diese genaue Anordnung gut, wenn kein biochemischer Zweck ersichtlich ist? Die dazu entwickelte Hypothese lautet:

1. Die Membran ruft eine Schicht mit strukturiertem Wasser hervor, wobei das Maß der Strukturierung mit dem Abstand zur Membran abnimmt.

2. Das Enzym kann gerade in dieser Wasserstruktur, die beim eingestellten Abstand vorhanden ist, optimal funktionieren.

Diese Hypothese wurde an beziehungsweise in Mizellen getestet und hat sich bestätigt (Whichmann 2003).

Absorption von Mikrowellen in Wasser

Wie wirken Mikrowellen auf Wasser? Es ist bekannt, dass sich wasserhaltige Substanzen, wie zum Beispiel Milch, im Mikrowellenherd deshalb sehr schnell erwärmen, weil Mikrowellen von Wassermolekülen sehr gut absorbiert werden (siehe Abb. 1.19). Die Wirkung beruht auf der Tatsache, dass Wassermoleküle Dipole sind; sie haben also eine Plus- und eine Minusseite. Bei Anwesenheit von Mikrowellenstrahlung versuchen die Wassermoleküle, dem elektrischen Feld dieser Strahlung zu folgen, das heißt, sie wechseln ihre Orientierung (zumindest teilweise) mit der Frequenz der Strahlung, also mehrere Milliarden Mal pro Sekunde. Dabei reiben sie sich natürlich an benachbarten Wassermolekülen oder anderen Molekülen. Durch die hierbei erzeugte Reibungswärme werden zuerst die Wassermoleküle und anschließend die umgebende Materie erwärmt. Eine eventuell vorhandene Strukturierung (Ordnung) des bestrahlten Wassers wird bei diesem Vorgang selbstverständlich zerstört.

Fazit: Strukturiertes Wasser spielt bei allen wichtigen Prozessen, die an Membranen stattfinden, wie etwa bei der Wirkung von (bestimmten) Enzymen, eine wesentliche Rolle. Die feine Abstufung und Kontrolle der momentan benötigten Ordnung des Wassers ist essentiell. Externe Einflüsse, die diese Ordnung verändern oder zerstören, wie bei Handystrahlung, greifen damit insbesondere auch in diese Regelmechanismen der Zelle ein.

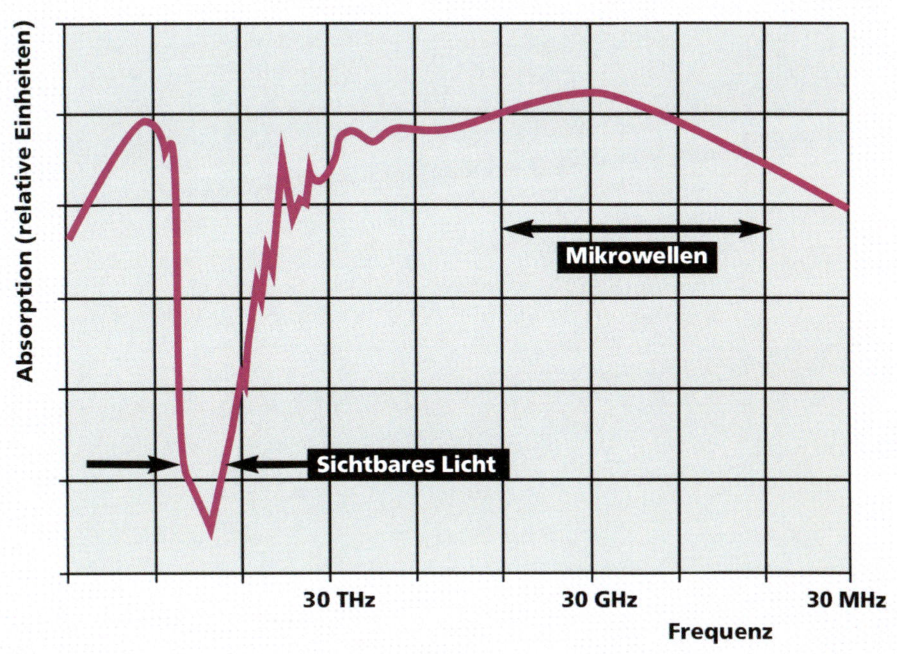

Abb. 1.19: Wasser absorbiert elektromagnetische Wellen in Abhängigkeit von der Frequenz unterschiedlich stark. Im Bereich des sichtbaren Lichts ist die Absorption gering, während sie im Bereich der Mikrowellen sehr viel größer ist. Das hat zur Folge, dass Mikrowellen zum Erwärmen von wässrigen Lösungen sehr gut geeignet sind.

Der Effekt von Mobilfunkstrahlung auf Wasser

Auch ganz minimale Strahlungsmengen, die noch keine merkliche Erwärmung erzeugen, haben bereits eine Wirkung auf die Ordnung des für die Zelle so wichtigen strukturierten Wassers. Dieser Effekt ist in einem breiten Frequenzbereich von Megahertz bis Gigahertz vorhanden. Wie Abbildung 1.19 zeigt, gibt es in diesem Bereich keine scharfen Resonanzen. Die Frequenz von 2,45 Gigahertz bei Mikrowellenherden wurde historisch als Kompromiss gewählt zwischen Eindringtiefe und Effektivität der Strahlung auf Wasser. Die Mobilfunkstrahlung und die Strahlung eines Mikrowellenherdes haben die gleiche Wirkung auf Wasser und damit auch auf das Wasser in Zellen lebender Organismen. Der einzige, aber wichtige Unterschied ist, dass die Intensität eines Mikrowellenherdes wesentlich höher ist.

Fazit: Mikrowellen erzeugen an den Elektronen der Wassermoleküle eine Kraft, welche die Wassermoleküle zusätzlich in mechanische Schwingungen der gleichen Frequenz versetzt. Das um Biomoleküle (Proteine, Glykomoleküle, Membranen etc.) vorhandene strukturierte oder chaotische Wasser, gibt diese hochfrequenten Schwingungen wiederum an die Biomoleküle weiter, wodurch sie in ihren Funktionen beeinflusst werden können.

1.4 Steuerungsprozesse der Molekülbewegung

Wie oben ausgeführt, sind die Proteinmoleküle die Grundstoffe des Lebens. Doch wie können die Bewegungen der Proteinmoleküle erklärt werden? *„Welche Kräfte steuern die Drehung und Faltung der Moleküle zu ihren komplexen Formen?"* Universitätsprofessor Elmar Weinhold (Weinhold 2001) rät auf diese Frage: *„Suchen Sie die Antwort nicht in Ihren Lehrbüchern über organische Chemie."* Doch wo dann?

Mit diesen molekularen Mechanismen, den Grundlagen aller Lebensvorgänge, beschäftigt sich die konventionelle medizinische Forschung nicht. Ihre Erklärungsversuche durch die sogenannte Newtonsche Physik (klassische Mechanik) sind bislang erfolglos geblieben. In der wissenschaftlichen Fachzeitschrift „Nature" wurde im Jahr 2001 ein Artikel von Vojislava Pophristic und Lionel Goodman veröffentlicht, in dem gezeigt wird, dass die internen lebensnotwendigen Molekülbewegungen nicht den Newtonschen, sondern den quantenphysikalischen Gesetzen gehorchen (Pophristic 2001).

Steuerung durch elektromagnetische Frequenzen

Hunderte von wissenschaftlichen Studien haben in den zurückliegenden 60 Jahren festgestellt, dass elektromagnetische Felder und Strahlung eine wesentliche Wirkung auf biologische Regelsysteme ausüben können. Mit spezifischen elektromagnetischen Frequenzen oder Kombinationen davon (Strahlungsmuster) können DNA, RNA und Proteinsynthese beeinflusst und Form sowie Funktion der Proteine verändert werden. Auch gibt es Einwirkungen auf Genregulation, Zellteilung, Zelldifferenzierung, Morphogenese (der Prozess, in dem sich die Organe zu ihrer endgültigen Form entwickeln), Hormonausschüttung sowie Nervenwachstum und Nervenfunktion. Jede dieser Zellaktivitäten ist unabdingbar für die Entfaltung des Lebens. Was erstaunt: Obwohl diese Forschungsarbeiten in den angesehensten biomedizinischen Magazinen veröffentlicht sind, wurden ihre Ergebnisse nicht in die Lehrpläne der Universitäten aufgenommen.

Fazit: Da die Regulation und Kontrolle über Strahlungsmuster erfolgt, die in der natürlich vorkommenden Umgebungsstrahlung vorhanden sind (dazu gehören auch die vom lebenden Organismus selbst erzeugten Frequenzmuster), hat Elektrosmog hier ein starkes zerstörerisches Potenzial. Vor allem bei längerer Exposition und hoher Intensität können die angegebenen Mechanismen unterschiedlich stark vermindert oder sogar vollständig unterdrückt werden.

Die Effizienz energetischer Signalmechanismen

Schon in den 1970er-Jahren berechnete und verglich eine Studie der Universität Oxford unter der Leitung des Biophysikers Colin W. F. McClare die Effizienz von energetischen Signalen mit der von chemischen für den Informationstransfer

in biologischen Systemen. Die Studie zeigt, dass energetische Mechanismen, wie beispielsweise elektromagnetische Signale, interne und externe Informationen hundertfach effizienter weiterleiten, als dies von biochemischen Signalen, wie Hormonen oder Neurotransmittern, geleistet werden kann (McClare 1974).
Zur besseren Effizienz kommt die millionenfach höhere Geschwindigkeit hinzu. Elektromagnetische Signale legen 300.000 Kilometer pro Sekunde zurück, die Diffusionsgeschwindigkeit von Molekülen beträgt dagegen höchstens 1 Zentimeter pro Sekunde.

Elektromagnetische Informationsübertragung

Tsong beschreibt den Prozess folgendermaßen: Die genaue Konformation eines Proteinmoleküls (= räumliche Anordnung der Atome) spiegelt einen ausgeglichenen Zustand seiner elektromagnetischen Ladungen wider (Tsong 1989). Wenn sich diese Ladungen verändern, dreht sich das Proteinrückgrat automatisch in eine neue Form, um der neuen Ladungsverteilung gerecht zu werden. Die Verteilung der elektromagnetischen Ladung innerhalb eines Proteins kann selektiv durch eine Reihe von Prozessen verändert werden:

- durch Verbindung mit anderen Molekülen oder chemischen Gruppen, wie beispielsweise Hormonen,
- durch enzymatisches Hinzufügen oder Entfernen von geladenen Ionen und
- durch Interferenz durch elektromagnetische Felder wie bei der Handystrahlung.

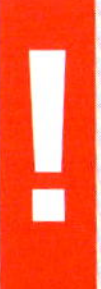

Fazit: Vor allem bei längerer Einwirkung und hoher Intensität kann Elektrosmog verhindern, dass Proteine überhaupt sinnvoll zum Einsatz kommen. Es entsteht dann ein Mangel, der sich zum Beispiel auf den Stoffwechsel auswirkt.

Ladungsveränderungen bewirken die Bewegungen, die das Leben antreiben

Zytoplasmaproteine, die in bestimmten physiologischen Funktionen zusammenarbeiten, werden in sogenannten Ketten oder Zyklen, wie beispielsweise der Atmungs- oder Stoffwechselkette, zusammengefasst. Nach Lipton (Lipton 2005) nutzen die Zellen die Bewegungen der jeweiligen Zytoplasmaproteine, um bestimmte Stoffwechsel- und Verhaltensfunktionen durchzuführen. Diese ständigen Bewegungen, die die Form der Proteine verändern und in jeder Sekunde tausendfach ablaufen, sind die Bewegungen, die das Leben antreiben. Die DNA ist hierbei nicht wichtig! Die verhaltenserzeugenden Bewegungen werden durch die Veränderung der elektromagnetischen Ladung bewirkt, nicht durch die DNA.

Fazit: Da Elektrosmog diese elektromagnetischen Ladungen beeinflussen kann, beeinflusst er somit auch die verhaltenserzeugende Antriebskraft der Zytoplasmaproteine und damit das Zellverhalten.

1.5 Steuerung des Zellverhaltens: Erkenntnisse zur DNA und aus der Epigenetik

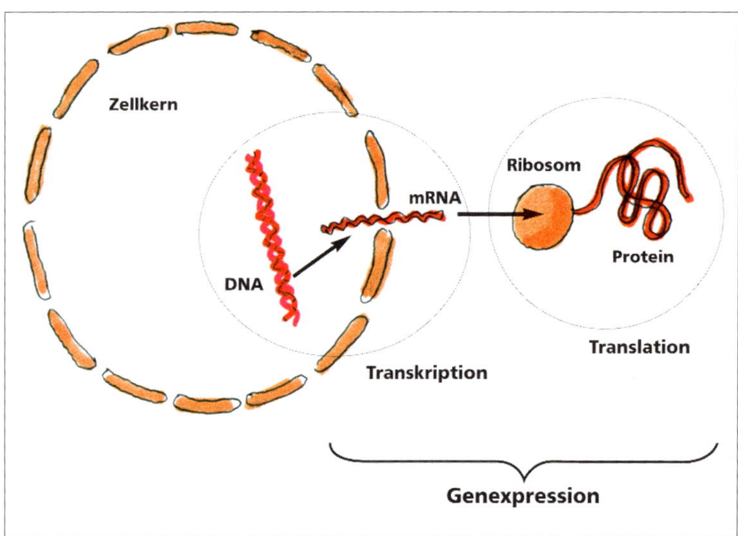

Abb. 1.20: Die Basisprinzipien der Gen-Expression

Definitionsgemäß ist das Gehirn das Organ für die Kontrolle und Koordination der Physiologie und des Verhaltens von Organismen. Aber ist der Zellkern wirklich das Gehirn der Zelle? Dies ist die zentrale Frage im Buch von Bruce Lipton: „Intelligente Zellen, wie Erfahrungen unsere Gene steuern". Wenn die Annahme zutrifft, dass der Nukleus mit seinem DNA-haltigen Material das „Gehirn" der Zelle ist, müsste die Entfernung des Zellkerns, die sogenannte „Enukleation", zum sofortigen Tod der Zelle führen.

Es hat sich aber gezeigt, dass viele Zellen nach der Enukleation bis zu zwei Monate überleben – ohne Gene. Dabei liegen sie nicht herum wie gehirntote Zytoplasmaklumpen, sondern nehmen aktiv Nahrung auf, verstoffwechseln sie, halten ein koordiniertes physiologisches System aufrecht (Atmung, Stoffwechsel, Ausscheidung, Bewegungsvermögen etc.), kommunizieren mit anderen Zellen und können auf Wachstumsreize oder Bedrohungen aus ihrer Umgebung angemessen reagieren.

Es überrascht allerdings nicht, dass die Enukleation durchaus auch Nebeneffekte hat. Ohne ihre Gene können sich die Zellen nicht mehr teilen, und sie können keine Proteine mehr herstellen, die sie durch die normale Abnutzung des Zytoplasmas verbrauchen. Die Unfähigkeit, beschädigte Zytoplasma-Proteine wiederherzustellen, führt zu mechanischen Fehlfunktionen, die schließlich in den Tod der Zelle münden.

Das Experiment der Enukleation sollte die Idee überprüfen, dass der Zellkern das „Gehirn" der Zelle sei. Wäre die Zelle sofort nach der Enukleation gestorben, hätte das die Annahme unterstützt. Doch die Ergebnisse sind eindeutig: Die enukleierten Zellen zeigen weiterhin komplexe, koordinierte, lebenserhaltende Verhaltensmuster, die darauf schließen lassen, dass das „Gehirn" der Zelle noch immer intakt und funktionsfähig ist.

Forschungen mit enukleierten Zellen

Im Rückblick betrachtet, hätte die Wissenschaft ahnen können, dass die Gene nicht das Leben steuern. Denn die Tatsache, dass enukleierte Zellen ihre biologischen Funktionen auch ohne Gene aufrechterhalten, ist keine neue Entdeckung. Schon vor über 100 Jahren haben die Embryologen routinemäßig aus sich teilenden Eizellen die Zellkerne entfernt und gezeigt, dass sich eine einzelne enukleierte Eizelle bis zum Blastula-Stadium, einem embryonalen Entwicklungsstadium von etwa 40 Zellen, entwickeln kann.

Heutzutage werden enukleierte Zellen in der Industrie verwendet, zum Beispiel in der Impfstoffproduktion als lebender Nährboden für Zellkulturen.

Der Zellkern entspricht den Keimdrüsen

Wenn der Zellkern mit seinen Genen nicht dem Gehirn der Zelle entspricht, worin besteht dann der Beitrag der DNA zum Zellleben?

Die Antwort erschließt sich aus der Beobachtung, dass enukleierte Zellen nicht sterben, weil sie ihr Gehirn, sondern weil sie ihre Reproduktionsfähigkeit verloren haben. Ohne Reproduktion ihrer Teile können sie keine fehlerhaften Proteine ersetzen und sich nicht vermehren. Die Zelle stirbt nach etwa zwei Monaten aus Überalterung ab, da sie sich nicht mehr erneuern (teilen) kann, weil ihr das dazu erforderliche Erbgut, das sich im Zellkern befindet, fehlt. Der Zellkern entspricht also nicht dem Gehirn der Zelle, sondern ihren Keimdrüsen (Gonaden).

Die Zellmembran als Schnittstelle

Aber was steuert die Zelle dann, wenn nicht der Zellkern? Die Erklärung liefert der Biologe Bruce Lipton, der nachweist, dass weder der Zellkern noch die Gene die Zelle steuern, sondern die Umwelt (Lipton 2005). Er ist der Ansicht, das „wahre Geheimnis des Lebens" liege genau an der Schnittstelle zwischen dem Inneren und dem Äußeren und sei im Fall der Zelle gerade mal einen Siebenmillionstel Millimeter dick. Sprich: Es ist die Zellmembran, diese zelluläre „Haut", durch die unser Körper Umweltsignale, also Einflüsse von außen, in Verhalten, das heißt Reaktionen im Inneren der Zelle, umsetzt.

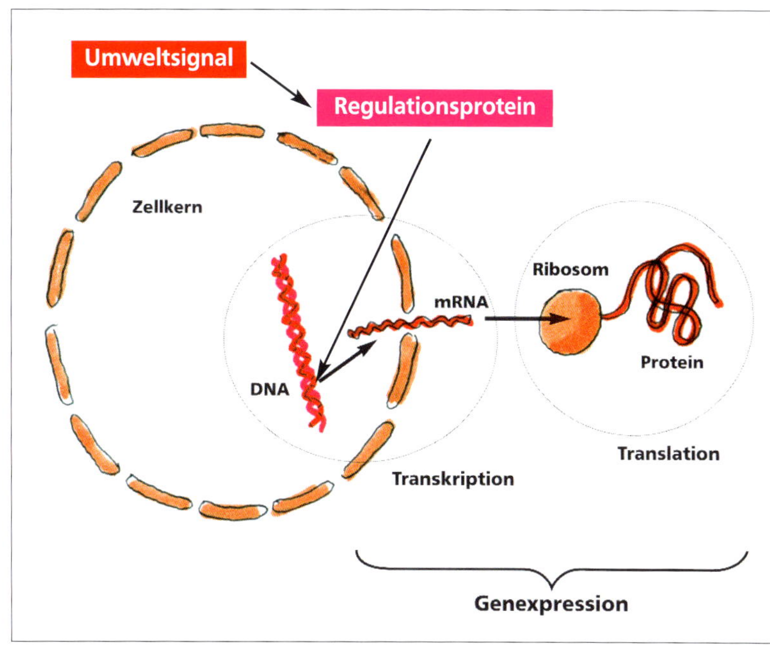

Abb. 1.21:
Nicht die DNA, sondern die Umwelt steuert die Zelle.

Der Wahrnehmungs- und Reaktionsmechanismus der Zellen

Liptons Argumentation: Alle lebenden Zellen besitzen eine Membran mit einer mehrlagigen Struktur, die aus der Zellmembran einen „flüssigen, kristallinen Halbleiter mit Toren und Kanälen" macht – ähnlich einem Computerchip, dem Gehirn aller Computer. Darüber hinaus ist jede Zelle mit einer genialen zellulären „Tastatur" ausgestattet: Das sind die Proteine in der Zellmembran, die die Membran in Abhängigkeit von der Stimulation durchlässig machen oder verschließen können. Zu diesem Zweck gibt es sogenannte „Antennen" an den Rezeptorproteinen, die die Umweltsignale aufnehmen. Daraufhin lösen andere Proteine, die Effektorproteine, die entsprechenden Zellreaktionen aus. So verfügen die einzelnen Zellen, wie wir Menschen, über einen Wahrnehmungs- und Reaktionsmechanismus, der sie intelligent auf ihre Umwelt reagieren lässt.

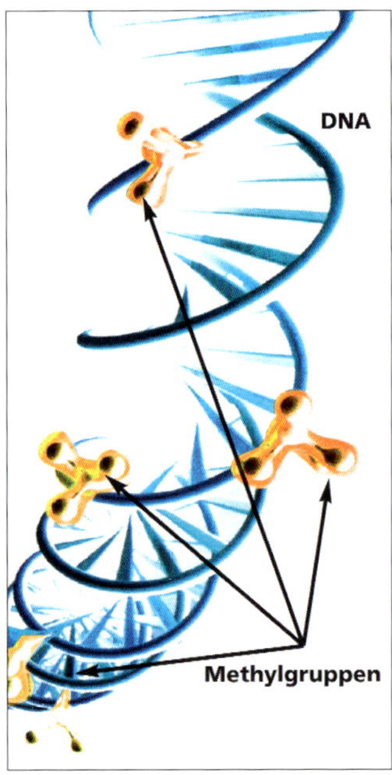

Abb. 1.22: Methylgruppen an der DNA schalten ein Gen stumm.

Verschiedene Arten und Funktionen von Effektorproteinen

Nach Lipton haben Kanalproteine die Eigenschaften sowohl von Effektor- als auch von Rezeptorproteinen. Die Art und Weise, wie sie das Zellverhalten steuern, kann sehr unterschiedlich sein. So gibt es zum Beispiel unterschiedliche Kanalproteine, die dafür zuständig sind, dass Moleküle und Informationen von einer Seite der Zellmembran auf die andere gelangen. Eine bestimmte Art von Kanalprotein, die Natrium-Kalium ATPase, verbraucht und erzeugt bei dieser Aktivität selbst Energie. In den extrazellulären Raum werden mehr positive Ladungen gebracht, als in den intrazellulären Raum gelangen, was zur Folge hat, dass sich die Zelle negativ auflädt; dies ist als Membranpotenzial bekannt. Die positive Ladung außerhalb der Zelle und die negative Ladung innerhalb der Zelle machen aus der Zelle eine Art Batterie, die sich immer wieder selbst auflädt und deren Energie für biologische Prozesse zur Verfügung steht.

Weitere Arten von Effektorproteinen sind die sogenannten Zytoskeletalproteine, die die Gestalt und die Beweglichkeit der Zellen regulieren, und Enzyme, die Moleküle trennen oder verbinden und als Verdauungshilfen fungieren.

Auch können alle Effektorproteine und ihre Nebenprodukte als Signale zur Aktivierung von Genen dienen. Dazu produzieren sie Signale, die auf die Verbindungen der Regulatorproteine um die DNA wirken. Die Gene steuern somit ihre Aktivität nicht selbst, sondern es sind die Effektorproteine, die das Ablesen der Gene steuern, damit verbrauchte Proteine ersetzt oder neue Proteine erzeugt werden können. Auch können sich einzelne Methylgruppen (CH_3) an bestimmten Positionen der DNA anheften und dadurch das Ablesen von Genen verhindern.

DNA-Methylierung

DNA-Methylierung ist ein weiterer Vorgang, um mit Umweltsignalen das Ablesen der Gene zu steuern. DNA-Methylierung steht für die chemische Verbindung einer Methyl-Gruppe (CH_3-Gruppe) an bestimmte Bauteile der DNA (siehe Abb. 1.22). Dadurch wird verhindert, dass Gene in einem Gewebe oder einer Zelle aktiviert werden. Da die DNA selber hierdurch nicht verändert wird, ist die DNA-Methylierung keine genetische Mutation. Der Methylierungsgrad ist häufig ein Maß für die Aktivität, mit der das zugehörige Gen abgelesen wird: Je geringer die Methylierung, desto eher wird das zugehörige Gen abgelesen. Die Abfolge der DNA-Methylierungen ist Teil des epigenetischen Codes einer Zelle und kann vererbt werden.

Zellen werden von außen gesteuert

Die Erkenntnis von der tatsächlichen Aufgabe der Zellmembran wurde Liptons persönliches „Heureka-Erlebnis". Seine Theorie: Wie beim Computer, dessen Gehirn der Computerchip ist und der mittels einer Tastatur bedient wird, werden auch bei der Zelle die eingespeicherten Informationen von außen eingegeben. Basierend auf der Computeranalogie schreibt Lipton: *„Wir haben die Macht, die Daten zu bestimmen, die wir in unseren Biocomputer eingeben, so wie wir wählen können, welche Worte wir eintippen. Wenn wir begreifen, wie die Integralen Membranproteine die Biologie steuern, dann werden wir zu Meistern unseres Schicksals."*

Die Erkenntnis, dass das Leben einer Zelle durch ihre physische und energetische Umgebung bestimmt wird, brachte Lipton somit vom genetischen Determinismus, dem obersten Grundsatz der Biologie, ab. Er schreibt: *„Die Überzeugung, wir seien störanfällige biochemische Maschinen, die durch unsere Gene gesteuert werden, weicht der Erkenntnis, dass wir machtvolle Erschaffer unseres eigenen Lebens und unserer Welt sind."* Weiter führt er aus: *„Nicht die gen-gesteuerten Hormone und Neurotransmitter kontrollieren unseren Körper und unseren Verstand"*, sondern: *„... unser Glaube und unsere Überzeugungen kontrollieren unseren Körper, unser Denken und damit unser Leben."*

Das Fazit aus Liptons Erkenntnissen

Die Zellfunktionen werden nicht vom genetischen Code (den DNA-Blaupausen im Zellkern) gesteuert, denn: *„Gene können sich nicht selbstständig an- und ausschalten"* (Lipton). Stattdessen werden die Funktionen der Zelle hauptsächlich durch ihre Interaktion mit der Umgebung gesteuert. Gene können das Leben einer Zelle auch nicht im Voraus programmieren, denn das Überleben einer Zelle hängt von ihrer Fähigkeit ab, dynamisch auf jede Veränderung ihrer Umgebung zu reagieren. Die Funktion der Zellmembran, auf jeden Umweltimpuls intelligent zu reagieren und daraus ein Verhalten abzuleiten, macht aus ihr das wahre Gehirn der Zelle.

Wird die Zellmembran entfernt, stirbt die Zelle sofort. Werden nur die Rezeptorproteine zerstört, tritt bei der Zelle der „Gehirntod" ein, sprich: Sie empfängt keine für ihre Funktion wichtigen Signale aus der Umwelt mehr. Sie fällt ebenfalls ins „Koma", wenn nur die Effektorproteine ausgeschaltet werden. Das heißt: Die Zelle braucht eine funktionierende Zellmembran mit IMPs und Effektorproteinen, um intelligentes Verhalten zeigen zu können. Diese Proteinkomplexe, die wie „Schalter" das Verhalten der Zelle steuern, sind die grundlegenden Einheiten der zellularen Intelligenz. In jeder Zellmembran gibt es Tausende dieser „Schalter". Das Verhalten einer Zelle kann nur durch die Beobachtung der Gesamtheit aller Schalter verstanden werden.

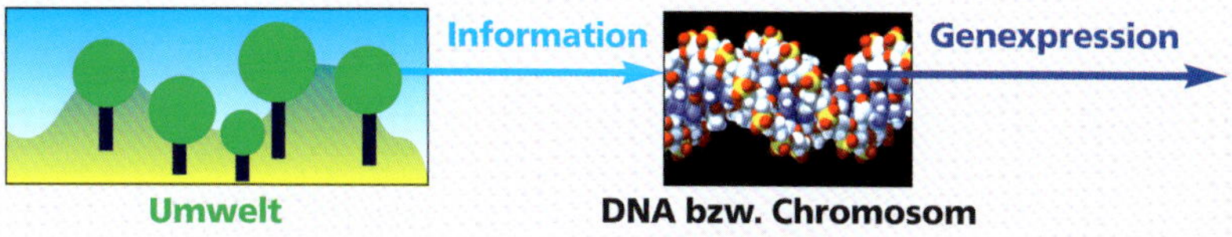

Abb. 1.23: Umwelteinflüsse auf die DNA über epigenetische Muster.

Die natürliche Reaktion des Organismus auf Veränderungen

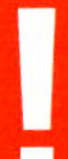

Das Fazit lautet: Wenn sich die Umgebung verändert, so benötigt der Organismus eine entsprechende Anpassungsphase, in der sich Symptome und/oder Krankheiten häufen, die auf diese Veränderung zurückzuführen sind. Dies ist während der Entwicklung des Lebens auf der Erdoberfläche immer wieder erforderlich gewesen. Sollte die Veränderung zu massiv sein, können auch einige Organismen oder ganze Arten aussterben. Andere, die von vornherein besser für diese Veränderung ausgestattet waren, überleben und können sich noch besser anpassen. Dieser Vorgang kann durchaus mehrere Generationen dauern.

Der eben beschriebene Prozess trifft auch auf die massive Veränderung der natürlichen Umgebungsstrahlung (siehe Kapitel 2) durch den immer stärker werdenden Elektrosmog zu. Viele Menschen zeigen Symptome oder entwickeln Krankheiten, die auf diese massive Veränderung zurückzuführen sind.

Da nur wenige Ärzte diese Zusammenhänge kennen, werden in der Regel lediglich die Symptome behandelt, nicht die Ursache. Häufig erfolgt diese Behandlung mit starken Medikamenten, die die Situation noch zusätzlich verschlechtern.

Ein Beispiel hierfür ist ein junger Mann, der plötzlich Herzprobleme hatte, weshalb ihm von seinem Arzt Betablocker sowie weitere Medikamente verordnet wurden. Aufgrund der Medikamente stellte sich jedoch keine Besserung ein; vielmehr führten deren Nebenwirkungen zu vielen zusätzlichen körperlichen Problemen. Auf die Frage eines Freundes, wann die Herzprobleme denn begonnen hätten, gelangte der junge Mann nach langem Überlegen zu einer Erkenntnis: Er hatte diese Probleme, seit er sein eingeschaltetes Handy immer in der Brusttasche seines Hemds oberhalb seines Herzens mit sich trug. Er änderte diese Gewohnheit, und innerhalb weniger Tage verschwanden seine Herzprobleme. Damit konnte er auch die Medikamente absetzen, sodass sich seine Lebensqualität wesentlich verbesserte. Die starke Strahlung des Handys hatte seine Herzprobleme verursacht (siehe auch Kapitel 5.1).

Bedeutung und Gefahren des Gentransfers

Laut Lipton sind Zellen in der Lage, aus ihren Erfahrungen mit der Umwelt zu lernen, zelluläre Erinnerungen zu speichern und diese an ihre Nachkommen weiterzugeben. Da Zellen meist in einem Zellverbund existieren, verkörpern sie auch das vollkommene Ideal der „Teamarbeit". Nur durch eine hochdifferenzierte Arbeitsteilung, die in die Gene jeder Zelle einprogrammiert ist, ist das Zusammenspiel der Billionen von Zellen möglich. Dieser Kooperationsmechanismus ist als Fundament der Evolution allgegenwärtig. Er macht selbst vor genetischen Artenschranken nicht halt, da sie auf zellulärer Ebene nicht existieren. Das Dogma, Gene könnten nur an die direkten Nachkommen eines Organismus weitergegeben werden, ist dank neuer Fortschritte in der Genforschung widerlegt. Der Austausch von genetischen Informationen durch Gentransfer findet nicht nur bei Mitgliedern der gleichen Art statt, sondern ebenso mit Mitgliedern anderer Arten. Damit wird die Evolution weiter beschleunigt, da die Organismen auf diese Weise „erlernte" Erfahrungen von anderen übernehmen können.

„Jetzt, da uns dieser Gentransfer zwischen den Arten bewusst ist, werden die Gefahren der Gentechnologie noch offensichtlicher", warnt Lipton. *„Das Herumspielen an den Genen einer Tomatensorte hört nicht unbedingt bei der Tomate auf, sondern kann die ganze Biosphäre auf eine Weise verändern, die wir gar nicht abschätzen können."*

Und tatsächlich: Eine 2004 veröffentlichte Studie am Menschen zeigte, dass die Gene von gentechnisch veränderter Nahrung durch den Verdauungsprozess in die nützlichen Darmbakterien geraten und diese verändern (Netherwood 2004). Auf gleiche Weise hat der Gen-Austausch zwischen genetisch veränderten Ackerfrüchten und natürlichen Arten der Umgebung zur Entstehung von hochresistenten Super-Unkräutern geführt.

Auch akuter Stress wirkt sich auf die Erbsubstanz aus

Wie Forscher der Ruhr-Universität Bochum (RUB) gemeinsam mit Kollegen aus Basel, Trier und London erstmals in der Zeitschrift „Translational Psychiatry" berichteten, verändert auch akuter Stress die Methylierung der Erbsubstanz und damit die Aktivität bestimmter Gene (Unternaehrer 2012). Zu diesem Ergebnis kam das Team aufgrund der Untersuchung von Genabschnitten, die für die biologische Stressregulation bedeutsam sind. Prof. Dr. Gunther Meinlschmidt von der Klinik für Psychosomatische Medizin und Psychotherapie des LWL-Universitätsklinikums der RUB erläutert: *„Damit liefern wir einen neuen Ansatz, wie Stress mit einem höheren Risiko für psychische oder körperliche Krankheiten zusammenhängen könnte."*

Diese Erkenntnis ist im Zusammenhang mit Elektrosmog insbesondere deshalb von Bedeutung, weil auch eine Elektrosmog-Belastung, also eine Belastung des Köpers durch künstlich erzeugte elektromagnetische Wellen beispielsweise aufgrund von Mobilfunkstrahlung, als Stress wirkt. Der neue Ansatz der Forscher liefert damit eine Erklärungsmöglichkeit, wie Elektrosmog zur Entstehung von Krankheiten beiträgt und sich auf Erbsubstanzen auswirkt.

Das darwinistische Prinzip ist widerlegt

Anders als die darwinistischen Evolutionsbiologen annehmen, sind Gene folglich keine grausamen Despoten, die ihre Erbinformation unter allen Umständen an kommende Generationen weitergeben wollen. Das Prinzip „Der Stärkere frisst den Schwächeren, um das Überleben der besten Gene zu sichern" stimmt in dieser Form nicht. Vielmehr ist das Gegenteil der Fall: Die Teamarbeit der Zellen baut auf dem Grundsatz auf, dass die Stärkeren den Schwächeren helfen, um ein gemeinsames Ziel zu erreichen.

Tatsächlich lassen sich auch nur fünf Prozent der Krebs- und Herzerkrankungen auf erbliche Anlagen zurückführen. Das gilt auch für Brustkrebs, obwohl seinerzeit um die Entdeckung von „Brustkrebsgenen" ein großer Wirbel gemacht wurde.

Wie sehr die Bedeutung der Gene bisher überschätzt wurde, formulierte auch der Nobelpreisträger und Genetiker David Baltimore. Er meinte, falls nicht noch mehr menschliche Gene gefunden werden würden, *„müssen wir zugeben, dass wir unsere im Vergleich zu Würmern und Pflanzen zweifellos größere Komplexität nicht durch ein Mehr an Genen gewonnen haben"* (Baltimore 2001). Denn der primitive Fadenwurm zum Beispiel besteht aus exakt 969 Zellen, und sein Genom enthält 24.000 Gene; der menschliche Körper besitzt etwa 100 Milliarden mal mehr Zellen, aber gerade mal 1.500 Gene mehr als der primitive Fadenwurm.

2. Kapitel

Natürliche und künstliche Umgebungsstrahlung

2.1 Natürliche Umgebungsstrahlung

2.2 Künstliche Strahlungsquellen

2.3 Steigende Belastung der Bevölkerung durch künstliche Umgebungsstrahlung

2.4 Die 5G-Mobilfunktechnologie

2.5 Erhöhte Strahlenbelastung der einzelnen Nutzer

2.6 Normen und Grenzwerte

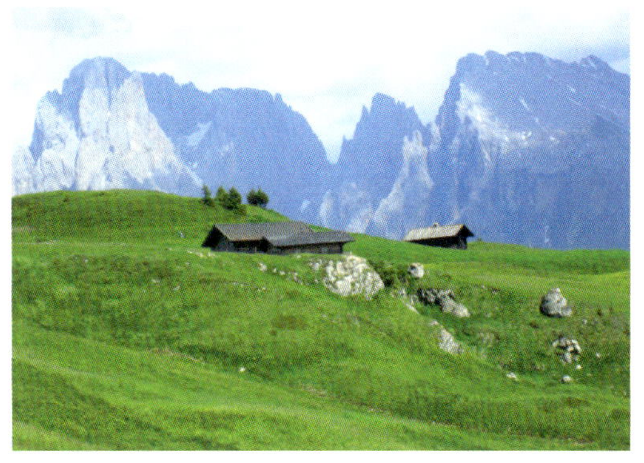

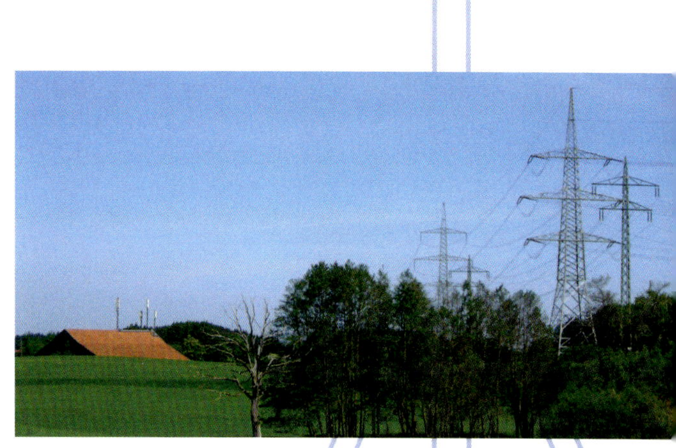

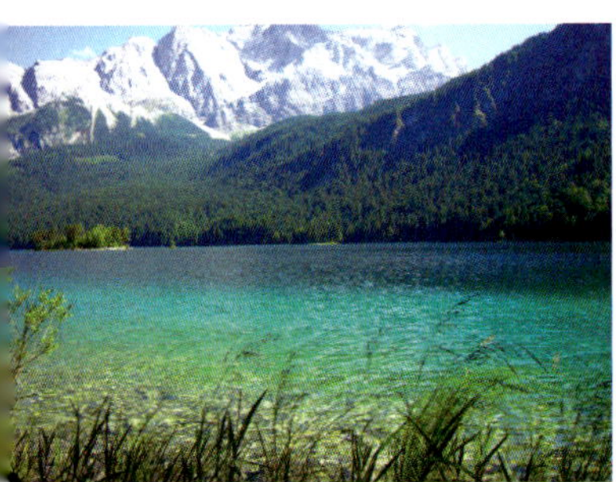

Abb. 2.1:
Die Strahlung der Sonne besteht hauptsächlich aus elektromagnetischer Strahlung. Neben dem sichtbaren Licht dringt eine Vielzahl unterschiedlicher Frequenzen bis zur Erdoberfläche vor. Die darin enthaltenen Energien sind für das Leben und dessen Entwicklung auf der Erde essentiell.

Natürliche und künstliche Umgebungsstrahlung

2.1 Natürliche Umgebungsstrahlung

Elektrizität und elektromagnetische Strahlung (Wellen beziehungsweise Felder) sind im Grunde nichts Schädliches oder Lebensfeindliches – ganz im Gegenteil. Seit Anbeginn des Lebens spielen sie eine Schlüsselrolle: Erst durch ständige Zufuhr von Energie in Form von Elektrizität und elektromagnetischer Strahlung konnte sich Leben auf der Erde entwickeln. Beide Energieformen sind feste Bestandteile aller ständig ablaufenden chemischen und biochemischen Vorgänge in der Natur und in biologischen Systemen.

Für das Leben essentiell

Über 24 Stunden stahlt ein menschlicher Organismus in Abhängigkeit von seiner Körperoberfläche so viel Energie ab, dass die Umrechnung zwischen 6.000 und 9.000 Kilokalorien ergibt. Durch Nahrungszufuhr nimmt man üblicherweise zwischen 2.000 und 3.000 Kilokalorien zu sich. Die Differenz muss durch Mechanismen wie zum Beispiel die natürliche Umgebungsstrahlung ausgeglichen werden.

Abb. 2.2:
Natürliche Umgebungsstrahlung erhalten wir hauptsächlich von der Sonne, kleine Mengen kommen vom Mond, von den Planeten, Sternen und Galaxien.

Die natürliche Umgebungsstrahlung

Die auf der Erdoberfläche ankommende Strahlung der Sonne besteht hauptsächlich aus elektromagnetischer Strahlung, die wir als natürliche Umgebungsstrahlung bezeichnen (siehe Abbildung 2.3).

Im Gegensatz zu künstlich erzeugtem Elektrosmog sind die darin enthaltenen Energien und Spektren für das Leben und dessen Entwicklung auf der Erde essentiell. Die natürliche Umgebungsstrahlung enthält nicht nur elektromagnetische Wellen im sichtbaren Bereich, sondern erstreckt sich über das gesamte Frequenzband. Auch das ist ein wesentlicher Unterschied zwischen der natürlichen Umgebungsstrahlung und der künstlich erzeugten elektromagnetischen Strahlung.

Die natürliche Umgebungsstrahlung rührt hauptsächlich von der Sonne her. Kleine Beiträge werden zusätzlich vom Mond, von den Planeten, Sternen und Galaxien geliefert. Diese extraterrestrische Strahlung wird von der Atmosphäre gefiltert, bevor sie die Erdoberfläche erreicht. Die Atmosphäre lässt in grober Näherung zwei Bereiche durch, die mit dem Begriff „Atmosphärische Fenster"

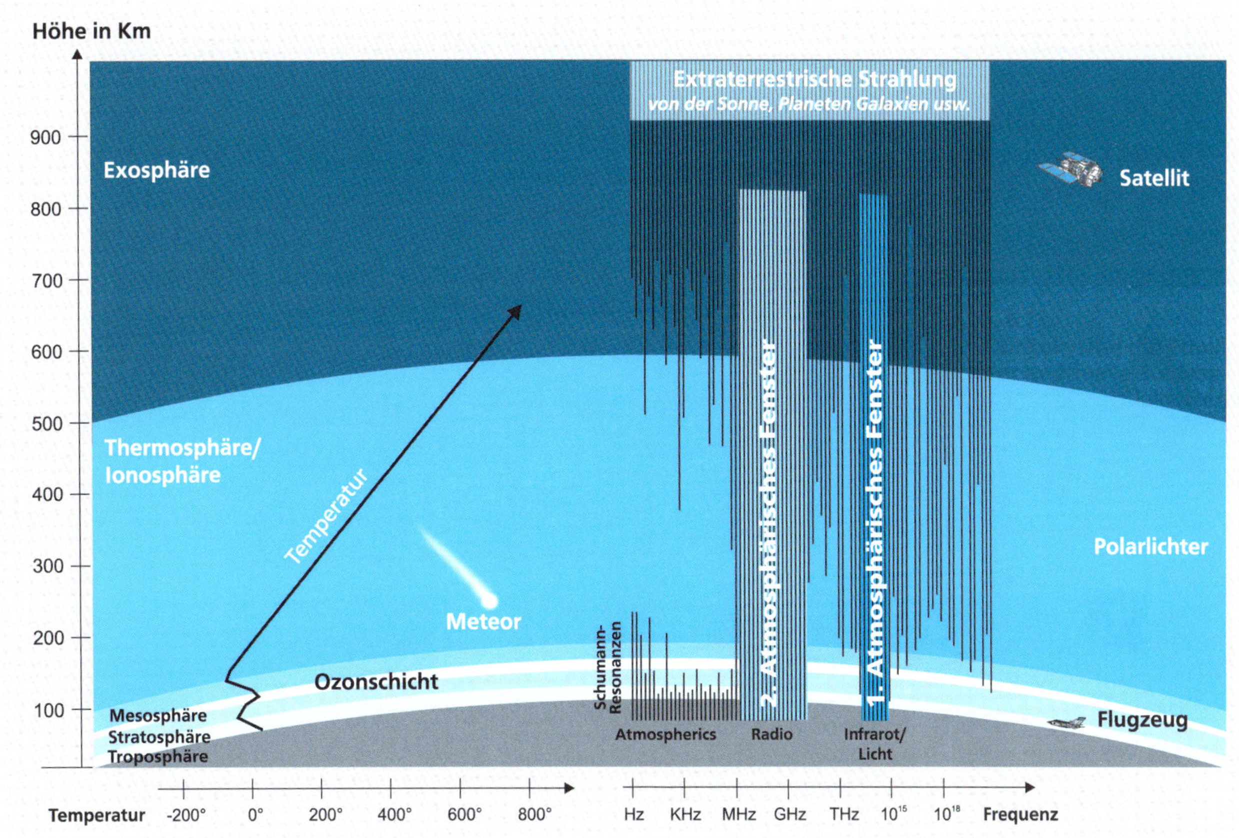

Abb. 2.3:
Die natürliche Umgebungsstrahlung auf der Erdoberfläche besteht aus der extraterrestrischen Strahlung, die von der Atmosphäre gefiltert wird, und den Atmospherics, die in der Atmosphäre selbst entstehen.

angegeben werden. Das erste atmosphärische Fenster umfasst den Bereich des sichtbaren und des infraroten Lichts, das zweite atmosphärische Fenster den Bereich der Radiowellen. Neben diesen extraterrestrischen Quellen ist die Atmosphäre selbst eine weitere wichtige Quelle, die zur natürlichen Umgebungsstrahlung beiträgt. Diese Strahlung aus der Atmosphäre wird mit den Begriffen „Atmospherics" oder auch „Sferics" bezeichnet.

Zwischen den beiden atmosphärischen Fenstern lässt die Erdatmosphäre keine Strahlung durch. Links und rechts davon ist eine hügelige Struktur mit unterschiedlicher Durchlässigkeit der Atmosphäre erkennbar (siehe Abb. 2.4 auf der nächsten Seite).

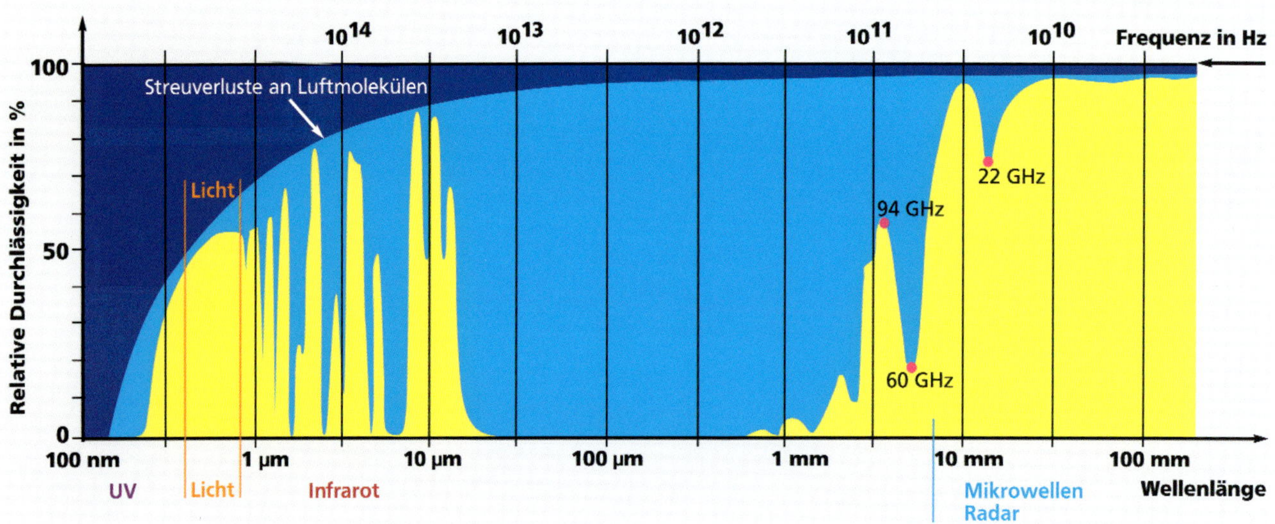

Abb. 2.4:
Die Detailstruktur der beiden atmosphärischen Fenster.
Die linke hügelige Struktur befindet sich im Infrarot- und Lichtbereich bis hin zur UVA- und UVB-Strahlung. Die rechte hügelige Struktur deckt den tiefen Frequenzbereich inklusive der schwachen natürlichen Mikrowellen ab (zweites atmosphärisches Fenster).

Elektromagnetische Vorgänge in der Natur

In der Natur gibt es viele unterschiedliche Vorgänge, bei denen Elektrizität erzeugt wird; eines der anschaulichsten Beispiele ist der Blitz. Die natürlichen Quellen der Elektrizität generieren dabei unterschiedliche Frequenzen elektromagnetischer Wellen mit sehr unterschiedlichen Wirkungen auf lebende Organismen. Das Spektrum reicht von sehr tiefen Frequenzen über den Bereich des sichtbaren Lichts und der Wärmestrahlung (Infrarotstrahlung) bis hin zu Röntgen- und Gammastrahlung.

Wie oft bestimmte elektrische Vorgänge in der Natur stattfinden, kann durch die abgestrahlten elektromagnetischen Wellen bestimmt werden, die den Rhythmus dieser Vorgänge übernehmen. Je öfter diese Vorgänge pro Sekunde auftreten, je größer also die Frequenz ist, desto mehr Energie ist daran beteiligt und desto mehr Energie hat diese elektromagnetische Welle.

Natürliches Chaos und Regelmäßigkeit

Einige dieser Vorgänge in der Natur scheinen eher chaotisch – im Sinne von „unvorhersehbar" oder „ungeordnet" – zu sein, andere treten in regelmäßigen Zeitabständen auf. Erst wenn eine Regelmäßigkeit vorhanden ist, wird physikalisch von Frequenz gesprochen. Für das Leben bedeutsam sind eher die regelmäßigen Vorgänge in der Natur, da sie ihre zeitliche Ordnung unterstützend auf einen Organismus übertragen und ihm helfen, körpereigene Vorgänge zu stabilisieren und mit der Umwelt zu synchronisieren. Ein Beispiel dafür ist der Tag-und-Nacht-Rhythmus.

Bemerkenswerterweise laufen die Vorgänge in der Natur aber nicht mit letzter Genauigkeit ab, sondern es treten innerhalb bestimmter Grenzen Abweichungen auf. Diese Variationen scheinen ein Geheimnis der Natur zu bergen, das wir noch nicht wirklich verstanden haben. Unsere Natur ist also nicht mit einem Präzisionsuhrwerk zu vergleichen, wie dies früher in der Physik ein wenig voreilig gemacht wurde.

Selbst unsere Erde dreht sich nicht präzise und konstant, sondern versucht, die äußeren Einflüsse zu kompensieren. Dadurch ergeben sich schlingernde Bewegungen. Treten Variationen auf, deutet dies auf eine Regulationsfähigkeit hin. Das gilt auch in Bezug auf den menschlichen Organismus. So belegen beispielsweise Forschungsergebnisse der Universität Innsbruck, dass nicht unregelmäßige, sondern starre EKG-Signale die Vorboten eines Herzinfarkts sind.

Variantenreichtum der Natur

Natürliche elektromagnetische Strahlung weist also im Gegensatz zu technisch erzeugter Strahlung, die in der Regel extrem starr und bewusst mit äußerster Frequenzstabilität erzeugt wird, Variationen auf. Durch die Vorgänge in der Natur entstehen vielfältigste elektromagnetische Wellen, sodass man fast von einem chaotischen „Wellensalat" sprechen könnte. Dieses Zusammenspiel der Wellen ist für die Entwicklung allen Lebens auf der Erde richtungsweisend gewesen.

Elektromagnetischer Fingerabdruck der Materie

In jedem Stückchen Materie, egal ob fest, flüssig oder gasförmig, laufen so viele atomare/molekulare Vorgänge gleichzeitig ab, dass ein elektromagnetisches Spektrum erzeugt wird. Da in unterschiedlicher Materie aufgrund der unterschiedlichen Struktur unterschiedliche Vorgänge ablaufen, entsteht ein für diese Materie charakteristisches Spektrum – ein elektromagnetischer Fingerabdruck.

Mit modernen physikalischen Messmethoden kann aufgrund des abgestrahlten elektromagnetischen Spektrums ermittelt werden, um welche Materie es sich handelt und in welchem Temperaturzustand sie sich befindet. So kann beispielsweise die Zusammensetzung von Sternen mithilfe der Spektralanalyse bestimmt werden, obwohl diese zum Teil Millionen von Lichtjahren entfernt sind.

Natürliche Umgebungsstrahlung: die Summe der Spektren

Da wir von unzähligen natürlichen Vorgängen mit unterschiedlichster Materie umgeben sind – sowohl auf der Erde als auch extraterrestrisch –, entstehen unterschiedlichste Spektren. Alle diese Spektren zusammen bilden die natürliche Umgebungsstrahlung.

Die natürliche Umgebungsstrahlung ist von der Tages- und Jahreszeit, vom Wetter, vom Ort, ja sogar vom Stand der Gestirne und von der Sonnenaktivität abhängig. Es sind Milliarden verschiedenster Frequenzen, die geordnet und doch positiv variierend für biologische Systeme auf unseren Organismus treffen. Unser Organismus versteht diese natürliche und abwechslungsreiche Sprache, da sie seit Anbeginn vorhanden ist und er sich daran angepasst hat.

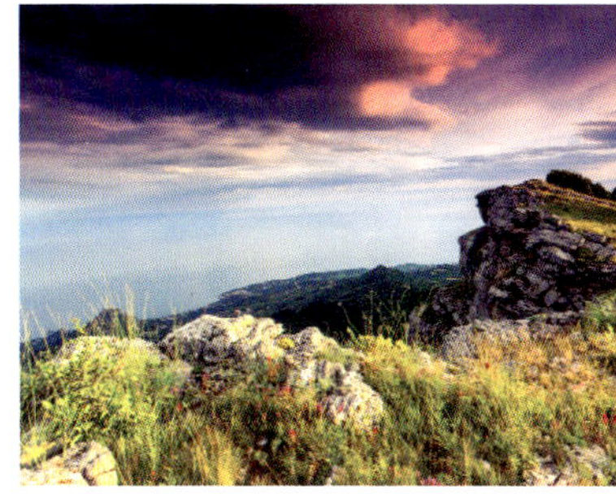

Abb. 2.5:
Lebewesen verstehen die natürliche und abwechslungsreiche Sprache der natürlichen Umgebungsstrahlung, da sie seit Anbeginn vorhanden ist und sich die Organismen daran angepasst haben.

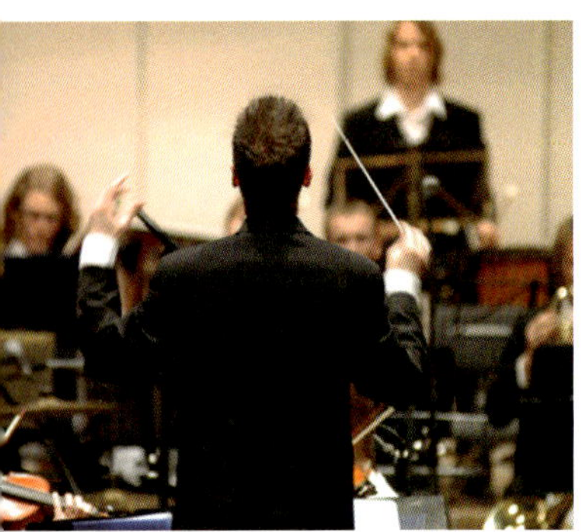

Abb. 2.6:
Eine Einzelfrequenz lässt sich mit einem nervtötenden Dauerton vergleichen.
Natürliche Umgebungsstrahlung wäre dann mehrstimmige Musik eines Orchesters.

Melodie oder stressiger Dauerton

Der Vergleich eines Spektrums mit einer Einzelfrequenz lässt sich am besten mit Musik veranschaulichen: Ein Orchester spielt eine Melodie (großes natürliches Frequenzspektrum) im Gegensatz zu einem Dauerton (künstliche Einzelfrequenz). Dieser Dauerton ist sehr schnell „nervtötend". Ist er sehr viel lauter als die angenehme Melodie, entsteht Stress. Der sehr laute Dauerton entspricht dem Elektrosmog, die angenehme Melodie der natürlichen Umgebungsstrahlung.

Natürliche Sensibilität für Umgebungsstrahlung

Da unser Organismus auf die externe Zufuhr schwacher natürlicher elektromagnetischer Umgebungsstrahlung angewiesen ist, besteht eine natürliche Sensibilität für diese Art der Strahlung. Gerade diese Sensibilität für schwache elektromagnetische Strahlung wurde bisher in vielen älteren Untersuchungen jedoch völlig vernachlässigt.

Die einzigen Wirkungen auf biologische Systeme, die elektromagnetischer Strahlung vonseiten der Behörden zugestanden wird, sind zum einen die Ionisation (beispielsweise durch UV- oder Röntgenstrahlung) und zum anderen die Erwärmung des Gewebes (thermischer Effekt). In unmittelbarer Umgebung sehr stark strahlender Geräte oder Antennen tritt dieser thermische Effekt auf und kann zu unheilbaren Schäden führen. Wenig beachtet, aber nicht minder gefährlich sind jedoch alle athermischen (nicht-thermischen) Effekte, von denen dieses Buch letztendlich handelt.

Daraus leitet sich eine weitere Definition für Elektrosmog ab: künstlich erzeugte elektromagnetische Signale oder Felder einer oder weniger fester Frequenzen mit relativ hoher Intensität, die täglich über einen längeren Zeitraum auf biologische Systeme einwirken.

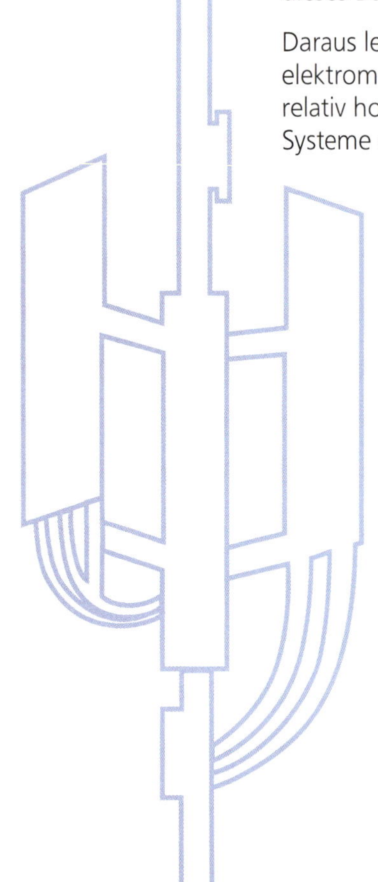

2.2 Künstliche Strahlungsquellen

Tag für Tag benutzen wir eine Vielzahl von technischen Anwendungen, die alle auf unsichtbaren elektromagnetischen Feldern beruhen. Den größten Anteil, der gleichzeitig auch sicherlich das größte Gefährdungspotenzial darstellt, bilden die Mobilfunkanlagen. Es gibt kaum noch Orte in Deutschland oder Europa, in denen nicht mobil telefoniert werden kann. Das bedeutet, dass die Ausbreitung elektromagnetischer Felder mittlerweile nahezu flächendeckend ist.

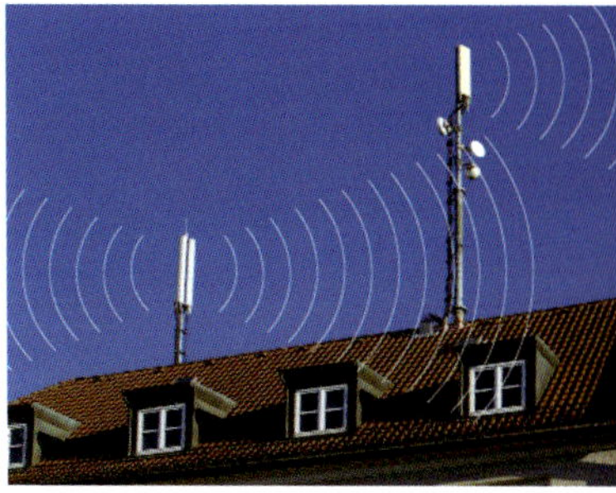

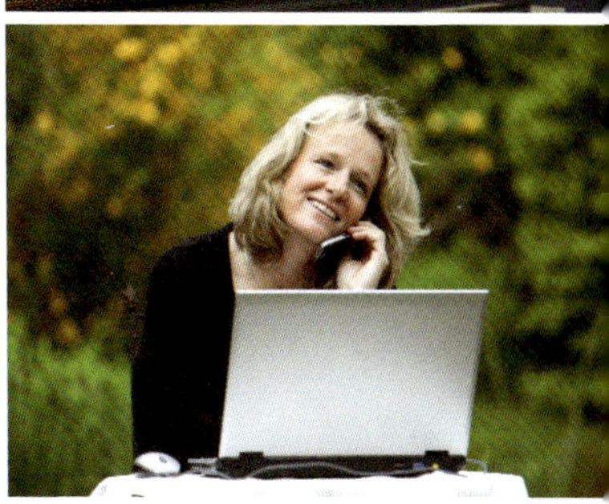

Abb. 2.7:
Damit möglichst überall drahtlos telefoniert werden kann, müssen flächendeckend Mobilfunkanlagen installiert sein. Das heißt, dass mittlerweile nur sehr wenige Orte existieren, die frei von elektromagnetischen Feldern sind.

Aus einer Pressemitteilung (BITKOM, 2018)

135 Millionen Mobilfunkanschlüsse in Deutschland

Mehr als 90 Prozent aller Deutschen über 14 Jahre haben ein (oder mehrere) Mobiltelefon(e). Insgesamt gibt es 135 Millionen Mobilfunkanschlüsse. Viele Erwerbstätige verwenden neben ihrem privaten Smartphone ein weiteres für ihre beruflichen Tätigkeiten.

Im Jahre 2018 nutzten laut einer Umfrage 54 Millionen der Deutschen im Alter von 14 Jahren und darüber ein Smartphone. Das sind 81%. In der Altersgruppe über 65 Jahre liegt der Anteil von Smartphone-Nutzern 2018 bei 41%. In den unterschiedlichsten Altersgruppen gibt es einen steigenden Trend von Smartphone-Nutzern.

Neben den allgemein bekannten Mobilfunkstandards wie GPRS, UMTS und LTE, die für einen großen Wirkungskreis konzipiert wurden, gibt es eine weitere Technologie namens WiMAX, die für breitbandige regionale Funknetze ausgelegt ist. WiMAX erreicht Datenübertragungsraten von rund 100 MBit/s und steht damit in Konkurrenz zu den drahtgebundenen DSL-Angeboten der großen Netzbetreiber. Die Reichweite von WiMAX beträgt allerdings nur rund 50 Kilometer.

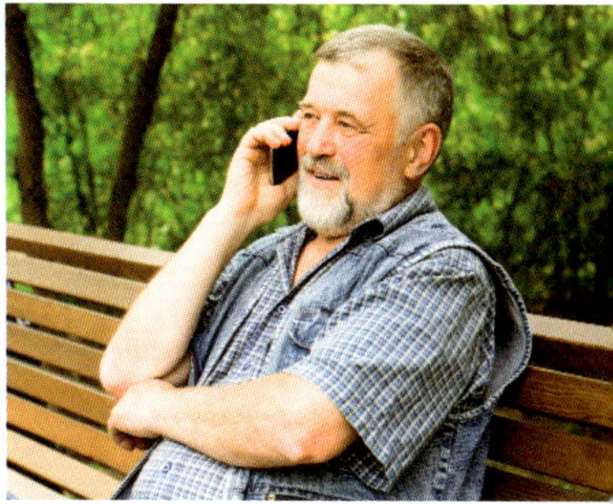

Abb. 2.8:
Nicht nur die Jugend fliegt auf Handys. In Deutschland nutzen inzwischen über zwei Drittel aller Personen ab 65 Jahren ein Mobiltelefon.

Definition „Übertragungsrate"

Die Übertragungsrate bezeichnet die Menge an Informationen, die über ein Medium pro Zeiteinheit übertragen werden kann. Das Medium kann ein Kupferkabel, eine Glasfaser oder auch ein leerer Raum sein. Im Kupferkabel geschieht die Übertragung durch elektrische Impulse, in der Glasfaser durch Laserlicht und im leeren Raum durch elektromagnetische Felder und Strahlung. Die Grundeinheit ist Bit pro Sekunde (Bit/s). Ein Bit ist die kleinste Informationseinheit. Damit lässt sich genau ein Zustand übertragen: 0 oder 1. Das kann zum Beispiel bedeuten, dass ein Lichtschalter sich im Zustand Aus (0) oder Ein (1) befindet. Je mehr Informationen übertragen werden, umso höher ist die Übertragungsrate. Der Prozessor eines modernen PCs kann mehrere GBit/s (Gigabit/s, entspricht 1.000.000.000 Bit/s) verarbeiten. Die höchsten Übertragungsraten im Mobilfunk liegen heute bei etwa 100 MBit/s (Megabit/s, entspricht 100.000.000 Bit/s).

Definition „Bandbreite"

Die Übertragungsrate wird auch manchmal Bandbreite genannt. Dies ist nicht ganz korrekt, obwohl in der Datentechnik zwischen Bandbreite und maximaler Datenübertragungsrate ein fester Zusammenhang besteht. Die Bandbreite eines Systems wird als die Breite des Frequenzintervalls definiert, in dem Frequenzanteile eines Signals vom System durchgelassen werden. Die Bandbreite ist durch eine untere und eine obere Grenzfrequenz charakterisiert.

In diesem Buch wird das Wort „Bandbreite" nur in der hier gegebenen Definition verwendet.

Für noch kleinere Entfernungen und den häuslichen Bereich oder für die Anwendung im Auto sind DECT, WLAN und Bluetooth ausgelegt. Deren Reichweite beträgt maximal einige Meter bis wenige hundert Meter, je nach Sichtkontakt oder vorhandenem Mauerwerk.

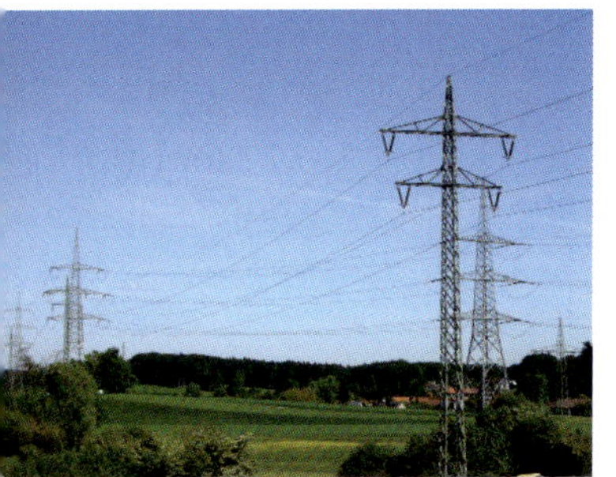

Ab. 2.9: Auch Hochspannungsleitungen, Radaranlagen, Satelliten und Fernsehsender tragen zum Elektrosmog bei.

Weitere Strahlungsquellen

Weitere Strahlungsquellen für Elektrosmog sind Hochspannungsleitungen, Radio- und Fernsehsender sowie Radaranlagen und Satelliten. Auch hier ist die Verfügbarkeit flächendeckend: Strom gelangt über die Hochspannungsleitungen in jeden Haushalt, ebenso wie Radio und Fernsehprogramme über Kabel oder Antenne. Satelliten senden neben TV-Signalen auch GPS-Daten (GPS = Globales Positionssystem), die beispielsweise für das Navigationssystem im Fahrzeug oder für Outdoor-Navigationssysteme verwendet werden. Dazu müssen die Signale von drei bis fünf Satelliten gleichzeitig empfangen werden. Starke Radarsignale werden insbesondere im Bereich der Flugsicherung oder Schifffahrt eingesetzt.

Die wichtigsten Strahlungsquellen im Überblick

Die folgende Tabelle gibt einen Überblick über die Daten der wichtigsten Funkstandards im Vergleich mit anderen Strahlungsquellen und der Strahlung eines Mikrowellenherds (siehe Tab. 2.1).

Standard	Frequenzen	Reichweite	Leistung
Mobilfunk			
GSM / GPRS / EDGE	900 / 1.800 MHz	35 km	50 W
UMTS	800 / 2.000 MHz	8 km	100 W
LTE	800 / 2.600 MHz	8 km	50–100 W
Weitere Funkstandards			
NFC	13,56 MHz	5 cm	< 0,3 W
Bluetooth	2,440 MHz	100 m	0,1 W
DECT	1.880–1.900 MHz	300 m	0,250 W
Wi-Fi	2.400 / 5.400 MHz	300 m	1 W
WiMAX	2.000 – 66.000 MHz	50 km	40W
Weitere Sender			
Mikrowellenherd	2.450 MHz	0,5 m	bis 1.600 W
UKW-Sender	87–108 MHz	500 km	100.000 W
TV-Sender	41 – 862 MHz	50 km	300.000 W
Flughafen- / Wetter-Radar	960 – 9.500 MHz	100 km	500.000 W

Tab. 2.1: Frequenzen, Reichweiten und Leistungen gängiger Funkstandards und Sender für Europa; 1.000 MHz entsprechen 1 GHz (Gigahertz).

Eine noch ausführlichere Übersicht befindet sich zum Beispiel unter http://www.elektrosmog.de/Frequenzplan.htm.

Strahlenbelastung und Gefahrenpotenzial

Die Tabelle zeigt, dass viele Frequenzen im Bereich von Mikrowellen liegen. Besonders gefährlich sind dabei Radarstrahlungen, da diese über sehr hohe Sendeleistungen von bis zu 500.000 Watt und Reichweiten bis zu 500 Kilometern verfügen. Zum Vergleich: In einem Mikrowellengerät mit 1.000 Watt wird ein Hähnchen mit einem Gewicht von einem Kilogramm in nur 30 Minuten fertig gegart. Es ist somit nicht verwunderlich, wenn in der Öffentlichkeit immer wieder über Fälle von ungewöhnlich hohen Krebserkrankungsraten bei Soldaten berichtet wird, die über längere Zeit im Umfeld von Radaranlagen stationiert waren. Diese Krankheitsfälle sind anerkannt, werden aber generell der Röntgenstrahlung zugeschrieben, die (bei den älteren Radaranlagen-Typen) gleichzeitig in hohem Maße abgestrahlt wurde. Über die nur von den Mikrowellen erzeugten Strahlungsschäden gibt es keine Informationen.

Da es zwei mögliche Ursachen gab, war es natürlich schwierig festzustellen, welche welchen Anteil hatte. Die Behörden können sich jetzt hinter der Wirkung der Röntgenstrahlung verstecken und müssen sich nicht mit den Mikrowellen beschäftigen.

Die anderen in der Tabelle aufgelisteten Signalquellen sind zwar deutlich schwächer, aber dafür allgegenwärtig. Somit nimmt die Strahlenbelastung mit der Zeit in der Summe laufend zu. Das Gefährdungspotenzial ist ähnlich zu sehen wie bei Personen, die einer Röntgen- oder Gammastrahlung ausgesetzt sein können, zum Beispiel Mitarbeiter in Kernkraftwerken oder bei Militärs in der Nähe von Atomsprengköpfen. Diese Mitarbeiter tragen Dosimeter am Körper. Dosimeter sind Messgeräte zur Messung der Strahlendosis, also der Dosis pro Zeiteinheit. Werden bestimmte Grenzwerte überschritten, dürfen diese Personen über einen Zeitabschnitt keiner weiteren Strahlung mehr ausgesetzt werden, da es sonst zu gesundheitlichen Schäden kommen kann.

Strahlungsleistung und Dauer

Bei der Betrachtung der Gefährlichkeit einer Strahlung ist somit nicht nur die kurzfristige Wirkung bei hoher Strahlungsleistung von Bedeutung, sondern auch die Dauer der Belastung, die auch bei geringer Strahlungsleistung ein Risikofaktor ist.

Leistungsflussdichte

Ein weiterer Aspekt ist die Leistungsflussdichte. Diese berechnet sich bei einem punktförmigen Sender nach der Formel:

$$\text{Strahlungsleistung am Sendeort geteilt durch } 4\pi r^2$$

($4\pi r^2$ ist die Formel für die Kugeloberfläche, wobei „r" der Abstand der Strahlungsquelle zum Empfangsort ist).

Das bedeutet zunächst einmal, dass bei einem punktförmigen Sender die Strahlungsbelastung mit dem Abstand zum Empfänger sogar quadratisch abnimmt. Dabei verteilt sich die Sendeleistung gleichmäßig in alle Himmelsrichtungen.

Anders ist es bei Mobilfunksendern. Diese haben eine keulenförmige Abstrahlung, wobei es zusätzlich noch Überlappungen der einzelnen Funkzellen gibt (siehe Abb. 2.10). Dadurch ist die Leistungsflussdichte in einem bestrahlten Segment viel höher als bei einem vergleichbaren TV-Sender.

Abb. 2.10: Abstrahlung einer Mobilfunkantenne mit drei Sektoren.
Die Draufsicht zeigt, dass mit den Sektoren drei Richtungen in der horizontalen Ebene bevorzugt bestrahlt werden. Die Seitenansicht zeigt, dass in der vertikalen Ebene die Intensität konzentriert in eine Richtung abgestrahlt wird, die leicht zur Erdoberfläche geneigt ist (die Hauptkeule). Zusätzlich zur Hauptkeule gibt es mehrere Nebenkeulen mit hoher Intensität.

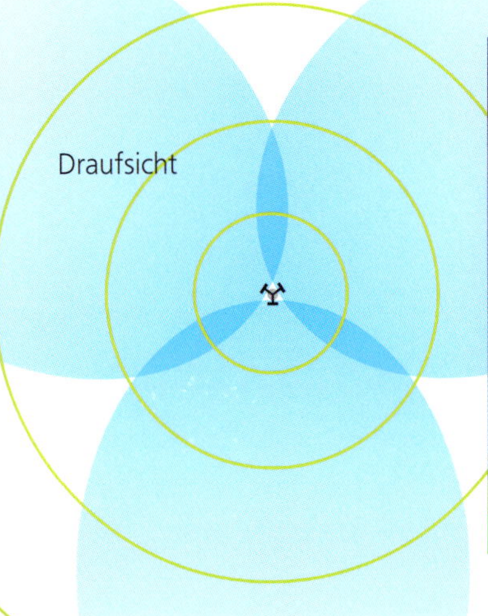

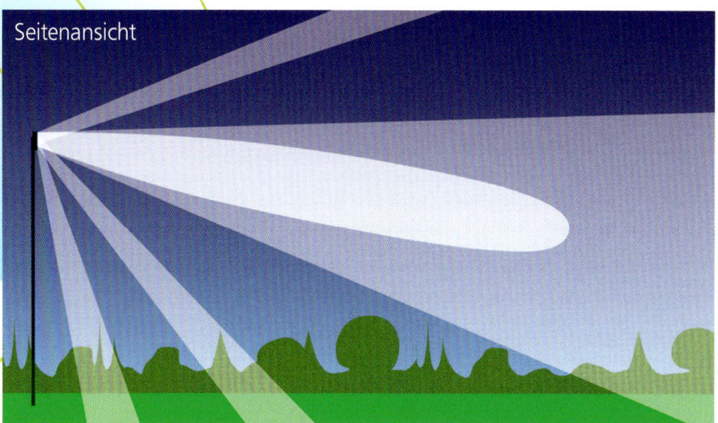

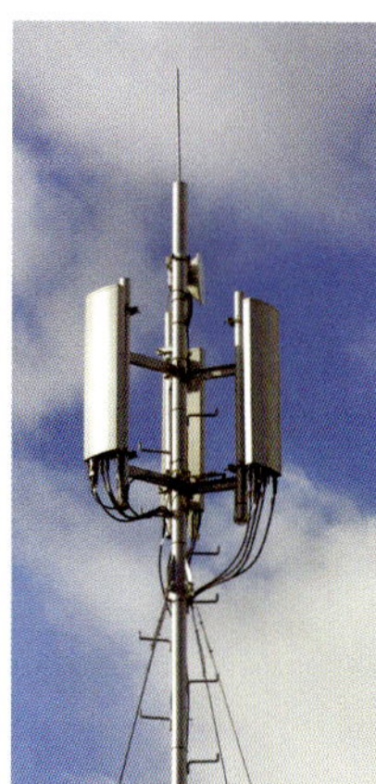

Allgemein kann also gesagt werden, dass die Strahlungen von Mobilfunksendern konzentrierter sind als die von Radio- oder Fernsehsendern: Im Vergleich lassen sich die Strahlungen von Mobilfunksendern gegenüber denen von Radio- und TV-Sendern wie die Strahlungen eines Lasers gegenüber denen einer Taschenlampe einstufen.

Die Leistungsflussdichte von örtlichen Mobilfunksendern kann die von Radio- und TV-Sendern um ein Vielfaches übertreffen. Im Nahbereich von Mobilfunkstationen (weniger als 100 Meter Entfernung) ist die Leistungsflussdichte oft 100- bis 1.000-fach höher als von Radio- und Fernsehsendern. Damit kann ein wesentlich schwächerer Mobilfunksender dennoch eine höhere Belastung bewirken als ein stärkerer TV-Sender.

Details zu den wichtigsten Mobilfunkstandards

GSM/HSCSD/GPRS/EDGE

GSM (englisch „Global System for Mobile Communication", deutsch „Globales System für mobile Kommunikation") ist ein digitaler Mobilfunknetz-Standard, der für Telefonie und Datenübertragung sowie Kurzmitteilungen (Short Message Services, SMS) eingesetzt wird. GSM ist der weltweit am weitesten verbreitete Mobilfunkstandard und wird oft auch als „2G"bezeichnet: als zweite Generation (siehe auch Tab. 2.3), die nach der ersten Generation der analogen Systeme folgte.

Da sich die verwendeten Frequenzen zum Beispiel in Europa und USA unterscheiden, gibt es sogenannte Quadband-Handys, die auf beiden Kontinenten funktionieren. Leistungsmerkmale und das Protokoll orientieren sich am ISDN-Telefonstandard (ISDN: Integriertes Sprach- und Datennetz), wie er zum Beispiel von der Deutschen Telekom angeboten wird. Damit sind unter anderem die Anzeige von Rufnummern, Anrufweiterschaltung, Anklopfen oder auch eine Konferenzschaltung mit bis zu sechs Teilnehmern möglich. In Deutschland ist GSM die technische Grundlage der D- und E-Netze.

Um die geringe Übertragungsrate von GSM zu verbessern (9,6 kBit/s, entspricht 9.600 Bit pro Sekunde) und mobile Dienste auch für Datenübertragung besser nutzbar zu machen, wurden neue Standards wie **HSCSD** (englisch „High Speed Circuit Switched Data", deutsch „Hochgeschwindigkeitsdatenvermittlung") und **GPRS** (englisch „General Packet Radio Service", deutsch „Allgemeiner paketorientierter Funkdienst") geschaffen. Diese Standards ermöglichen eine schnellere Übertragung der Daten (bis 171,2 kBit/s) und werden daher auch 2,5G (Generation) genannt.

Im Gegensatz zu GSM, bei dem der Teilnehmer üblicherweise für die Zeitdauer einer Verbindung bezahlt, wird bei GPRS die Abrechnung anhand der übertragenen Datenmenge durchgeführt. Zunehmend setzen sich aber die sogenannten „Flatrates" (Pauschaltarife) durch, bei denen in einem festen Pauschalbetrag alle anfallenden Gespräche und Datenverbindungen enthalten sind.

Fortsetzung nächste Seite

Fortsetzung: Details zu den wichtigsten Mobilfunkstandards

EDGE (englisch „Enhanced Data Rates for GSM Evolution", deutsch „verbesserte Datenübertragungsrate für GSM-Netze") stellt eine Weiterentwicklung der GSM-Technik dar, die durch ein zusätzliches Modulationsverfahren eine Erhöhung der Datenübertragungsraten in GSM-Netzen ermöglicht. Sie beträgt maximal 384 kBit/s. Der Datendienst GPRS wird mit EDGE zu E-GPRS erweitert und HSCSD zu ECSD.

UMTS/HSPA

UMTS (englisch „Universal Mobile Telecommunication System", deutsch „Universelles mobiles Telekommunikationssystem") ist ein Mobilfunkstandard der dritten Generation (3G) mit einer deutlich höheren Übertragungsrate als GSM. Bei UMTS liegt die Datenübertragungsrate bei 42 MBit/s mit HSPA+ (englisch „High-Speed Packet Access", einer Erweiterung des UMTS-Standards), sonst bei maximal 2 MBit/s.

UMTS ermöglicht es, eine Vielzahl multimedialer Dienste anzubieten. Dazu gehören Audio (Sprache und Musik) sowie Videotelefonie mit bewegten Bildern, Nachrichtendienste wie Mail und Chat, schnelle Internetzugänge, Informationsdienste, öffentliche Dienste, standortbezogene Dienste wie persönliche Navigation und Fahrerunterstützung, Geschäftsdienste wie Prozessmanagement, Bankgeschäfte, E-Commerce, Überwachung und Beratungsdienste.

Im Oktober 2008 gab es 230 3G-Netze in 100 Ländern mit über 400 Millionen Teilnehmern, 300 Millionen nutzen UMTS, und von diesen verwenden 60 Millionen HSPA. HSPA und HSPA+ setzen ohne erweiterte Technologien auf UMTS auf. HSPA+ ermöglicht auch die „Dual Cell"-Technik, das heißt die Verteilung der Daten auf zwei Frequenzblöcke, wodurch die Übertragungsrate auf bis zu 42 MBit/s gesteigert werden kann. Ohne die „Dual Cell"-Erweiterung liegt die Übertragungsrate von HSPA+ bei bis zu 21,6 MBit/s.

LTE

LTE (englisch „Long Term Evolution", deutsch „langfristige Entwicklung") ist ein Mobilfunkstandard der vierten Generation (3,9G-Standard), der mit bis zu 300 MBit/s deutlich höhere Download-Raten als UMTS erreichen kann. Das Grundschema von UMTS wird bei LTE beibehalten. So ist eine rasche und kostengünstige Nachrüstung der Infrastrukturen der UMTS-Technologie auf LTE möglich.

Ähnlich wie bei UMTS mit seinen Protokollerweiterungen wie HSPA+ für höhere Übertragungsgeschwindigkeiten gibt es auch bei LTE eine Protokollerweiterung namens LTE-Advanced. LTE-Advanced ist abwärtskompatibel zu LTE.

Details zu weiteren Funkstandards

WiMAX – DECT – WLAN – Bluetooth

WiMAX (englisch „Worldwide Interoperability for Microwave Access", deutsch „Weltweite Interoperabilität für Mikrowellen Zugang") ist ein drahtloser Netzstandard für regionale Funknetze. Diese Technik wird hauptsächlich für die Hochgeschwindigkeitsübertragung von Daten für Internet- und Telekommunikation genutzt. Damit soll die sogenannte „letzte Meile" überbrückt werden, die in Europa traditionell durch die großen Netzbetreiber mit Telefon- und Internetdiensten (DSL) über Kupferkabel angeboten wird.

WiMAX wurde zunächst als breitbandiges Funkübertragungssystem für stationäre Verbindungen entwickelt, mittlerweile bietet es aber auch einen Standard für mobile Anwendungen. Die Übertragungsrate beträgt bei WiMAX bis zu 108 MBit/s und liegt damit sogar noch weit über der von UMTS.

Ziel von WiMAX ist es, eine Hochgeschwindigkeitsinternetverbindung über ein abgedecktes Gebiet von mehreren Kilometern zu liefern. Theoretisch gesehen kann WiMAX Übertragungsraten von 70 Mbit/s mit einer Reichweite von 50 Kilometern erreichen. In der Realität ermöglicht WiMAX nur das Überwinden kleiner Hindernisse, wie zum Beispiel Bäume oder ein Haus, es kann keine Hügel oder Gebäude überqueren. Die reelle Übertragungsrate bei Hindernissen kann 20 Mbit/s nicht überschreiten.

Derzeit ist WiMAX bereits in zahlreichen Ländern wie USA, Japan, Korea (WiBro), Taiwan, Russland, Mexiko und Afrika verfügbar, insgesamt in über 150 Staaten der Erde.

DECT (englisch „Digital Enhanced Cordless Telecommunications", deutsch „Digitale verbesserte schnurlose Telekommunikation") ist ein digitaler Standard für schnurlose Telefone und Mobiltelefone sowie für die kabellose Datenübertragung. DECT ist primär für Telefonie innerhalb von Gebäuden mit Reichweiten von 30 bis 50 Metern ausgelegt. Bei Verwendung von Richtantennen oder sogenannten „Repeatern" (deutsch „Wiederholern": Empfänger und Sender in einem Gerät; der Repeater wird am Rande des möglichen Empfangsbereichs positioniert und verlängert dadurch die Reichweite) kann aber auch eine Strecke von mehreren Kilometern überwunden oder eine Verbindung über mehrere Stockwerke in einem Gebäude erreicht werden. DECT arbeitet mit einer internen Taktfrequenz von 100 Hz und einer Übertragungsrate von 1 MBit/s.

WLAN (englisch „Wireless Local Area Network", deutsch „Drahtloses lokales Netzwerk") ist ein drahtloses lokales Funknetz, das oft auch in Privathaushalten zur Vernetzung von PCs insbesondere im Zusammenhang mit DSL-Anschlüssen eingesetzt wird. Die Übertragungsrate ist abhängig von der Anzahl der angeschlossenen Geräte und beträgt bis zu 200 MBit/s.

Mit WLAN ist meist ein Standard der IEEE-802.11-Familie gemeint. Für diese engere Bedeutung wird in manchen Ländern wie Italien, Spanien, Frankreich, Niederlande, USA, Großbritannien und Kanada weitläufig beziehungsweise auch synonym der Begriff **Wi-Fi** verwendet.

Fortsetzung nächste Seite

Fortsetzung: Details zu weiteren Funkstandards

Bluetooth (deutsch „Blauzahn") ist ein Industriestandard für die drahtlose Funkvernetzung von Geräten über kurze Distanz. Bluetooth bietet eine drahtlose Schnittstelle, über die sowohl mobile Kleingeräte wie Mobiltelefone und PDAs (Taschencomputer /englisch „Personal Digital Assistant", deutsch „Persönlicher digitaler Assistent") als auch PCs und Peripheriegeräte miteinander kommunizieren können. Ein solches Netzwerk wird auch als Wireless Personal Area Network (**WPAN**, nicht zu verwechseln mit WLAN) bezeichnet.
Theoretisch kann mit Bluetooth eine Datenübertragungsrate von 706,25 kBit/s beim Empfang bei gleichzeitigen 57,6 kBit/s beim Senden erreicht werden. Ab der Version 2.0 + EDR können Daten mit EDR (Enhanced Data Rate) maximal etwa dreimal so schnell übertragen werden, also mit rund 2,1 Mbit/s. Bereits ab Version 1.1 kann ein Bluetooth-Gerät gleichzeitig bis zu sieben Verbindungen aufrechterhalten, wobei sich die beteiligten Geräte die verfügbare Übertragungsrate teilen müssen.

Automotivebereich

Für die Anwendung im Straßenverkehr mit den sogenannten Fahrerassistenzsystemen, wie Abstandstempomat oder Abstandswarner, stehen zurzeit vier Bänder zur Verfügung: 24,0 bis 24,25 Gigahertz, 76 bis 77 Gigahertz, 77 bis 81 Gigahertz sowie ein nur für den Nahbereich geeignetes UWB-Band (UWB für englisch „ultra-wideband", deutsch: „Ultrabreitband"; von 21,65 bis 26,65 Gigahertz). Bis auf das 77-bis-81-Gigahertz-Band werden derzeit alle Bänder genutzt, wobei der 76,5-Gigahertz-Bereich dominiert, der explizit dem Fahrzeugradar zugeteilt wurde und weltweit zur Verfügung steht. Für Fahrzeugradar gilt: Die (Puls-)Spitzenleistung in EIRP bezieht sich auf die gebündelte abgestrahlte Leistung.

Hinweis: EIRP ist die Abkürzung für englisch „equivalent isotropically radiated power", deutsch: „äquivalente isotrope Sendeleistung" oder auch „Strahlungsleistung"; sie wird berechnet aus der Ausgangsleistung P des Senders, dem Antennengewinn g der Antenne gegenüber einem Isotropstrahler (Kugelstrahler) und den Verlusten (Dämpfung) d durch Kabel und Steckverbindungen, eventuell auch durch zusätzlich eingebaute Zusatzgeräte.

Aufgrund der hohen Bündelung bei Frequenzen oberhalb von 20 GHz werden Antennengewinne von 30 Dezibel (Faktor 1.000 erreicht), das heißt, die gesamte Energie des Radars wird auf etwa 1 Tausendstel der Kugeloberfläche konzentriert. Damit sind Spitzenleistungen von 55 Dezibel Milliwatt (dBm), das entspricht 320 Watt, möglich. Im Strahlbereich (Zielfeld) entspricht die auftreffende Energie also einem Rundstrahler mit einer Sendeleistung von 320 Watt, obwohl der entsprechende Kugelstrahler nur mit 320 Milliwatt sendet. Die Differenz ergibt sich aus dem Antennengewinn.

Sender im 2,4-Gigahertz-Bereich (WLAN, Bluetooth Wireless Audio) dürfen mit einer maximalen Sendeleistung von 13 Dezibel Milliwatt EIRP (= 20 Milliwatt) arbeiten. Hierbei ist weniger der thermische Effekt, sondern mehr die gepulste Signalübertragung störend. Diese Pulsbelastung tritt auch bei Radar, WLAN, Bluetooth, GSM und Tetra auf.

Weitere Belastungsquellen

Neben Strahlungspulsen gibt es auch noch magnetische Pulse. Diese werden sinnvoll für medizinische Anwendungen wie beispielsweise Magnetfeld-Booster (Booster bezeichnet einen elektrischen Verstärker) verwendet. Leider sind diese aber auch bei Netzteilen, Schaltwandlern (beispielsweise in Laptops) oder anderen Stromschaltern in Elektrolokomotiven, Trambahnen und U-Bahnen zu finden.

Bei E-Loks und Trams gibt es zudem Funken durch den Stromabnehmer. Diese „Blitze" erzeugen ebenfalls ein elektromagnetisches Feld, das allerdings breitbandig strahlt und mit der doppelten (positive und negative Spitze, entspricht zweimal 16,666 Hz) Stromleitungsfrequenz von 33,3 Hertz pulsiert.

2.3 Steigende Belastung der Bevölkerung durch künstliche Umgebungsstrahlung

Seit der Einführung des Mobilfunks ist die Belastung der Bevölkerung durch Elektrosmog kontinuierlich gestiegen. Die Ursachen: der Ausbau der Mobilfunknetze, neue Technologien zur schnelleren Datenübertragung und damit eine steigende Zahl von Anwendungsmöglichkeiten, die immer mehr Anwender für den Mobilfunk gewinnen und die tägliche Nutzungsdauer verlängern. Mit der steigenden Zahl der Anwender und Anwendungen (Internet of Things, IOT) ist auch ein weiterer Ausbau der Mobilfunknetze nötig, da eine Mobilfunkbasisstation immer nur eine begrenzte Anzahl von Verbindungen bewältigen kann.

Der Ausbau der Mobilfunknetze

Die verfügbaren Frequenzen für Funkanwendungen sind eine physikalisch beschränkte Ressource. Daher müssen die vorhandenen Frequenzen effizient genutzt werden.

Welche Frequenzen werden für den Mobilfunk in Europa hauptsächlich verwendet?

- Dem **GSM**-Mobilfunkstandard sind in Deutschland die Frequenzbereiche von 890 bis 915 MHz und von 935 bis 960 MHz (GSM 900) sowie von 1.710 bis 1.785 und von 1.805 bis 1.880 MHz (GSM 1.800) zugeordnet.
- Die **UMTS**-Netze nutzen die Frequenzen von 1.920 bis 1.980 MHz sowie von 2.110 bis 2.170 MHz.
- Für die **LTE**-Mobilfunknetze wurden von der Bundesnetzagentur Frequenzen in den Bereichen 800 MHz, 1,8 GHz, 2 GHz und 2,6 GHz vergeben.
- Die neue Generation **5G** soll anfänglich mit ca. 700 MHz, 1400 MHz, 2600 MHz und 3500 MHz arbeiten. Danach soll der Frequenzbereich schrittweise erst bis 6 GHz und letztendlich bis etwa 100 GHz erhöht werden.
- **Digitale Bündelfunksysteme** für die professionelle Nutzung (zum Beispiel für die Polizei) belegen die Frequenzbereiche zwischen 380 und 400 MHz sowie zwischen 410 und 450 MHz.

Jeder Frequenzbereich ist in zwei Frequenzbänder unterteilt. Auf dem unteren Frequenzband erfolgt die Übertragung der Daten vom Handy zum Sender. Dies ist der sogenannte Uplink. Auf dem oberen Frequenzband werden die Daten vom Sender zum Mobiltelefon übertragen. Dabei handelt es sich um den Downlink.

Freie Frequenzen

Weltweit sind bestimmte Frequenzbereiche freigegeben, für die keine staatlichen Lizenzen vergeben werden müssen (siehe Tab. 2.2). Diese werden ISM-Bänder (ISM für „Industrial, Scientific and Medical") genannt.

Tab. 2.2: Die ISM Frequenzbänder.

Von	Bis	Typ	Von	Bis	Typ
6,765 MHz	6,795 MHz	A	2,400 GHz	2,500 GHz	B
13,553 MHz	13,567 MHz	B	5,725 GHz	5,875 GHz	B
26,957 MHz	27,283 MHz	B	24 GHz	24,25 GHz	B
40,66 MHz	40,70 MHz	B	61 GHz	61,5 GHz	A
433,05 MHz	434,79 MHz	A	122 GHz	123 GHz	A
902 MHz	928 MHz	B	244 GHz	246 GHz	A

Das freie Band von 2,4 bis 2,5 GHz wird unter anderem von Bluetooth und Wi-Fi verwendet. Dies ist auch der Grund, weshalb für diese Funkanwendungen Industrielizenzen und keine staatlichen Lizenzen vergeben werden. Der Nachteil von freien Bändern ist aber, dass sich darin noch viele weitere Anwendungen befinden, wie zum Beispiel Mikrowellenherde, drahtlose Computermäuse, Tastaturen, Klingeln, Türöffner, Video-Übertragungskanäle von Sicherungskameras usw.

Die Anwendungen in den mit Typ A gekennzeichneten Bändern bedürfen einer Genehmigung der regionalen Autoritäten. Die Anwendungen in den Bändern des Typ B benötigen keine Genehmigung, müssen jedoch mit gegenseitigen Störungen rechnen.

Steigerung der Zahl der Funkzellen

Der Ausbau der Netze erfolgt durch die Aufteilung einer bestehenden Funkzelle in mehrere kleinere neue Zellen.

Definition: Funkzelle

Eine Funkzelle ist der Bereich, in dem das von einer Sendeeinrichtung eines Mobilfunknetzes gesendete Signal empfangen und fehlerfrei decodiert werden kann. Die Größe einer Funkzelle ist abhängig von meteorologischen und geografischen Gegebenheiten, Aufbauhöhe und Typ der verwendeten Antennen, der Sendeleistung und dem verwendeten Mobilfunkstandard. Benachbarte Funkzellen, gleich welchen Standards, überlappen sich normalerweise.

Höhere Auslastung durch neue Standards
Eine höhere Nutzung der Frequenzressourcen wurde durch die Steigerung der Datenübertragungskapazität erreicht. Mit UMTS wuchs die Kapazität einer Mobilfunkzelle durch das besonders effiziente Übertragungsverfahren um 30 bis 60 Prozent. Mit LTE wird die Ausnutzung der Frequenzen noch weiter gesteigert, vor allem durch eine stärkere Aufteilung der Zellen.

Geplant: mehr WLAN-Hotspots
Eine weitere Steigerung der Strahlenbelastung ist durch die 2,5 Millionen WLAN-Hotspots zu erwarten, die die Telekom bis zum Jahr 2016 realisieren will. Ein Hotspot ist eine öffentliche drahtlose Kontaktstelle für Internetzugang. Das Konzept der Telekom sieht vor, private Anschlüsse für die Einrichtung öffentlicher Netze zu nutzen und damit ein flächendeckendes WLAN-Netz zu schaffen. Ein entsprechender DSL-Router (DSL, englisch „Digital Subscriber Line", deutsch „Digitaler Teilnehmeranschluss") soll den Festnetzanschluss der Kunden zum öffentlichen Zugangspunkt machen, indem er ein privates, verschlüsseltes Funknetz und ein öffentlich zugängliches Funknetz bereitstellt. Es ist zu erwarten, dass die Abstrahlung diese Router stärker sein wird, da sie auch nach außen strahlen müssen und dabei eine bestimmte Reichweite abdecken sollen.

Zum Dauerbetrieb verpflichtet?

Da die geplanten WLAN-Hotspots sicherlich 24 Stunden täglich ein Netz bereitstellen sollen, stellt sich die Frage, ob es den Kunden erlaubt sein wird, den Router nach Belieben auszuschalten. Falls nein, haben die Kunden keine Möglichkeit, strahlungsfrei zu schlafen.

Fakt ist:
Die Strahlenbelastung durch Funknetze ist in den vergangenen Jahren enorm gestiegen, und das im Freien ebenso wie innerhalb der Gebäude. Mit diesem Anstieg hat auch die Belastung der Bevölkerung proportional zugenommen. Die riesigen Datenmengen, die mittlerweile per Funk transportiert und mit der mobilen Informationstechnik empfangen werden, haben dazu geführt, **dass sich die Zahl der Funkmasten unaufhörlich vermehrt hat und die Belastung der Bevölkerung stark angestiegen ist**.

Die Belastung wird sich in Zukunft noch weiter extrem erhöhen da neben den bedienergeführten Geräten wie Telefon, Tablet-PC, Laptop etc. auch autonome Geräte eigenständig über WLAN und Internet kommunizieren. Diese werden unter dem Begriff „Internet der Dinge" („Internet of Things", IOT) zusammengefasst.

Ein weiterer Grund für die zunehmende Belastung liegt in der nächsten Mobilfunkgeneration – 5G –, die die bisher vorhandenen Mobilfunknetze stark erweitert und im Vergleich mit wesentlich höheren Frequenzen betrieben wird.

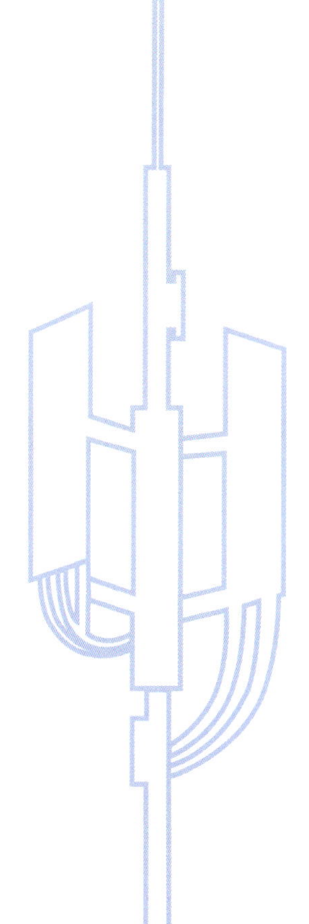

2.4 Die 5G-Mobilfunktechnologie

5G steht für die fünfte Generation der Mobilfunktechnologie. Sie ist in der Reihe der existierenden Mobilfunktechnologien 4G (LTE/WiMax), 3G (UMTS) und 2G (GSM) die aktuelle Entwicklung.

Wie auch bei den vorhergehenden Generationen werden für 5G mehrere Standards entwickelt, die künftig zum Tragen kommen sollen. Der derzeit bekannteste Standard ist ITU IMT 2020.

ITU IMT 2020

ITU steht für die „Internationale Telekommunikation Union", eine Agentur der Vereinten Nationen, die die Verwendung der elektromagnetischen Frequenzen für Telekommunikation international regelt. IMT 2020 ist ein Forschungsprogramm, das bereits im Jahr 2012 mit der Zielsetzung gestartet wurde, bis zum Jahre 2020 die technischen Daten einer neuen Mobilfunkgeneration zu definieren und zu realisieren.

Zielsetzungen der 5G-Technologie

Schneller, zuverlässiger, vielseitiger: Mit der fünften Generation der Mobilfunktechnologie sind große Erwartungen verbunden. Einige Beispiele, wie die „digitale Zukunftsmusik" klingen wird, sind:

Ultraschnelle Datenübertragungsraten bis zu 20 Gbit/s
Datenübertragungsraten dieser Größenordnung bedeuten für Einzelpersonen eine schier unbegrenzte Möglichkeit zum Datenaustausch. Im Internet zu surfen ist damit 100-mal schneller als bisher möglich. Komplette Kinofilme werden in einer Sekunde heruntergeladen, ebenso Tausende von Fotos oder Dokumenten. Die Kehrseite der Medaille: Auch Firmen, Institutionen und Hacker (!) können in kürzester Zeit riesige Datenbestände austauschen oder sich zu eigen machen.

Dichte der Mobilfunkgeräte: mindestens 1.000.000/km^2
Damit bei großen Menschenansammlungen, wie zum Beispiel bei Veranstaltungen oder in Stadtzentren, alle Smartphones gleichzeitig funktionieren, soll die Technologie in der Lage sein, mindestens eine Million Mobilfunkgeräte pro Quadratkilometer (also mindestens eine Person pro Quadratmeter) zu bedienen.

Reduktion der Latenzzeit auf weniger als eine Millisekunde
Die Latenzzeit ist die Zeit, die ein System zum Reagieren braucht. Anders ausgedrückt: Es ist die Zeit zwischen dem Moment, in dem das System einen Input empfängt, und dem Augenblick, in dem es die dazugehörende Reaktion aussendet.

Wer online Computerspiele spielt, weiß eine minimale Latenzzeit zu schätzen. Diese Zeit mit der 5G-Technologie zu reduzieren ist jedoch vor allem im Hinblick auf die Kommunikation zwischen unbelebten Systemen („Internet der Dinge"/„Internet of Things") relevant. Sie tauschen dann quasi nahtlos Daten aus und reagieren extrem schnell und äußerst treffsicher. Die Industrie sieht dadurch zum Beispiel Vorteile bei automatischen Produktionsvorgängen und beim selbstfahrenden Auto (autonomes Fahren).

Ausbau der Möglichkeiten für Smart Homes

Heizungssysteme, Fernseher, Kühlschränke, Waschmaschinen, Computer, Smartphones, Sensoren für Fenster und Türen, Rauchmelder, Rasensprenger, Toröffner, Überwachungskameras etc.: Möglichst viele Gegenstände und Geräte im ganzen Haus und Garten werden mit intelligenten Mikrochips ausgestattet, durch die sie ihre analysierten Daten, beziehungsweise Informationen, weitergeben und auch selbst von externen Quellen ansteuerbar sind.

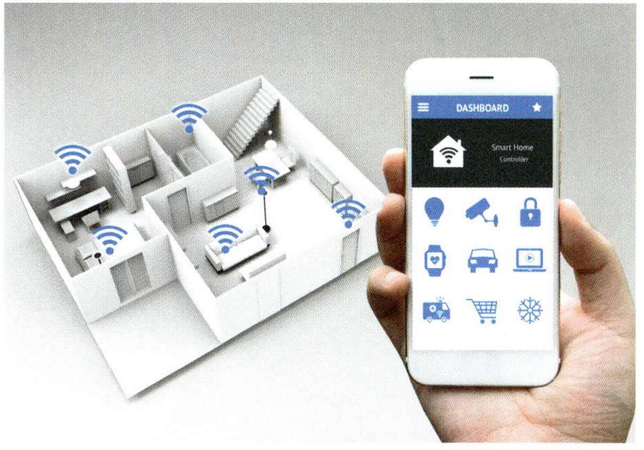

Abb. 2.11:
In einem „Smart Home" gibt es überall strahlende Geräte.

Erleichterung der Stadtverwaltung durch Smart Cities

Hinter „Smart Cities" steckt die Idee, dass Städte sowohl effizienter als auch kostengünstiger verwaltet werden können, wenn möglichst viele Informationen in Echtzeit zur Verfügung stehen. Dazu gehören unter anderem Informationen von Wohnhäusern, wie etwa das externe Ablesen von Elektrizitäts- und Wasserzählern durch den Netzbetreiber.

Ein weiteres Beispiel ist ein Sensor auf Mülltonnen, der ein Signal direkt an die Müllabfuhr sendet, sobald die Tonne voll ist.

Weitere Informationen kommen aus der Umgebung: zum Beispiel von Überwachungskameras im Straßenverkehr oder bei großen Menschenansammlungen. Das Ziel ist, die Sensoren noch „intelligenter" zu machen, um bei Bedarf schnellstmöglich eingreifen zu können. So gibt es beispielsweise Sensoren, die Gewehrschüsse oder Hilfeschreie erkennen und durch entsprechende Signale sofort die Aufmerksamkeit auf den betreffenden Ort lenken, sodass Hilfsmaßnahmen eingeleitet werden können.

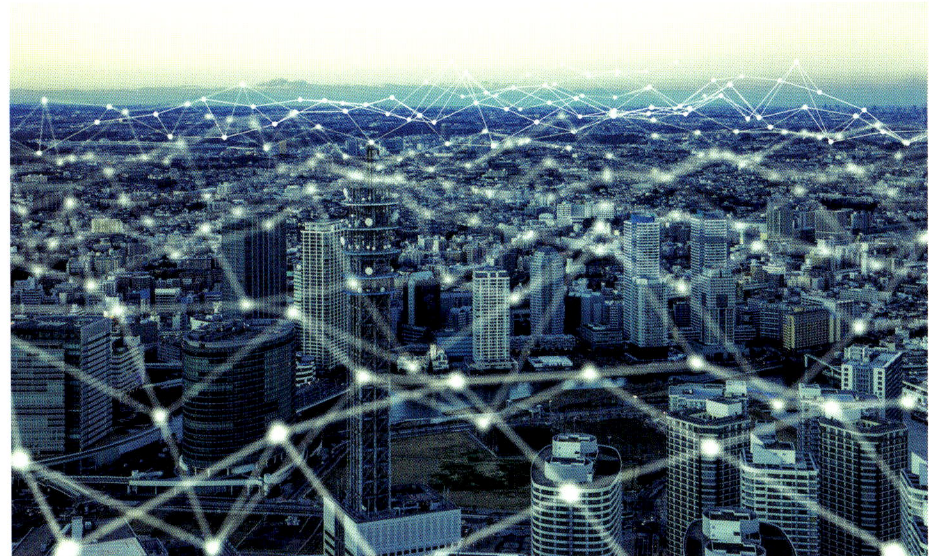

Abb. 2.12:
Smart Cities:
Strom- und Wasserverbrauch, Füllstand der Mülltonnen, Daten von Überwachungskameras, das Verkehrsaufkommen und vieles mehr werden durch Sensoren erfasst, zentral verarbeitet und entsprechend beantwortet.

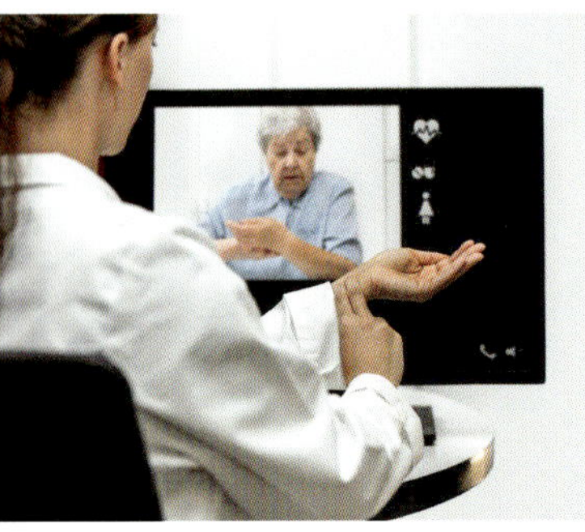

Abb. 2.13:
Mithilfe von Sensoren kann eine Pflegekraft auch aus großer Entfernung erkennen, wenn eine Notsituation eintritt.

Mehr Sicherheit durch Smart Health Care

Senioren möchten heutzutage möglichst lange in ihren eigenen vertrauten vier Wänden leben. Um mit relativ wenig Aufwand ihren Gesundheitszustand und Tagesablauf extern und effektiv zu überwachen, stattet man sowohl sie selbst als auch ihren Wohnbereich mit Sensoren aus. Dadurch ist, auch aus einer großen Entfernung, sofort erkennbar, wenn die Person stürzt oder irgendeine andere Krisensituation eintritt, und verantwortliche Bezugspersonen/Helfer können somit schnell alarmiert werden.

Vereinfachung der Landarbeit durch Smart Farming

Auch den Menschen in der Landwirtschaft wird mit 5G eine große Zukunft prophezeit. Die Zielvorstellung ist, dass sie am Computer sitzen und von Drohnen aus der Luft sowie von weiteren Sensoren im Boden immer über den Zustand der Felder und Pflanzen informiert sind. Zusätzliche Sensoren steuern Landbaumaschinen, die mit Navigationssystemen arbeiten.

Zukunftsvision: Smart Everything

Verkehrsführung, Touristik, Routenempfehlung und Parkplatzsuche, Produktion, Logistik, Transport, Groß- und Detailhandel, Schulungen etc. – die Liste ließe sich schier endlos fortsetzen: In fast jedem Lebensbereich ist es denkbar, Sensoren einzuführen oder verstärkt einzusetzen, um Informationen zu sammeln und weiterzuleiten.

Weltraum 5G

Um wirklich alles mit allem zu vernetzen, beabsichtigen mehrere Unternehmen, die Erde vom Weltraum aus flächendeckend mit Tausenden von Satelliten zu bestrahlen (man spricht von 20.000 Satelliten).

Durch die Realisation dieses Vorhabens wäre die tatsächlich am Boden auftreffende Strahlungsenergie dieser Satelliten zwar geringer als die der Bodenantennen, doch die Satellitenstrahlung erreicht auch alle Gebiete der Erde. Das heißt: Die Erde wird dann quasi von einem 5G-Nebel eingehüllt.

Abb. 2.14:
Wenn das Vorhaben einiger Unternehmen realisiert würde, die Erde vom Weltraum aus mit Tausenden von Satelliten zu bestrahlen, wäre die Welt bald von einem 5G-Nebel eingehüllt.

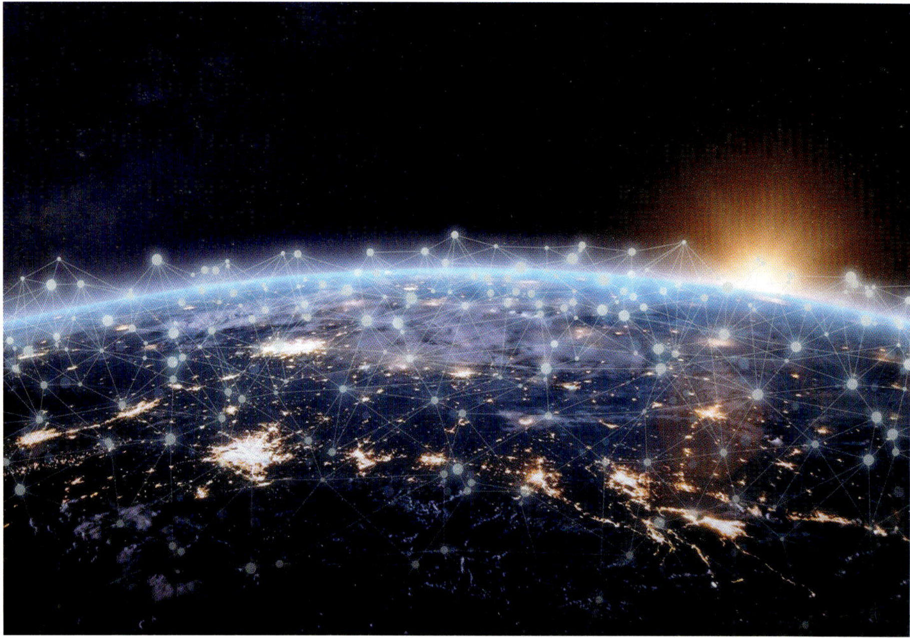

Eigenschaften und Auswirkungen der 5G-Technologie

Um auch nur diese wichtigsten Zielsetzungen zu erreichen, muss die 5G-Mobilfunktechnologie besondere Eigenschaften aufweisen, die unter anderem in der Referenz (IMT Vision 2015) beschrieben sind.

Die Frequenzbereiche
Für hohe Datenübertragungsraten sind hohe Frequenzen erforderlich, das heißt: Für die angestrebte Übertragungsrate von 20 Gbit/s wird eine Trägerwelle mit einer Frequenz von mindestens 20 GHz benötigt. Zurzeit unterscheidet man bei 5G zwei Frequenzbereiche:

1. **Frequenzbereich 1 (FR1)** mit Frequenzen unterhalb 6 GHz: Damit sollen Eigenschaften von 5G realisiert werden, die mit den weiter unten beschriebenen Mehrfachkeulen (MIMO) und der Keulenbildung („Beamforming") zu tun haben. Die Datenübertragungsraten in diesem Frequenzbereich liegen nicht viel höher als bei der 4G-Technologie.

2. **Frequenzbereich 2 (FR2)** mit Frequenzen zwischen 24 und 86 GHz, dem eigentlichen 5G-Bereich. Die Keulenbildung in diesem Frequenzbereich hat eine wesentlich höhere Datenübertragungsrate, wobei die Keulen wesentlich schmaler sind.

Hohe Antennendichte
G5 funktioniert wegen der hohen Frequenz (kleine Wellenlängen) nur über kurze Entfernungen, da diese Signale stark vom Wasserdampf in der Luft, vom Regen oder auch von Bäumen und Hauswänden absorbiert werden. Jede Hausfassade wird einzeln angestrahlt, damit die elektromagnetischen Informationen in Wohnungen eindringen können.

Für eine komplette Abdeckung mit 5G muss das Antennennetz daher wesentlich dichter ausgelegt sein als beim heutigen 4G. Man spricht zurzeit von Abständen im Bereich von 100 Metern. Um von vornherein keine zu großen Abstände entstehen zu lassen, sind die Antennen zusätzlich auch weniger hoch anzubringen als bei der 4G-Technologie. Masten für Verkehrsschilder und Laternenpfähle bieten sich als bevorzugte Standorte an. Der Unterschied ist in den Abbildungen 2.15 und 2.16 dargestellt.

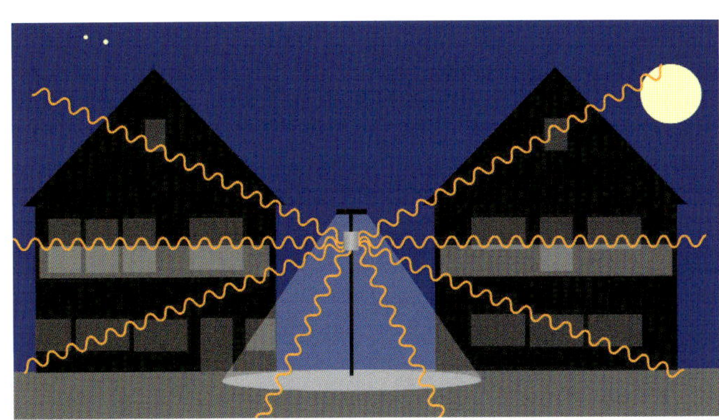

Abb. 2.15: Positionierung der Sendemasten bei 5G

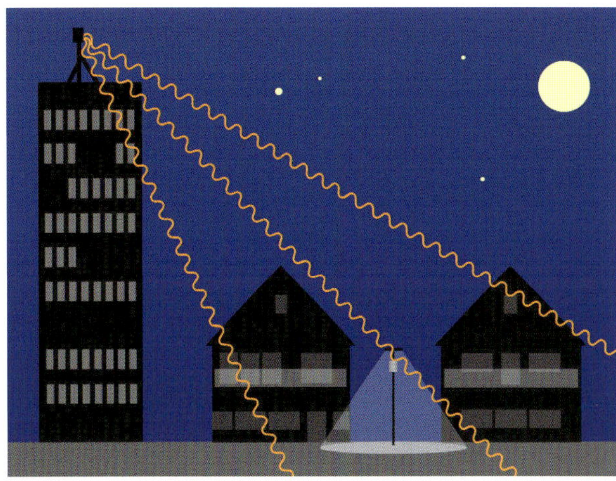

Abb. 2.16: Positionierung der Sendemasten bei 4G

Mehrfachkeulen und „massive-MIMO"

Um die abgestrahlte Leistung möglichst effektiv einsetzen zu können, haben Mobilfunkantennen eine horizontal ausgerichtete, keulenförmige Abstrahlung (siehe auch Kapitel 2.2). Beim Einsatz von 5G wird die dafür erforderliche Technik noch viel weiter als bisher ausgereizt. Es ist geplant, viele Keulen in etwa gleicher Richtung zeigen zu lassen – in einem Beispiel ist von 64 Keulen die Rede –, die alle getrennt für unterschiedliche Datentransfers eingesetzt werden können. Die einzelnen Keulen sind dabei sehr „scharf" und wirken fast wie Laserstrahlen.

Bei Bedarf sind für eine Verbindung auch mehrere Keulen gleichzeitig einsetzbar. Dabei fließen zwischen Sender und Empfänger mehrere Datenströme parallel, wodurch sich die Übermittlung der Datenmenge pro Sekunde entsprechend erhöht. Diese Technik, die auch bei 4G bereits Eingang gefunden hat, nennt sich MIMO („multiple in multiple out"). Da sie bei 5G in viel größerem Umfang eingesetzt wird, spricht man bei der 5G-Technologie von „massive-MIMO".

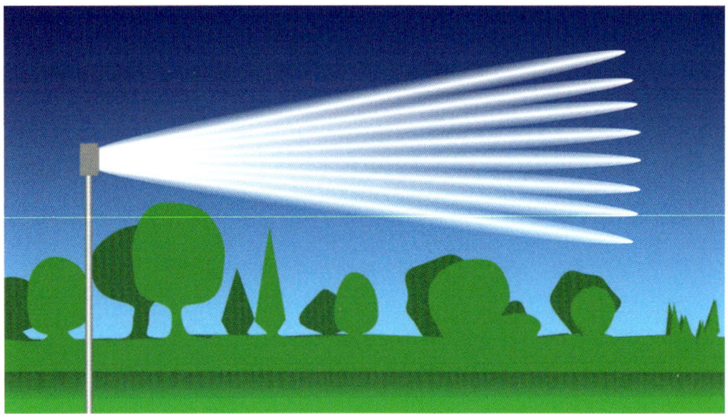

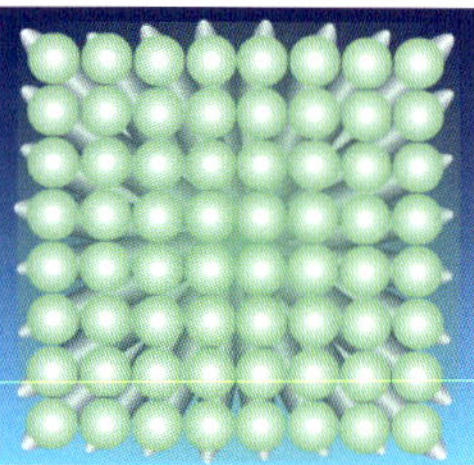

Abb. 2.17: Mehrfachkeulen von der Seite und von vorne gesehen (64 Keulen)

Die Methode des MIMO führt dazu, dass die Datenübertragung extrem fokussierbar ist. Damit kann sich die Strahlenbelastung außerhalb des Datenkanals stark reduzieren, im Datenkanal selbst allerdings sehr stark erhöhen.

Die Effizenzerhöhung der neuen Übertragungsverfahren von 2G zu 3G zu 4G zu 5G und später auch zu 6G (siehe Seite 78) führt auf der einen Seite dazu, dass die Energie pro Datenwort für eine Übertragung sinken kann.

Auf der anderen Seite kommen immer mehr neue datenhungrige Applikationen wie zum Beispiel Streaming-Dienste etc. hinzu, die wiederum dazu führen, dass die Strahlenbelastung in der Nähe eines Datenkanals und im Datenkanal selbst extrem zunimmt.

Die Technik der Keulenbildung

Die Abstrahlkeulen werden mit der sogenannten Phased-Array-Antennen-Technik erzeugt.

Bei einer solchen Phased-Array-Antennen-Anlage besteht die Gesamtantenne aus einer Reihe von fest installierten Einzelantennen (siehe Abb. 2.18). Jede Einzelantenne erhält das gleiche Eingangssignal, mit der Bedingung, dass dieses Signal um eine bestimmte Phase verschoben wird.

Definition:

Der Begriff „Phase" drückt aus, inwieweit zwei oder mehr Wellen im Gleichtakt laufen beziehungsweise zueinander verschoben sind.

Die Phasen bei den Einzelantennen sind verschieden und können so eingestellt werden, dass die Wellenfront insgesamt nicht horizontal nach vorne, sondern in einem bestimmten Winkel abgestrahlt wird (siehe Abb. 2.18). In der Abbildung treten die Signale – von unten nach oben gesehen – mit immer größerer Zeitverzögerung (Phase) aus, wodurch die Wellenfront einen Winkel nach oben zeigt.

Je mehr Einzelantennen vorhanden sind, desto schmäler kann die Keule gestaltet sein, sodass sie mehr und mehr wie ein scharfer Strahl aussieht. Diese Technik ist deshalb auch unter dem Begriff „Beamforming" (Strahlbildung) bekannt.

Keulensteuerung bei 5G
Um die Keulen optimal einsetzen zu können, passen sie ihre Richtung dynamisch an die genaue Position der mit ihnen verbundenen Sender/Empfänger an. Zu diesem Zweck sind die Phasenschieber programmierbar, sodass die Keulen in Millisekunden nachjustierbar sind und Sender/Empfänger auf Schritt und Tritt verfolgen können, selbst wenn sie sich mit 500 km/h bewegen.

Dieses Verfahren heißt „Beamsteering". Unter dem Aspekt einer stabilen Verbindung ist dies einerseits eine interessante technische Entwicklung, andererseits sollte man dies auch sehr kritisch betrachten. Denn Menschen strahlen selbst auch schwache Mikrowellenstrahlung aus. Je empfindlicher diese technischen Systeme werden, desto größer ist das Risiko, dass sie für die Verfolgung von Menschen und sogar für eine absichtliche Dauerbestrahlung von biologischen Systemen einsetzbar sind, selbst wenn Personen keine Mobilfunkgeräte bei sich tragen.

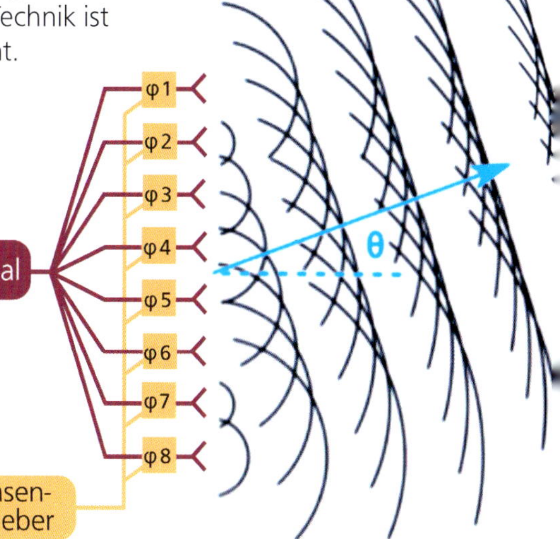

Abb. 2.18:
Phased-Array-Antennen-Anlage

Grenzwerte
Die angestrebten, sehr kleinen Antennendistanzen von etwa 100 Metern haben zur Folge, dass wir uns zwangsweise oft und vermutlich vielfach auch sehr lange ganz in der Nähe einer Abstrahlantenne befinden – in jedem Fall in einer Distanz von weniger als 50 Metern. Sind die Antennen wie geplant auf Laternenpfählen und Verkehrsschildern installiert, befinden wir uns sogar regelmäßig in nur einigen Metern Abstand zu einer Strahlungsquelle.

Die elektrische Feldstärke einer voll funktionierenden 5G-Antenne soll erst in einem Abstand von 25 Metern auf 61 V/m abgesunken sein (Rundbrief 2018). 61 V/m ist der ICNIRP-Grenzwert für die Allgemeinbevölkerung (siehe auch Abb. 2.21.). In einem wie geplant ausgebauten 5G-Netz werden wir also zwangsläufig vielfach mit Strahlungsleistungen oberhalb des ICNIRP-Wertes von 61 V/m (10 W/m^2) konfrontiert. So ist zum Beispiel bei einem Abstand von nur 12,5 Metern die elektrische Feldstärke mindestens 122 V/m (40 W/m^2). In einem Abstand von nur etwa 6 Metern hätten wir es schon mit mindestens 244 V/m (160 W/m^2) zu tun usw. **Durch die extreme Zunahme der Feldstärke weit über die jetzigen ICNIRP-Grenzwerte ist mit weiteren gesundheitlichen Schäden zu rechnen.**

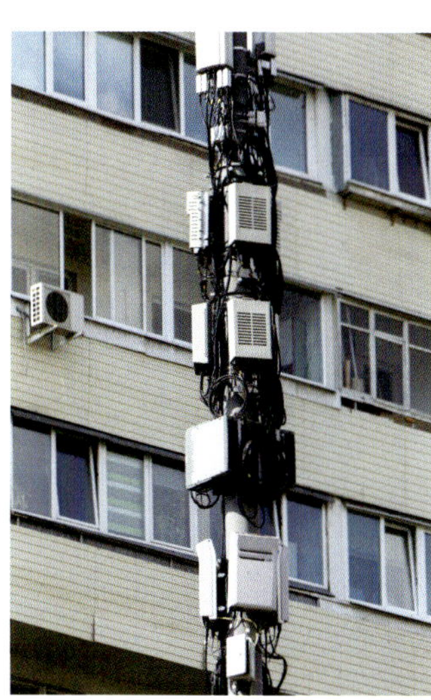

Abb. 2.19:
5G-Antennen in Hausnähe

Auch liegt der ICNIRP-Grenzwert von 61 V/m im Abstand von 25 Metern von der Strahlungsquelle weit über den Werten, die derzeit in vielen anderen Staaten (noch) gültig sind: beispielsweise in Belgien, Polen und in der Schweiz. Dort sind nur 6 V/m und nicht 61 V/m zugelassen. Bereits im Jahr 2014 warnte das Belgische Institut für Post und Telekommunikation (IBPT) jedoch davor, dass bei diesem Grenzwert die bestehenden Netzwerke bald überlastet sein werden.

Aus diesem Grund wirbt das IBPT im Oktober 2018 dafür, den Grenzwert zu erhöhen: erst auf bis zu 14,5 V/m mit der Möglichkeit der weiteren Anhebung auf bis zu 41,5 V/m. In den anderen Staaten sieht es nicht anders aus.

Vermutlich wird der Begriff des Grenzwertes verändert, sodass er sich dann nicht mehr auf den maximal erreichbaren Spitzenwert (in der Keule), sondern auf zeitlich wie räumlich gemittelte Werte bezieht.

Gefahren der 5G-Mobilfunktechnologie

Zweifellos bieten schnelle und sichere Datenverbindungen in vielen Lebensbereichen Vorteile. Ebenso gibt es nützliche und sinnvolle Anwendungsbereiche für eine umfangreiche Bestückung mit Sensoren, die Daten aufnehmen und weiterleiten: etwa in der Landwirtschaft oder bei der „Smart Health Care" zur Überwachung von allein lebenden Senioren mit (auftretenden) gesundheitlichen Beeinträchtigungen.

Doch wie so oft kann das, was zum Vorteil gereicht, auch zum Nachteile eingesetzt werden: Das gilt für die Erfindung des Messers bis hin zur Erfindung der Kernenergie – und auch für das Internet. Wie naiv waren die anfänglichen idealisierten Vorstellungen von einem weltweiten Internet, durch das zum allgemeinen Wohlergehen jeder mit jedem verbunden sein würde.

Heute wissen wir, dass im freien Internet nicht nur wohlmeinende Personen zu allem und jedem Zugang haben, sondern auch Kriminelle, die weltweit agieren. Über diese Gefahr wurde anfangs verhältnismäßig wenig gesprochen. Doch inzwischen hat sich gezeigt, dass der Internetbenutzer zu jedem Zeitpunkt auf der Hut sein und fortwährend seine Sicherheitsmaßnahmen auf dem neuesten Stand halten muss. Ist das Risiko heute schon groß, so werden Hacker bei einer kompletten Vernetzung mittels 5G noch viel mehr Möglichkeiten für ihre Aktivitäten finden als heute.

Was ebenfalls zu bedenken ist: Je weiter die Vernetzung fortschreitet, desto leichter ist es für Behörden und andere Instanzen beziehungsweise Firmen, jeden Bürger auf Schritt und Tritt zu verfolgen. Was für gebrechliche Senioren generell hilfreich und unterstützenswert ist, kann auf der Basis der gleichen Technik leicht zu einem Polizeistaat entarten, in dem jeder Einzelne – bei allem, was er tut oder nicht tut – überwacht wird, ohne dass ein Heer von Spitzeln engagiert werden muss.

In dem Buch von George Orwell „1984" ist beschrieben wie die vollständige Kontrolle der Bevölkerung aussehen könnte. Mit den neuen Technologien sind wir auf dem besten Wege das nicht nur zu erreichen, sondern sogar zu übertreffen. Ein Beispiel dazu ist China, wo es heute schon in einigen Städten eine extreme Überwachung der Bevölkerung mit entsprechenden Konsequenzen für den einzelnen Bürger gibt (Strittmatter 2018). Aber auch in Westeuropa gibt es Bestrebungen bürgerliche Freiheiten weiter zu beschränken.

Neben diesen Bedenken gibt es auch Einwände gegen die eingesetzte Technik selbst. Die 5G-Mobilfunktechnologie erfordert, wie wir gesehen haben, ein sehr dichtes Netz aus Funkantennen, die die Umgebung wie ein Sprühregen vollständig berieseln und zu einer dauerhaften, starken Strahlenbelastung führen. Es gibt dann kaum noch Nischen, in denen strahlensensible Personen ihre Zuflucht finden können. Die unvermeidbare Konsequenz: Die Zahl der Personen, die aufgrund dessen gesundheitliche Probleme haben, vielleicht sogar kein normales Leben mehr führen und ihren Beruf nicht mehr ausüben können, nimmt erheblich zu (siehe Kapitel 6.1). Ebenso werden Pflanzen und Tiere verstärkt in ihrer Entwicklung beeinträchtigt. Das ist noch mehr der Fall, wenn zusätzlich die 5G-Anwendung aus dem Weltall realisiert wird.

Eine weitere Gefahr, die mit der 5G-Technologie verbunden ist, betrifft die Grenzwerte. Die scharfe Fokussierung der Strahlungsleistung von Funkantennen mittels Mehrfachkeulen führt dazu, dass dort, wo die schmale Keule auftritt, die Leistung pro Flächeneinheit die zugelassenen Grenzwerte weit überschreiten kann. Wir reden hier von den genannten ICNIRP-Grenzwerten! Also von Grenzwerten, bei denen die Aufwärmung des Gewebes einsetzt. Bekanntlich treten biologische Effekte jedoch bereits bei tausendfach kleineren Werten auf – und trotzdem gibt es Bestrebungen, die ICNIRP-Grenzwerte anzuheben, damit die 5G-Technik ungehindert über die gesamte Erde ausgebreitet werden kann. Was das für die gesundheitliche Gefährdung der Bevölkerung bedeutet, liegt auf der Hand (Appeal 2018).

M2M-Kommunikation

Neben IOT gibt es die für die Industrie so wichtige M2M-Kommunikation. Der Kürzel steht für Machine-to-Machine-Kommunikation. Hierunter versteht man den direkten und automatischen Informationsaustausch zwischen technischen Geräten wie etwa Maschinen, Automaten, Fahrzeugen oder Messeinrichtungen untereinander oder mit einer zentralen Datenverarbeitungsanlage, ohne dass Bedienpersonal eingreifen muss. So melden sich zum Beispiel Verkaufsautomaten selbstständig bei einem zentralen Rechner, wenn sie neu bestückt werden müssen.

In der Produktion und im Automotive-Bereich sieht man ebenfalls große Möglichkeiten für diese Technik. Während IOT nur sehr wenige Daten mit niedriger Datenübertragungsrate braucht, die in größeren zeitlichen Abständen am Tag gesendet werden, benötigt die M2M-Kommunikation eine kontinuierliche und hohe Datenübertragung. So können alle Betriebsdaten eines fahrenden Autos kontinuierlich erfasst und weitergeleitet werden. Mithilfe vieler Sensoren erkennt das System zum Beispiel, wie ein Fahrer den Wagen beschleunigt, wie er bremst und in die Kurven geht. Während der Fahrt sendet das Gerät die Daten via Mobilfunk an einen zentralen Server. Die ausgewerteten Daten können zum Beispiel an die Leasingfirma gehen, an die Autogesellschaft, an die Wartungsstelle oder an die Versicherung beziehungsweise an ein Gericht. Bei genügend genauen Daten wären Letztere sogar in der Lage, bei Unfällen die Schadensmeldungen zu automatisieren und bei Gericht zur Entscheidungshilfe bei der Schuldfrage von Unfällen zu dienen. Dies findet auch heute schon Anwendung.

Die M2M-Kommunikation, wie sie zum autonomen Fahren notwendig ist, erfordert eine kontinuierliche und extrem hohe Datenübertragung mit entsprechend hoher Strahlenbelastung. Ein selbstfahrendes Auto braucht die Rechenleistung eines größeren Rechners (Host), der sich auch in einer größeren Entfernung befinden kann, um sicher zu fahren. Dadurch entsteht die Notwendigkeit einer extremen Datenübertragungsrate zwischen dem Host und dem jeweiligen Auto. Das heißt, in der Umgebung eines autonom reisenden Fahrzeugs befindet sich eine Person in einer Strahlungskeule besonders hoher Intensität, in der breitbandig hohe elektromagnetische Feldstärken vorhanden sind – die in der Summe über die ICNIRP-Werte von 61 V/m (die sich nur auf einen Kanal beziehen) hinausgehen werden.

Biologische Systeme und 5G

Passend zur Einleitung von 5G hat die ICNIRP im Juli 2018 eine neue Version ihrer Richtlinien herausgebracht. Es ist eine sogenannte „Draft" Version, also eine vorläufige Version, wozu noch Kommentare abgegeben werden können.

Nach wie vor geht man auch in den neuen ICNIRP-Richtlinien davon aus, dass sich die körperlichen Auswirkungen der Hochfrequenzstrahlung grundsätzlich auf thermische Effekte beschränken. Die Grenzwerte werden dahingehend bestimmt, dass biologisches Gewebe nicht über 1 °C aufgewärmt wird. Die meisten Grenzwerte sind dadurch im Vergleich zur heute gültigen Version aus 1998 unverändert geblieben.

Was aber auffällt, ist, dass der Grenzwert für die Strahlungsdichte oberhalb 6 GHz von 10 W/m^2 auf 20 W/m^2 angehoben wurde.

Eine weitere Änderung ist, dass für eine Bestrahlungsdauer kleiner und größer als 6 Minuten unterschiedliche Formeln für die Berechnung der erlaubten Strahlungsdichte vorgeschlagen werden. Diese Aufteilung hat es vorher nicht gegeben. Für kurze Bestrahlungsdauer steigen die berechneten erlaubten Grenzwerte stetig an. Für eine Bestrahlungsdauer von 5 Sekunden sind dadurch bereits 242 W/m^2 erlaubt. Dies muss vielleicht im Zusammenhang mit der besprochenen MIMO- und Mehrfachkeulen-Technologie gesehen werden. Es wäre dann erlaubt, die Keulen mit sehr hoher Intensität hin- und herzuschwenken, bis eine Verbindung gefunden und hergestellt ist. Erst dann würde die Intensität heruntergefahren.

Die Veröffentlichung dieser neuen ICNIRP-Draft-Richtlinien wird von vielen Seiten scharf kritisiert, weil die gesamte Literatur hinsichtlich Wirkungen bei viel niedrigeren Intensitäten bis zur Elektrohypersensitivität im Wesentlichen ignoriert wird. Einer dieser Kritiker ist Prof. Dr. Martin Pall, der im Oktober 2018 eine sehr ausführliche Widerlegung der ICNIRP-Vorgehensweise veröffentlicht hat (Pall 2018B).

Martin Pall ist emeritierter Professor für Biochemie und medizinische Wissenschaften der Washington State Universtity in Seattle, USA, und eine weltweit bekannte Autorität auf dem Gebiet des nitrosativen Stresses. Er hat biologische Kreisläufe entdeckt, die den einmal entstandenen nitrosativen Stress aufrechterhalten können und somit eine Grundlage für schwer verstandene und schwer zu behandelnde Krankheiten wie CFS (Chronisches Müdigkeitssyndrom) usw. bilden. Somit ist Prof. Pall ausgezeichnet in der Lage, die wissenschaftliche Literatur zu beurteilen, die die Wechselwirkung schwacher nicht-thermischer, elektromagnetischer Strahlung mit biologischen Systemen untersucht.

ICNIRP verneint nicht komplett, dass biologische Effekte durch schwache nichtthermische Strahlung existieren. Sie schreibt aber in Kapitel 3 des Dokuments:

„Um diese (Grenz-)Werte zu bestimmen, identifizierte ICNIRP zunächst die veröffentlichte wissenschaftliche Literatur zu den Auswirkungen der Hochfrequenz-EMF-Einwirkung auf biologische Systeme und stellte fest, welche davon sowohl für die menschliche Gesundheit schädlich waren als auch wissenschaftlich belegt sind. Dieser letzte Punkt ist wichtig, da ICNIRP im Allgemeinen davon ausgeht, dass die gefundenen Effekte unabhängig wiederholt sein müssen, von ausreichender wissenschaftlicher Qualität sein müssen und im Zusammenhang mit der wissenschaftlichen Literatur erklärbar sind, um als „Beweis" zu gelten und zur Festlegung von Grenzwerten verwendet zu werden."

Klingt vernünftig, ist es aber trotzdem nicht. Buchstäblich aufgefasst, würde die ICNIRP nur solche Experimente für seriös nehmen müssen, die an Menschen durchgeführt wurden, tatsächlich nachweisbare Gesundheitsschäden verursacht haben und dazu von unabhängiger Seite bestätigt wurden. Es wird nicht leicht sein, solche Experimente von Ethikkommissionen genehmigt zu bekommen. Mit dieser Art von Argumentation konnte sich die Tabakindustrie auch jahrzehntelang herausreden, weil es ungenügend Studien von Menschen gab, die sich, quasi vor laufender Kamera, totgeraucht hatten.

Es ist einfach unverantwortlich zu meinen auf diese Weise alle Studien an Zellkulturen oder Tieren zur Seite schieben zu können, weil sie eben nicht an Menschen durchgeführt wurden. Ein Beispiel: Im ICNIRP Appendix B, Kapitel 8 „Fruchtbarkeit, Reproduktion und Entwicklung in der Kindheit" steht: *„Es gibt heute keinen Beweis dafür, dass die Entwicklungsphase für unsere Thematik relevant ist."*

Prof. Pall zitiert in seiner Schrift dagegen sechs Studien an Mäusen und Ratten aus den Jahren 2012 bis 2017, wobei nach Bestrahlung der Muttertiere während der Tragezeit Entwicklungsfehler bei den junggeborenen Tieren festgestellt wurden. Daneben zitiert er die bekannten Beobachtungsstudien aus 2009 und 2012 von Prof. Hässig aus Zürich an Kälbern. Dabei wurde ein Milchviehbestand untersucht, in dem nach dem Errichten einer Mobilfunkantenne in der Nähe der Stallungen bei neugeborenen Kälbern vermehrt nukleäre Katarakte (Grauer Star) auftraten. Das Risiko, mit einer schweren Katarakt zur Welt kommen, war gegenüber dem Durchschnitt 3,5-fach erhöht.

Solche Studien dürfen nicht unerwähnt bleiben. Immerhin wurden sie an Säugetieren gemacht, die doch große Ähnlichkeiten mit Menschen aufweisen. Prof. Pall kommentiert denn auch: *„Wenn ICNIRP schreibt, dass es keinen Beweis gibt, aber diese Beweise liegen vor, dann verliert sie hiermit jegliche Glaubwürdigkeit."*

Unter Verwendung Dutzender Referenzen zu weiteren Studien widerlegt Prof. Pall die vielfachen Behauptungen von ICNIRP, dass ungenügend Beweismaterial für gesundheitsgefährdende Wirkungen von Hochfrequenzstrahlung existieren würde. Er schreibt:

„Die biologischen Abschnitte dieser vorläufigen ICNIRP Veröffentlichung enthalten 64 Behauptungen, die nicht bewiesen werden. Jede dieser Behauptungen sollte im Rahmen der umfangreichen wissenschaftlichen Literatur untermauert werden, anstatt einige wenige Studien auszuwählen, die die ICNIRP Position unterstützen. Die Behauptungen, dass bestimmte Wirkungen der Hochfrequenzstrahlung keine gesundheitlichen Konsequenzen haben würden, sind einfach ungeheuerlich."

Und nach 5G kommt 6G

Irgendwann wird es so weit sein, dass auch die 5G-Technik einen Nachfolger findet. In einem Artikel der Zeitschrift Microwave Journal vom Dezember 2018 wird dargestellt, dass mehrere Firmen bereits daran arbeiten. Generell geht man davon aus, dass mit 6G der Frequenzbereich zwischen 100 und 1.000 GHz erschlossen werden wird.

Die amerikanische Firma Tektronix konnte im Mai 2018 in Zusammenarbeit mit dem französischen Forschungsinstitut IEMN (Institute of Electronics, Microelectronics and Nanotechnology) im Labor eine Datenübertragungsrate von 100 Gbit/s erreichen. Die dazu entwickelten Geräte arbeiten im Frequenzband von 252 bis 325 GHz.

Bei der Frequenz von 300 GHz ist die Wellenlänge 1 Millimeter. Generell spricht man bei noch höheren Frequenzen und kleineren Wellenlängen von langwelligem Infrarot. So wird die Mobilfunktechnologie auf Dauer vermutlich weiter in den optischen Bereich vorstoßen. Die Eindringtiefe in feste und flüssige Materialien, wie Hauswände und Regentropfen, wird dabei weiter abnehmen, was die generelle Einsetzbarkeit einschränkt. Auch die Gefährdungen für den menschlichen Körper werden sich verändern.

Künftige Radaranwendungen

Wenn die Technologien zwischen 100 und 1.000 GHz weiter ausgereift sind, entstehen neue Anwendungsgebiete für Radar, die bisher nicht möglich waren. So werden Wasserstand- oder Füllstandsanzeiger zum Beispiel nicht mehr mit Schwimmern, sondern mit Radar verfolgt. Auch kann man mit Radar feststellen, wie viele Beeren an einem Strauch vorhanden sind, um den Ertrag pro Busch oder pro Farm zu bestimmen.

Mit Wellenlängen im Millimeterbereich oder darunter sind sehr kleine Änderungen in einem Raum leicht detektierbar. Derartige Systeme werden auch in der Lage sein, die kleinen Veränderungen des Pulsschlags und der Atmung eines Menschen zu detektieren und somit Personen von Gegenständen in einem Raum zu unterscheiden, zu lokalisieren und/oder zu überwachen. Bei massivem Einsatz wird sich hierdurch die Strahlenbelastung für Menschen weiterhin erhöhen.

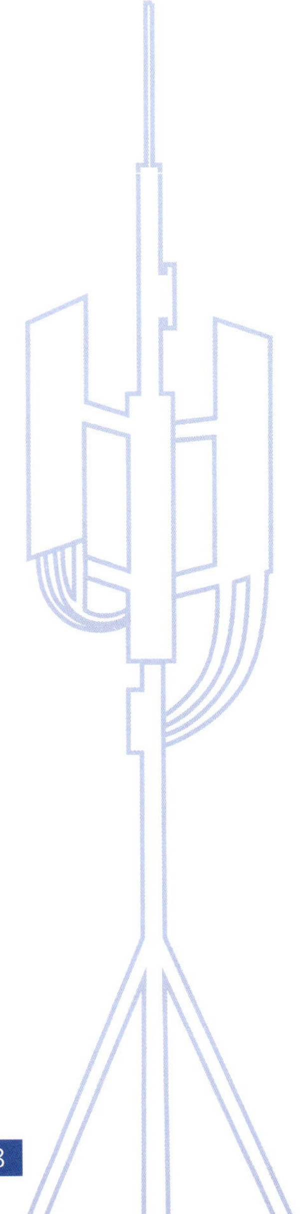

2.5 Erhöhte Strahlenbelastung der einzelnen Nutzer

Doch nicht nur die Grundbelastung der Bevölkerung ist in den zurückliegenden Jahren dramatisch gestiegen. Durch die nahezu flächendeckende Verfügbarkeit der Netze und die Vielfalt der Nutzungsmöglichkeiten haben sich auch die Nutzungsgewohnheiten der Anwender und die Nutzungsdauer verändert. Die mobile Informationstechnik dient heute längst nicht mehr nur dazu, zu telefonieren. Bei vielen Anwendern ist sie jeden Tag zur Information, Kommunikation und Unterhaltung im Dauereinsatz. Ständig kommen neue Anwendungsmöglichkeiten und Einsatzbereiche hinzu, was die dauerhafte Belastung durch Elektrosmog weiterhin erhöht.

Möglichkeit der bargeldlosen Bezahlung per NFC

Mittlerweile ist mit Smartphones auch der bargeldlose Zahlungsverkehr möglich. Berührungslos können per NFC kleine Beträge bezahlt und Daten auf kurze Distanz übertragen werden.

NFC

Near Field Communication (deutsch „Nahfeldkommunikation", Abkürzung NFC) ist ein internationaler Übertragungsstandard zum kontaktlosen Austausch von Daten per Funktechnik über kurze Strecken von wenigen Zentimetern und einer Datenübertragungsrate von maximal 424 kBit/s. Bisher kommt diese Technik vor allem in Lösungen für Micropayment – bargeldlose Zahlungen kleiner Beträge – zum Einsatz. In Deutschland wird die Technik beispielsweise von den Sparkassen unter dem Namen girogo zur Zahlung von Summen bis zu 20 Euro angeboten und von der Deutschen Bahn in ihrem Touch&Travel-System eingesetzt.

Einsatz von Tablet-Computern an Schulen

Nicht nur im Büroalltag weicht das Papier zunehmend den Möglichkeiten, die die Informationstechnologie bietet. Auch in Schulen werden verstärkt Tablet-Computer eingesetzt, die Bücher und Hefte vielfach ersetzen sollen. 2013 war der Tablet-PC bereits in 100 Schulen in Deutschland vertreten, und es werden in Zukunft immer mehr werden.

Zeit-Online berichtete am 18. Juli 2013: Thailand hat im Jahr 2012 850.000 Tablet-PCs an Schüler ausgegeben. In den USA hat die Firma Apple bereits 4,5 Millionen iPads an Schulen und Universitäten verkauft. Die Türkei will sogar 15 Millionen Tablets für Schüler anschaffen. An drei Schulen im schwedischen Stockholm lernen Erstklässler an den Flachrechnern Lesen und Schreiben. Und in den Niederlanden starten im August 2013 gleich elf komplette iPad-Schulen, die ohne Hefte und Bücher auskommen wollen.

Tablet-Computer

Ein Tablet-Computer ist ein leichter und flacher tragbarer Computer mit einem Touchscreen (Berührungsbildschirm), also ohne ausklappbare Tastatur. Der berührungsempfindliche Bildschirm wird mit dem Finger oder mit einem Stift bedient. Wenn erforderlich, erscheint zur Eingabe von Text eine Tastatur auf dem Bildschirm. Einfache Geräte ähneln im Leistungsumfang meist modernen Smartphones, komplexere Geräte können auch die Leistung und Funktionalität eines PCs bieten. Die Strahlenbelastung erhöht sich durch die im Computer vorhandenen elektronischen Bauteile (zum Beispiel Schaltwandler) im Nahbereich um ein Vielfaches.

Die Begleiterscheinung der Tablet-PCs in Schulen: Schon Kinder sind damit einer dauerhaften Strahlenbelastung ausgesetzt, was fatale Folgen haben kann, da wissenschaftliche Studien belegen, dass gerade Kinder durch Elektrosmog gesundheitlich besonders stark gefährdet sind (siehe Kapitel 4.1).

Deutschland eher zaghaft

Im September 2015 wurde vom Kultusminister Andreas Stoch in Baden-Württemberg ein großes Projekt mit Tablet-PCs an Schulen gestartet. Mit dem Projekt sollen Erfahrungen gesammelt werden, wie sich moderne Technik und pädagogische Konzepte so verknüpfen lassen, dass die Schüler maximal profitieren. Insgesamt 40 Berufsschulen nehmen an dem zunächst auf fünf Jahre angelegten Schulversuch teil. Insgesamt geht die Digitalisierung in deutschen Schulen aber eher langsam voran. Eine Studie aus dem Jahre 2018 der „Initiative Neue Soziale Marktwirtschaft" zeigt, dass nur 6,5% der deutschen Achtklässler Schulen besuchen, in denen Tablets für den Unterricht zur Verfügung stehen. In der gesamten EU sind es 15,9% (INSM 2018).

Neue Anwendungsmöglichkeiten wie Google Glass

Smartphones sind längst nicht die kleinste Form der mobilen „Alleskönner"-Computer. Eine neue Entwicklung – „Google Glass", so der Markenname – soll es ermöglichen, einen winzig kleinen Computer wie eine Brille direkt am Kopf zu tragen und die gewünschten Informationen direkt in das Sichtfeld des Benutzers einzublenden.

Google Glass

Der Name „Google Glass" kommt nicht daher, dass der Minicomputer auf ein Brillengestell montiert ist („glasses" englisch für Brille), sondern stammt von dem Glasprisma, das die Informationen in das Sichtfeld des Benutzers projiziert. Das Gerät kann auch vom Brillenrahmen abgenommen und zum Beispiel an anderen Brillen befestigt werden.

Mit Google Glass können aus dem Internet Daten direkt bezogen und versandt werden. Eine in Blickrichtung des Trägers montierte Kamera liefert Bilder ohne Zeitverzögerung und ermöglicht die Orientierung sowie bewegte Bildaufnahmen, Fotos und Videotelefonie aus der Egoperspektive. Zudem bietet Google Glass ein Mikrofon, einen Knochenleitung-Lautsprecher, der den Schall mittels Vibrationen direkt ins Innenohr leitet, Schnittstellen für WLAN und Bluetooth, einen Anschluss zur Stromversorgung, USB-Datenübertragung und Videoausgabe sowie Speicherplatz. Die Rechenleistung soll der eines Smartphones der vorletzten Generation entsprechen.

Google Glass kann auf unterschiedliche Weise bedient werden: durch Sprache, Berührung des integrierten Touchpads oder durch leichte Kopfbewegungen, die für das Umfeld unauffällig sein sollen. Auch eine Augensteuerung von Google Glas soll möglich sein, sodass beispielsweise per Augenzwinkern Fotos aufgenommen werden können.

Elektrosmog ist nicht das einzige Risiko
Datenschützer zeigen sich gegenüber Google Glass und anderen Aufnahme- und Übertragungsmethoden skeptisch, da sie darin weitreichende Konsequenzen für die Privatsphäre des Nutzers und der Menschen in seiner Umgebung sehen, und sind daher gegen die Einführung. Der Grund: Google Glass ermöglicht es zum Beispiel, die Umgebung des Trägers unbemerkt auszuspähen und alle Aufzeichnungen sämtlicher Nutzer auf Google-eigene Server zu übertragen. Zudem überträgt jeder Google-Glass-Nutzer seinen Standort über GPS, was es erlaubt, Bewegungsprofile zu erstellen.

Google Glass wurde im Jahr 2012 vorgestellt, Prototypen waren seit Februar 2013 erhältlich. Ab April 2014 war Google Glass in den USA als Testversion zu bestellen. Die Verkaufszahlen waren aber enttäuschend. Januar 2015 stellte Google den Verkauf ein. Hierzu hat sicherlich auch die private Initiative „Stop The Cyborgs" (Cyborg: Mischwesen aus lebendigem Wesen und Maschine) beigetragen. Ihr war es bereits gelungen, Gewerbetreibende in den USA davon zu überzeugen, Google Glass in ihren Räumlichkeiten zu verbieten. Seitdem hat die öffentliche Kritik für derartige Produkte und auf die großen Internetfirmen im Allgemeinen enorm zugenommen. Ein Neustart ist nicht gleich zu erwarten.

Nicht nur bei Google Glass, auch bei Smartphones ist es möglich, Bewegungsprofile zu erstellen. Sobald das WLAN aktiv ist, meldet das Handy in jeder Funkzelle, wo es sich gerade befindet.

Strahlenbelastung durch Handys in öffentlichen Verkehrsmitteln

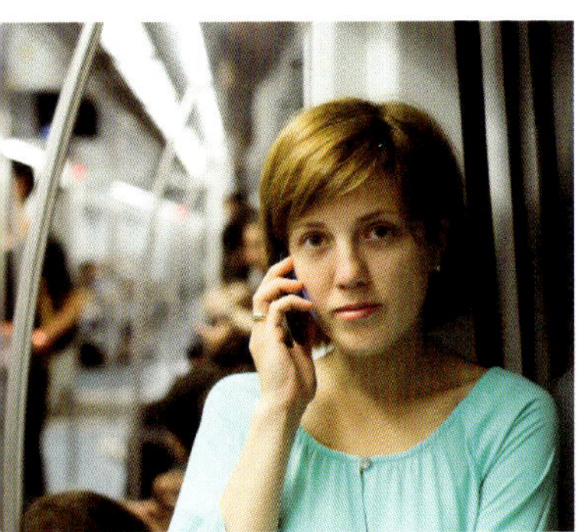

Abb. 2.20: Wer in der U-Bahn oder anderen Verkehrsmitteln das Mobiltelefon benutzt, setzt sich einer vielfach höheren Strahlendosis aus als beim Telefonieren im Freien.

Mittlerweile sind die Mobilfunknetze so gut ausgebaut, dass es selbst in der U-Bahn möglich ist, mit dem Handy zu telefonieren. Diese inzwischen bei vielen Menschen beliebte Angewohnheit ist aber nicht nur für die Mitfahrenden oft störend: Wer in der U-Bahn telefoniert, setzt sich einer vielfach höheren Strahlenbelastung aus als bei stationären Gesprächen mit dem Handy. Dies liegt zum einen daran, dass die metallene Außenhülle der U-Bahn den Verbindungsaufbau erschwert und es daher zu einer höheren Strahlenbelastung kommt. Zum anderen ist es aber auch entscheidend, dass die U-Bahn sich bewegt und das Handy dadurch ständig daran arbeiten muss, den Kontakt zur Basisstation aufzubauen beziehungsweise aufrechtzuerhalten. Dies gilt natürlich ebenso für Fahrten mit anderen öffentlichen Verkehrsmitteln, dem Auto oder Fahrrad und ganz allgemein für das mobile Telefonieren in Bewegung.

Wie enorm der Anstieg der Strahlenbelastung ist, zeigt eine von der koreanischen Regierung finanzierte Studie: Diese fand heraus, dass das Handy während des Fahrens im Auto, Bus oder in der U-Bahn seine Leistung auf das Fünffache hochfährt und die Strahlendosis damit entsprechend erhöht ist (Arirang).

2.6 Normen und Grenzwerte

Die Tatsache, dass Elektrosmog existiert und wir diesem Tag für Tag ausgesetzt sind, wird weder von der Wirtschaft oder der Wissenschaft noch von der Gesetzgebung grundsätzlich bestritten. Kontrovers diskutiert wird jedoch, ob und wie sehr Elektrosmog ein Risiko für die Gesundheit darstellt und, falls eine mögliche Belastung eingeräumt wird, ab welchen Grenzwerten Elektrosmog ein gesundheitliches Risiko darstellen kann.

Ein Grenzwert ist eine staatlich vorgeschriebene Größe (Maß) für eine Noxe (lateinisch noxa, „der Schaden") physikalischer, chemischer oder mechanischer Art, bei deren Überschreitung mit Sicherheit eine Gefährdung der menschlichen Gesundheit eintritt.

Regelung der Grenzwerte am Beispiel Deutschlands durch die 26. BImSchV
Grenzwerte werden vom Gesetzgeber eines Landes festgelegt und orientieren sich meist an den Empfehlungen des Komitees für nichtionisierende Strahlung der Internationalen Strahlenschutzvereinigung (ICNIRP). Die beispielsweise in Deutschland gültigen Grenzwerte werden durch die 26. Verordnung zum Bundesimmissionsschutzgesetz (26. BIMSchV) vorgeschrieben und beinhalten im Wesentlichen die ICNIRP-Richtwerte für die zulässige Dauerexposition der Bevölkerung. Diese Richtwerte wurden unter Einbeziehung von Sicherheitszuschlägen anhand von unmittelbar nachweisbaren Auswirkungen auf den menschlichen Körper in Form von Reizungen von Sinnesorganen, Nerven- und Muskelzellen, Beeinflussung der Herzaktion und Wärmewirkungen erhoben. Dabei spielen die Wärmewirkungen die Hauptrolle.

Die **ICNIRP** wurde 1992 als unabhängige internationale Kommission zum Schutz vor nichtionisierender Strahlung gegründet. Die ICNIRP ist keine Unterorganisation einer anderen internationalen Organisation oder einer Regierung, jedoch ist sie von der WHO und der EU anerkannt. In der Kommission sitzen 14 Mitglieder, inklusive Vorsitzender, die aus den wichtigsten Industrieländern stammen. Die ICNIRP gibt Grenzwertempfehlungen und Richtlinien heraus, von denen die ICNIRP-Guidelines von 1998 die bekanntesten sind. Die darin empfohlenen Grenzwerte sind zur Grundlage einiger EU-Richtlinien geworden (siehe Abb. 2.21).

Eine Reihe neuerer Untersuchungen belegt jedoch eindeutig – wie von vielen Wissenschaftlern schon früher vermutet – auch die Wirkung elektromagnetischer Strahlung auf Organismen, ohne dass diese das Gewebe erwärmt. Man nennt diese „athermische" oder „nicht-thermische" Effekte. Die nicht-thermischen Wirkungen, die langfristig bei Elektrosmog zu Gesundheitsschäden führen können, werden jedoch bei den Grenzwerten nicht berücksichtigt. Sie sind das Hauptthema dieses Buches.

Abb. 2.21:
Die ICNIRP-Grenzwerte für elektrische und magnetische Feldstärken, wie sie heute in vielen Ländern der Erde für Privatpersonen gültig sind.
Aus den Abbildungen können folgende Werte für die Leistungsflussdichte (s. Kap. 2.2) abgeleitet werden.

1. 10 MHz – 400 MHz: 2 W/m²
2. 400 MHz – 2000 MHz (2 GHz): gradueller Anstieg von 2 W/m² bis 10 W/m²
3. 2 GHz – 300 GHz: 10 W/m²

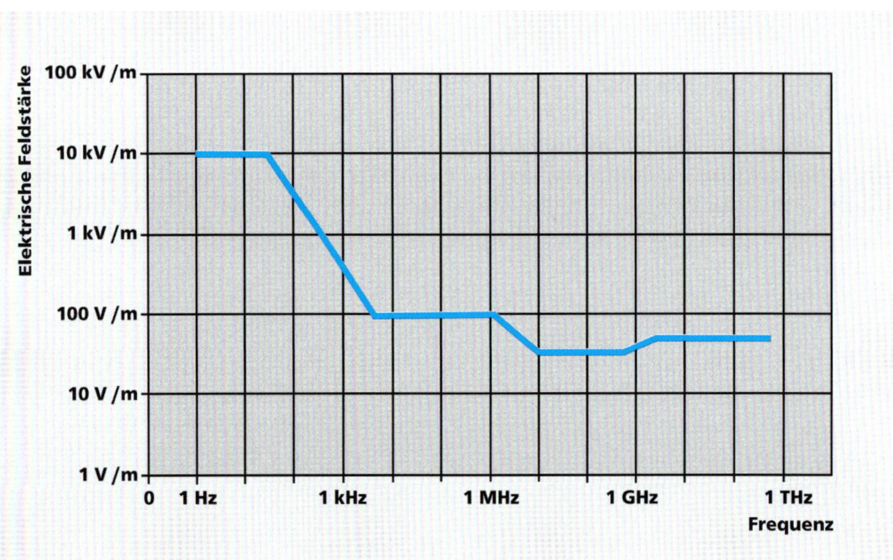

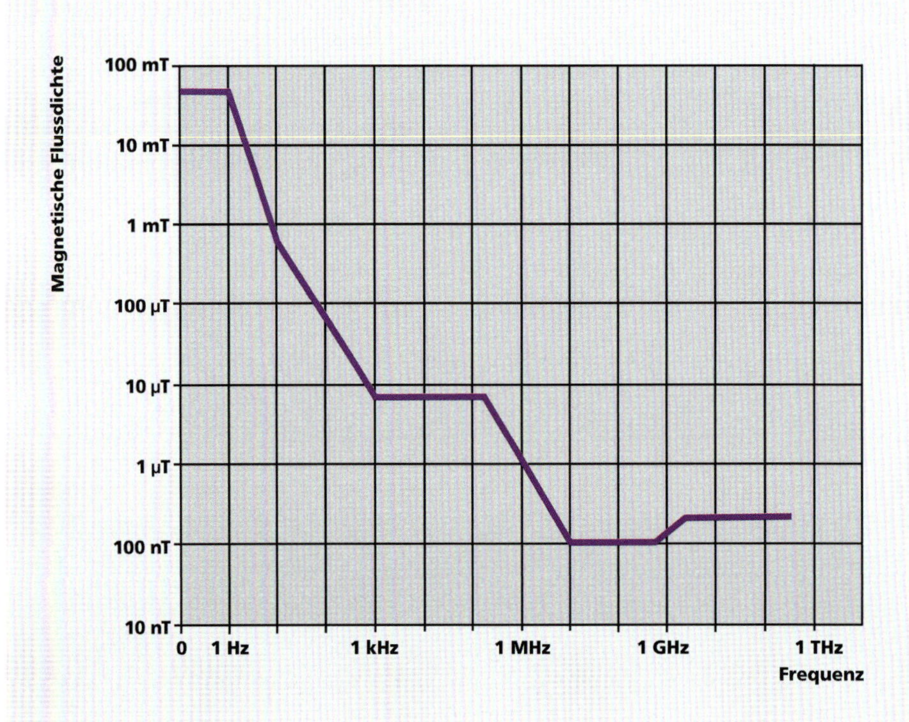

Grenzwerte sind reine Kompromisse

Beim Unterschreiten eines Grenzwerts kann eine Gefährdung der Gesundheit nicht ausgeschlossen werden. Grenzwerte stellen immer einen Kompromiss zwischen den derzeitigen wissenschaftlichen Erkenntnissen und den wirtschaftlichen, technischen und gesellschaftlichen Notwendigkeiten dar. Deshalb kann von Grenzwerten nie ein vollständiger Schutz ausgehen. Unterschwellige Belastungen, die keinen akuten Schaden bewirken, werden von Grenzwerten grundsätzlich nicht erfasst.

Problematisch in der Definition der Grenzwerte ist auch die Aussage „nach derzeitigen wissenschaftlichen Erkenntnissen", da hier ein großer Interpretationsspielraum herrscht, der sehr leicht mit dem Hinweis auf neue Erkenntnisse ins Gegenteil verkehrt werden kann.

Berufung auf WHO und ICNIRP
Die staatlichen Behörden berufen sich bei der Festlegung von Grenzwerten im Wesentlichen auf zwei Institutionen: die WHO (englisch „World Health Organization", deutsch „Weltgesundheitsorganisation") und die ICNIRP (englisch „International Commission on non-ionizing radiation protection", deutsch „Internationale Kommission zum Schutz vor nichtionisierender Strahlung").
Die WHO betreibt selbst keine Forschung, sondern bewertet nur Forschungsergebnisse aus den verschiedenen Ländern. Mit der ICNIRP verhält es sich genauso. Problematisch ist dabei, dass Forschungsergebnisse, die nicht der Mehrheitsmeinung des Gremiums entsprechen, wissenschaftlich nicht bewertet und damit abqualifiziert werden. Dazu sagte Dr. Neil Cherry, damals Vertreter von Neuseeland:

*„Die **ICNIRP-Bewertung** von Wirkungen (1998) wurde durchgesehen und als ernsthaft fehlerbehaftet befunden, sie enthält ein Muster von Voreingenommenheiten, bedeutenden Fehlern, Weglassungen und absichtlichen Verdrehungen. Falls sie angenommen wird, verfehlt sie den öffentlichen Gesundheitsschutz."*

Selbst die WHO publizierte 1999: *„Keine Normungsbehörde hat Expositions-Richtlinien mit dem Ziel erlassen, vor langfristigen, gesundheitlichen Auswirkungen, wie einem möglichen Krebsrisiko, zu schützen."* Somit stellt sich die Frage, ob die aktuell gültigen Grenzwerte wirklich geeignet sind, die Bürger vor schädlichen Auswirkungen des Elektrosmogs zu schützen.

Grenzwerte berücksichtigen anfänglich nur Akutgefährdungen
Grenzwerte berücksichtigen anfänglich nur Akutgefährdungen. Das liegt in der Natur der Dinge: Es ist eine logische Tatsache, dass Langzeitwirkungen erst nach längerer Zeit korrekt erkannt werden können. Ein Beispiel gibt uns die Geschichte der ionisierenden Strahlung.

Als Konrad Röntgen 1895 die „X-Strahlen" entdeckte, wusste er nichts von der Gefährlichkeit seiner Entdeckung. Es dauerte 30 Jahre, bis diese zum ersten Mal offiziell erkannt wurde. Daraufhin wurden zwischen 1925 und 1996 die Grenzwerte für Röntgenstrahlung neunmal (!) und dabei insgesamt um mehr als den Faktor 100 gesenkt. Das heißt: Erst nach 100 Jahren wurden die Langzeiteffekte einigermaßen korrekt eingeschätzt und offiziell anerkannt. Es ist also durchaus damit zu rechnen, dass die Grenzwerte für nichtionisierende Strahlung (nieder- und hochfrequente Strahlung) eine ähnliche Entwicklung erfahren werden.

Man könnte aber auch aus der Vergangenheit lernen! Es muss nicht das Auftreten von unverkennbaren Langzeitwirkungen abgewartet werden, sondern es könnte bereits jetzt etwas unternommen werden. Wie Sie diesem Buch entnehmen können, gibt es mittlerweile eine große Fülle von Labordaten bezüglich Zellkulturen und Tierversuchen sowie Felddaten bezüglich Auswirkungen auf Menschen, dass es heute ausreichend belegt ist, dass die Grenzwerte zu hoch sind.

Ein ausreichender Schutz vor Elektrosmog-Belastungen wird uns leider weder heute noch voraussichtlich in absehbarer Zukunft durch staatliche Grenzwerte oder DIN-Normen garantiert. Dazu wären deutlich niedrigere Grenzwerte notwendig als die aktuellen Werte der ICNIRP. Es gibt aber Gruppen, die sich bemühen, Grenzwerte aufzustellen, die dem umfangreichen, inzwischen bekannten Material an Erfahrungswerten und Labordaten gerecht werden. Dazu zählen u.a. die Baubiologen.

Baubiologen setzen drastisch niedrigere Grenzen

Baubiologen richten sich nicht nur nach direkt nachweisbaren Auswirkungen, sondern auch nach weiteren Wahrnehmungen und Experimenten über negative gesundheitliche Einflüsse elektromagnetischer Strahlung, wie beispielsweise Schlafstörungen, Müdigkeit, Depressionen, Immunschwäche oder erhöhte Zellteilungsraten. Es ist somit nicht verwunderlich, dass die geforderten Grenzwerte von Baubiologen um den Faktor 500 bis 1.000 niedriger sind als die Grenzwerte der ICNIRP.

Richtwerte für biologisch-elektromagnetische Verträglichkeit

Auch das Institut für biologische Elektrotechnik Schweiz (IBES), das 1998 gegründet wurde, setzt sich für ein Leben ohne Elektrosmog ein und fordert, die Immissionen bei elektrosensiblen Menschen so zu begrenzen, dass keine gesundheitlichen Probleme entstehen können. Zur Frage, wann eine Elektroanlage unproblematisch sei, meint das IBES:

Prädikat: Elektrobiologisch einwandfrei nach dem IBES
Biologisch-Elektro-Magnetisch-Verträglich (BEMV) ist eine Elektroinstallation erst dann, wenn folgende Punkte erfüllt sind:

1. Elektrische Feldstärke im Raum < 0,1 V/m, am Arbeitsplatz < 5 V/m, richtig polarisiert angeschlossene Elektrogeräte und feldfrei geerdete Geräte- und Bauteile (ICNIRP Grenzwerte im Wohnbereich, graduell abfallend von 5.000 bis 30 V/m für Frequenzen von 50 Hz bis 100 MHz, am Arbeitsplatz zweimal so viel).

2. Magnetische Feldstärke aus emittierenden Geräten, Infrastrukturen und Umgebungsleitungen < 20 nT (ICNIRP-Grenzwerte im Wohnbereich, graduell abfallend von 200.000 bis 100 nT für Frequenzen von 50 Hz bis 100 MHz, am Arbeitsplatz zwei- bis fünfmal so viel).

3. Ausgewogene geomagnetische Feldstärke an den entsprechenden Standorten (< 2.000-3.000 nT/m) sowie die Verhinderung von möglichen Resonanzerscheinungen im Zusammenhang mit technischen elektromagnetischen Feldern.

4. Richtige Wahl der Kabel- und Leiterart, deren Polarität und entsprechend ausgeglichene Leiterquerschnitte der diversen Elektroinstallationen.

5. Radioaktivität auf Niveau des natürlichen Umfeldes.

6. Einstrahlungen von HF-Feldern und HF-Überlagerungen aus Gebäude und Umgebung, auch ausgehend von Nullleiter- und Erdleiterbelastungen < 20 Mikrowatt/m^2 (ICNIRP-Grenzwert im Wohnbereich 10.000.000 Mikrowatt/m^2, am Arbeitsplatz fünfmal so viel).

7. Richtige Position von Verbrauchern mit elektromagnetischen Vorschalt- und Zusatzgeräten bezüglich der zu erwartenden Immission an Mensch und Tier.

8. Isolationswiderstand und Potenzialausgleich der elektrischen Anlage. (Die Erfüllung der offiziellen Normen genügt, bezüglich BEMV, nicht immer.) Elektrostatische Feldkomponenten wie Kunststoffe, Bildschirme etc. bedürfen spezieller Beachtung.

Erklärung:

V/m = Volt pro Meter

1 nT = 10^{-9} Tesla; Tesla ist nach dem internationalen Einheitensystem die Einheit für die magnetische Flussdichte

HF-Felder = Hochfrequente Felder

Übersicht über die Mobilfunkgenerationen

Mobilfunkgenerationen
Die Bezeichnung 4G auf einem Handy besagt, dass es sich um ein mobiles Telefon der vierten Generation handelt. Aufgrund der rasanten technischen Entwicklungen beim Mobilfunk ist man dazu übergegangen, grundlegende technische Verbesserungen in Generationen einzuteilen, um die Fortschritte einfacher darstellen zu können. Die Tabelle unten (Tab. 2.3) zeigt die wichtigsten Entwicklungen.

(Aus: http://www.startmobile.net/mobilfunk-generationen/)

Generation	Netz/Standard	Einführung	Übertragungsrate
1G	A-Netz, B-Netz, C-Netz	1958, 1972, 1986	–
2G	D-Netz, E-Netz / GSM (Global System for Mobile Communication)-Standard	1992, 1993	9,6 kBit/s
2.5G	HSCSD (High-Speed Circuit-Switched Data)-Standard	1996	57,6 kBit/s
2.5G	GPRS (General Packet Radio Service)-Standard	1999	115 kBit/s
2.75G	EDGE (Enhanced Data Rates for GSM Evolution)-Standard	2006	236 kBit/s
3G	UMTS (Universal Mobile Telecommunications System)-Standard	2004	384 kBit/s
3.5G	HSPA (High Speed Packet Access)-Standard	2010	14,4 MBit/s
3.9G	LTE (Long Term Evolution)-Standard	Ab 2010	150 MBit/s
4G	LTE-Advanced (Long Term Evolution Avanced)-Standard	Ab 2013	1 GBit/s
5G	ITU IMT 2020 (International Telecommunication Union, International Mobile Telecommunications 2020)	Ab 2018	20 GBit/s

Tab. 2.3: Generationen und Standards für Mobilfunk

3. Kapitel

Auswirkungen auf die Umwelt und den lebenden Organismus

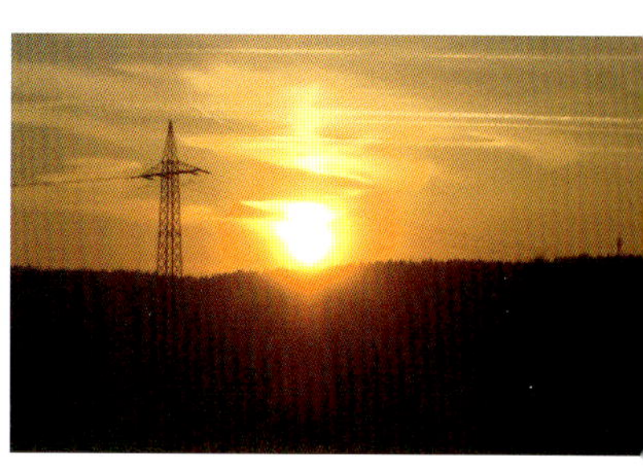

3.1 Elektrische und magnetische Wechselwirkungen

3.2 Das elektromagnetische Körperfeld

3.3 Die biologische Wirkung statischer und niederfrequenter Felder

3.4 Nicht-ionisierende Strahlung und freie Radikale

3.5 Die biologische Wirkung hochfrequenter elektromagnetischer Strahlung

3.6 Spezifische Wirkungen auf Zellmembranen

3.7 Generelle Reaktionen des menschlichen Körpers

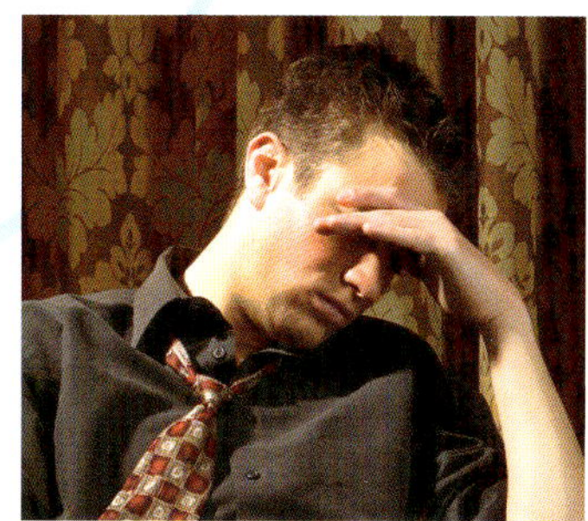

Auswirkungen auf die Umwelt und den lebenden Organismus

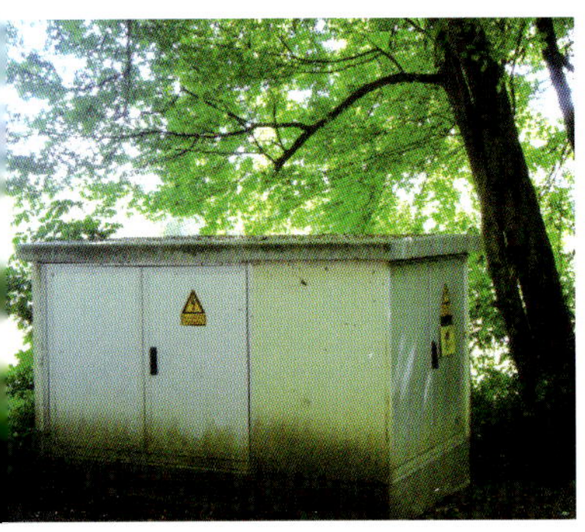

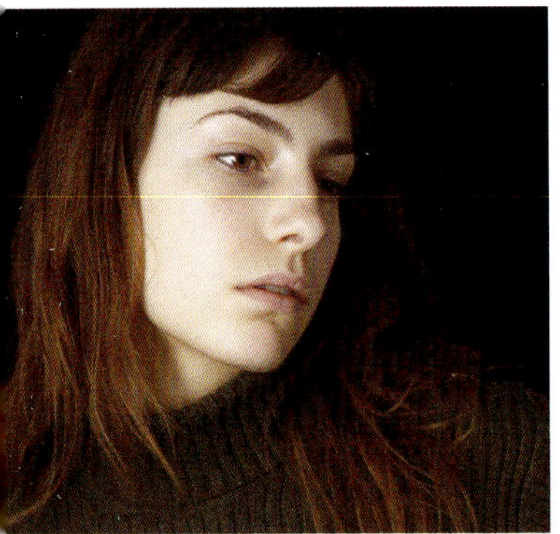

Abb. 3.1: Physikalische Umweltbelastungen durch Elektrosmog lösen nicht direkt Erkrankungen aus, sie können aber zu Befindlichkeitsstörungen führen, deren Ursache von den Betroffenen oft gar nicht erkannt wird.

Wie wirkt sich Elektrosmog auf die Umwelt und insbesondere auf den lebenden Organismus aus? Die Frage, die uns dabei vor allem beschäftigt, lautet: Macht uns Elektrosmog krank?

Berücksichtigen wir den heutigen Kenntnisstand, ist die Antwort eindeutig: Elektrosmog, wie er bei den heute geltenden Grenzwerten auftritt, macht in der Regel nicht sofort krank, aber er bereitet den Boden dafür. Doch wie ist diese Aussage zu verstehen?

Physikalische Umweltbelastungen durch Elektrosmog lösen nicht direkt Erkrankungen aus, sie können aber zu Befindlichkeitsstörungen führen. Durch Beeinflussung der verschiedensten körpereigenen Regelvorgänge kann es so zu nachhaltigen Störungen in der Biokybernetik kommen. Diese oft jahrelangen Belastungen überfordern schließlich Stoffwechsel und Abwehrmechanismen, und aufgrund einer reduzierten Immunabwehr entstehen dann irgendwann Erkrankungen. Die Wirkung von Elektrosmog auf den menschlichen Körper ist also ähnlich wie zum Beispiel langjähriges starkes Rauchen, nur mit dem Unterschied, dass bei Letzterem die Belastung freiwillig und bewusst in Kauf genommen wird.

Biokybernetik

Die biologische Kybernetik ist die Wissenschaft, die sich mit den Steuerungs- und Regelungsvorgängen in Organismen und Ökosystemen beschäftigt. In ihren Fachbereich fallen Prozesse wie die Regulierung der Körpertemperatur, das osmotische Gleichgewicht, der Säurehaushalt sowie diverse Stoffwechselprozesse und deren Regulierung durch Hormone, aber auch Wirkungsgefüge und Gleichgewichtsprozesse in der Ökologie.

Dieses Kapitel beschreibt zunächst die theoretischen Grundlagen in Bezug auf die Wirkung elektromagnetischer Strahlung. Im Anschluss werden die durch Elektrosmog auftretenden negativen Effekte für den lebenden Organismus genauer beschrieben.

3.1 Elektrische und magnetische Wechselwirkungen

Der Wissenschaftsbereich der „Elektrobiologie" beschäftigt sich mit den Auswirkungen von elektromagnetischer Strahlung auf die Umwelt und den Organismus. Laut Duden ist Elektrobiologie zum einen der Teilbereich der Physik, der sich mit den Einflüssen elektromagnetischer Felder und Wellen befasst, und zum anderen der Teilbereich der Biologie, der sich mit den elektrischen Vorgängen im Organismus von Lebewesen beschäftigt. Elektrobiologie kombiniert somit die Betrachtung der Auswirkungen elektromagnetischer Strahlung auf die Umwelt und den Organismus aus biologischer und physikalischer Sicht.

Die Belastungen der Umwelt und des Organismus durch statische und niederfrequente Felder stellen in der Elektrobiologie die sogenannte Grundbelastung dar. In diesem Bereich wird vorwiegend eine **Kraftwirkung** auf Ladungsträger ausgelöst. Ferner können über Resonanz niederfrequente, elektrische Vorgänge im Gehirn (beispielsweise die EEG-Tätigkeit) kapazitiv oder induktiv beeinflusst werden. Die physikalischen Grundlagen dazu werden im Folgenden beschrieben.

Kapazitive Wechselwirkungen

Kapazitive Wechselwirkungen werden durch **elektrische Felder** und Influenz verursacht. **Influenz** bezeichnet die Ladungsverschiebung innerhalb eines ungeladenen Leiters unter dem Einfluss eines elektrischen Felds (siehe Infobox). Elektrische Felder entstehen zum Beispiel durch das Vorhandensein von elektrischen Ladungen im Raum.

Elektrische Feldstärke

Innerhalb eines elektrischen Felds kann jedem Raumpunkt eine richtungsabhängige Größe der elektrischen Feldstärke E zuordnet werden. Diese ist definiert durch die Kraft F, die auf eine in dem Punkt befindliche Ladung q wirkt: $F = E \cdot q$ oder anders ausgedrückt: $E = F / q$.

Die Feldstärke E bezeichnet also die Kraft F pro Ladungseinheit q. Die Einheit von E ist Newton/Coulomb = N/C oder äquivalent dazu Volt/Meter = V/m. Im Beispiel der Abbildung 3.2 oben beträgt die Feldstärke E = 12 V/m. Das elektrische Feld ist ein Vektorfeld, das bedeutet, an jedem Raumpunkt ist es vollständig durch die Größe und die Richtung des Vektors der elektrischen Feldstärke beschrieben.

Influenz

Wird in ein elektrisches Feld ein Körper mit frei beweglichen Ladungsträgern eingebracht, so bewirken die in jedem Raumpunkt des elektrischen Felds vorhandenen Kräfte eine Ladungsverschiebung innerhalb des zuvor neutralen Körpers. Dabei werden die negativen von den positiven Ladungen getrennt. Diesen Effekt nennt man Influenz.

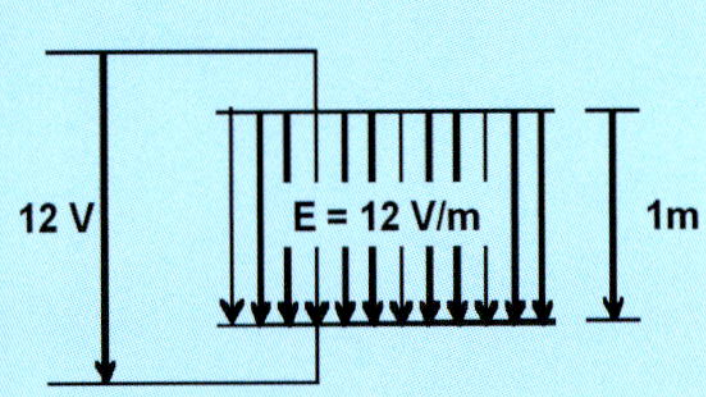

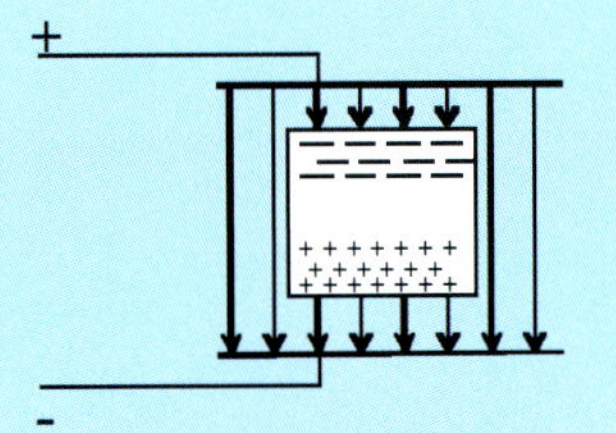

Abb. 3.2:
Elektrische Feldstärke (oben) und Influenz (unten) bei einem Feld zwischen zwei parallelen Platten.

Es gibt homogene und inhomogene elektrische Felder. Ein elektrisches Feld heißt homogen, wenn die Feldlinien parallel verlaufen, andernfalls heißt es inhomogen. Im Innern eines Plattenkondensators ist das elektrische Feld annähernd homogen (siehe Abb. 3.2 oben).

In Abbildung 3.2 unten ist zu erkennen, dass die positiv geladene Seite des Kondensators (+) eine Anziehung der negativ geladenen Elektronen im neutralen Körper (– – –) bewirkt; dagegen führt die negativ geladene Seite (–) zu einer Abstoßung der Elektronen im Körper und damit zu einem Elektronenmangel (+ + +). Die Gesamtladung des Körpers bleibt jedoch erhalten. Wird der so geladene Körper aus dem Feld entfernt, stellt sich dort die anfängliche Ladungsverteilung wieder ein.

In einem inhomogenen Feld, bei dem die Feldlinien wie in Abbildung 3.3 nicht parallel verlaufen, entstehen unterschiedlich starke Feldbereiche. Im Beispiel der Abbildung 3.3 ist der Feldbereich an der rechten Seite der Kugel stärker als der an der linken Seite der Kugel; das lässt sich daran erkennen, dass die Feldlinien rechts dichter zusammen sind. Wie die Abbildung weiterhin zeigt, befindet sich der positive Ladungsüberschuss in einem anderen Feldbereich als der negative. Hierdurch ergibt sich eine Netto-Kraftwirkung. Der Gegenstand wird in Richtung des stärkeren Feldbereichs gezogen, im Beispiel also nach rechts. Durch diesen Effekt, der eine Folge der Influenz ist, können inhomogene elektrische Felder Kräfte auf ungeladene Gegenstände ausüben.

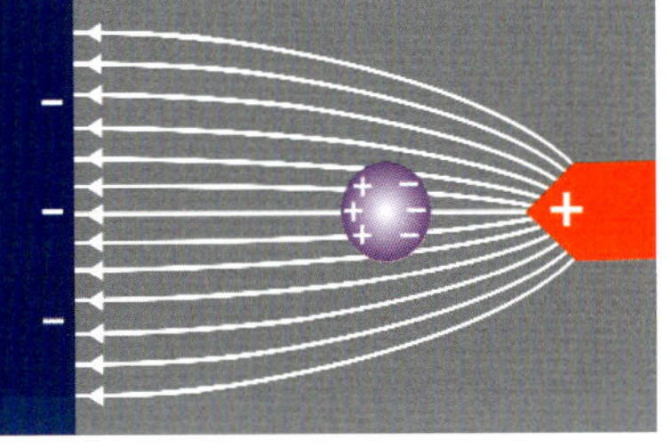

Abb. 3.3: Influenz in einem inhomogenen Feld.
Das Feld erzeugt eine Ladungsverschiebung auf einer ungeladenen Kugeloberfläche. Die Plusladung links befindet sich in einem etwas schwächeren Feld als die Minusladung rechts, wodurch die Kugel nach rechts gezogen wird.

Induktive Wechselwirkungen

Induktive Wechselwirkungen entstehen durch magnetische Felder und Induktion. Magnetische Felder werden durch die Bewegung elektrischer Ladungen erzeugt. Die Geschwindigkeit der bewegten Ladungen sowie deren Größe bestimmen die Stärke und Richtung der magnetischen Kräfte.

Abbildung 3.4 oben zeigt die Entstehung eines magnetischen Felds in einem stromdurchflossenen Leiter. Der Strom I erzeugt ein Magnetfeld, dessen Feldlinien kreisförmig um den Leiter herum verlaufen. Umgekehrt werden in elektrischen Leitern, die sich durch ein magnetisches Feld bewegen, eine Spannung U und gegebenenfalls ein Stromfluss induziert. So funktioniert prinzipiell jeder Stromgenerator, sei es am Fahrrad (Dynamo) oder im Atomkraftwerk. Dieser Effekt wird als Induktion bezeichnet (siehe Abbildung 3.4, unten).

Die Lorentzkraft

Induktion entsteht bei einem elektrischen Leiter, der sich in einem Magnetfeld bewegt. Das magnetische Feld übt eine Kraft auf die bewegten Ladungen aus, die sogenannte Lorentzkraft. Sie wirkt senkrecht zu den Feldlinien des Magnetfelds sowie senkrecht zur Bewegungsrichtung der Ladung. Die erzeugte Spannung hängt von der Größe dieser Kraft ab und diese wiederum von der Richtung, der Geschwindigkeit und vom Magnetfeld.

Die Magnetfeldstärke

Die Stärke eines Magnetfeldes kann durch zwei verschiedene physikalische Größen ausgedrückt werden: die magnetische Feldstärke H (Einheit: Ampere/Meter = A/m) und die magnetische Flussdichte B (Einheit Tesla = 1 Voltsekunde/Quadratmeter = 1 Vs/m^2). Während die magnetische Feldstärke bei Berechnungen mit elektrischen Strömen von Vorteil ist, wird die magnetische Flussdichte zum Berechnen von induzierten Spannungen oder der Lorentzkraft verwendet. Die beiden Feldgrößen sind über einen materialabhängigen Umrechnungsfaktor miteinander verknüpft, der „Permeabilität" genannt wird.

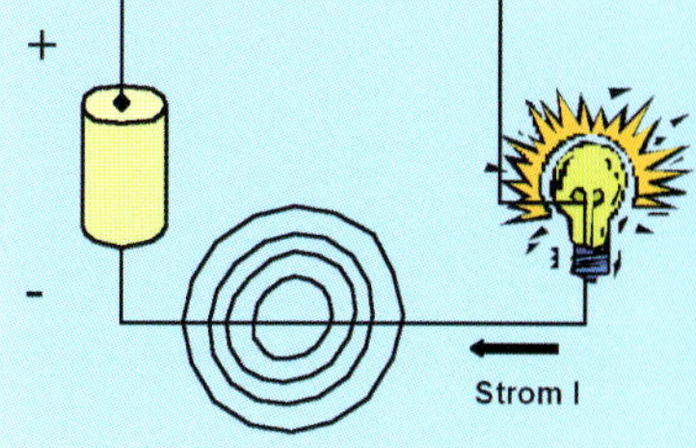

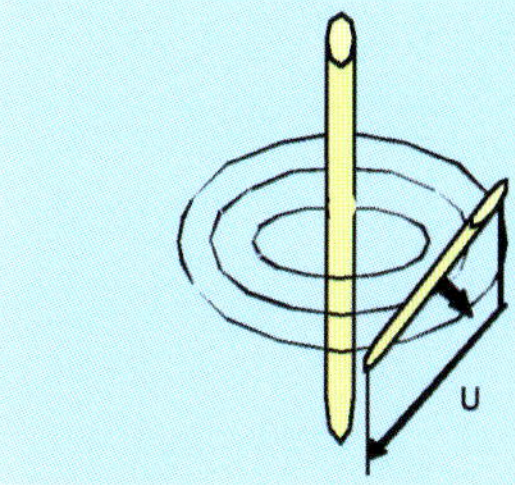

Abb. 3.4: Magnetisches Feld und Induktion.

3.2 Das elektromagnetische Körperfeld

Der Grund, weshalb unser Körper für elektromagnetische Strahlung empfindlich ist, besteht darin, dass im Körper von Natur aus viele unterschiedliche elektromagnetische Prozesse ablaufen. Diese können durch Strahlung von außen positiv oder negativ beeinflusst werden.

In der Forschung werden elektromagnetische Körperphänomene als Abfallprodukt der biochemischen Prozesse betrachtet und deshalb vernachlässigt. Eine wachsende Anzahl von Wissenschaftlern vertritt allerdings die Meinung, dass die elektromagnetischen Abläufe in einem Organismus wesentlich und unentbehrlich oder sogar weit wichtiger sind als die Biochemie.

Diese Einsicht wurde bereits vor 20 Jahren von Dr. Robert O. Becker in seinem Buch *„Heilkraft und Gefahren der Elektrizität"* (1994) vertreten. Er beschreibt darin unter anderem den Regenerationsprozess von abgetrennten Gliedmaßen beim Salamander:

„Dass es den Prozess der Regeneration überhaupt gibt, steht in direktem Widerspruch zu einigen der grundlegenden Dogmen der chemisch-mechanistischen Lehre. Nach diesen Ansichten sind Heilungsprozesse rein lokale Erscheinungen ohne Bezug zum Organismus als Ganzes. Offensichtlich muss der Regenerationsprozess beim Salamander mit dem gesamten übrigen Organismus durch irgendein energetisches Verfahren in engster Verbindung stehen, das den ganzen Organismus in einer Weise umfasst und organisiert, die durch das chemische Paradigma nicht erklärt werden kann."

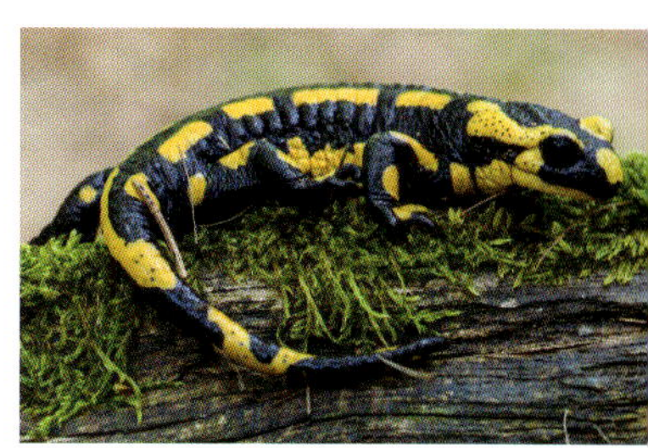

Abb. 3.5: Dass abgetrennte Gliedmaßen des Salamanders wieder nachwachsen, steht im Widerspruch zu grundlegenden Vorstellungen der chemisch-mechanistischen Lehre.

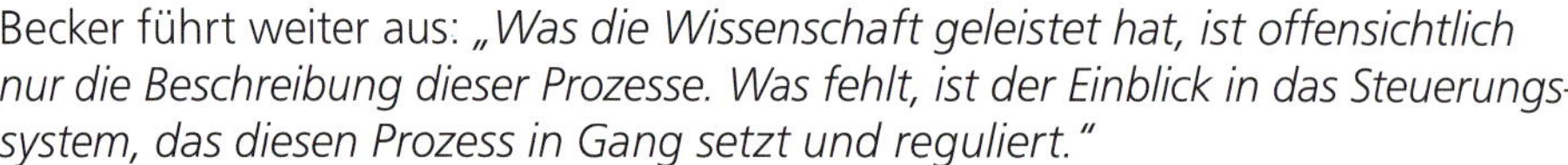

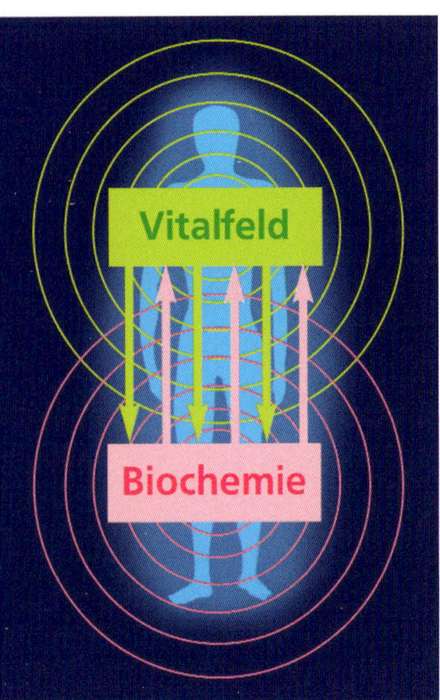

Abb. 3.6:
Vitalfeld und Biochemie stehen in engem Zusammenhang miteinander.

Becker führt weiter aus: *„Was die Wissenschaft geleistet hat, ist offensichtlich nur die Beschreibung dieser Prozesse. Was fehlt, ist der Einblick in das Steuerungssystem, das diesen Prozess in Gang setzt und reguliert."*

Diese Aussagen von Dr. Becker haben unverändert Gültigkeit. Mit rein biochemischen Prozessen kann die Steuerung eines solchen Regenerationsablaufs nicht völlig erklärt werden. Es ist etwas Zusätzliches nötig: nicht nur für die Koordination bei der Regeneration von Gliedmaßen des Salamanders, sondern auch für die Koordination vieler komplexer Lebensprozesse im Körper.

Das Vitalfeld

Forscher, die sich die Mühe machen, die Vorgänge im Körper ganzheitlich zu betrachten, kommen zu dieser Schlussfolgerung. Sie nennen dieses Zusätzliche „elektromagnetisches Körperfeld" oder „Biofeld". Wir haben dieses Feld das „Vitalfeld" genannt. Es wird definiert als die Gesamtheit aller elektrischen, magnetischen und elektromagnetischen Vorgänge im Körper.

Wie in Abbildung 3.6 dargestellt, beeinflussen sich Vitalfeld und Biochemie gegenseitig; beide sind für das Überleben eines Organismus notwendig. In den folgenden Abschnitten werden wir einige elektrische, magnetische und elektromagnetische Phänomene im Körper vorstellen, die alle als Teil des Vitalfelds betrachtet werden können.

Elektrische Felder und Ströme im Körper

Elektrische Felder sind überall im Körper vorhanden. Über jeder Zellmembran steht eine elektrische Spannung, die etwa 70 mV (Millivolt) beträgt. Dies gilt nicht nur für die Zelle selbst, sondern auch für ihre Organellen wie zum Beispiel die Mitochondrien und das endoplasmatische Retikulum. Die Größe der Membranspannung mag nach unseren Maßstäben nicht sehr hoch sein, auf zellularer Ebene ist sie aber extrem groß. Dabei ist zu bedenken, dass nicht die Spannung selbst die entscheidende Größe ist, sondern die Spannungsänderung, geteilt durch die zugehörige Distanz, über die die Änderung stattfindet. Diese Größe wird „Feldgradient", „Spannungsgradient" oder „Elektrisches Feld" genannt. Elektrische Felder üben Kräfte (beispielsweise auf Ionen) mittels ihrer Feldgradienten aus. Die absolute Größe des Felds spielt dabei keine Rolle.

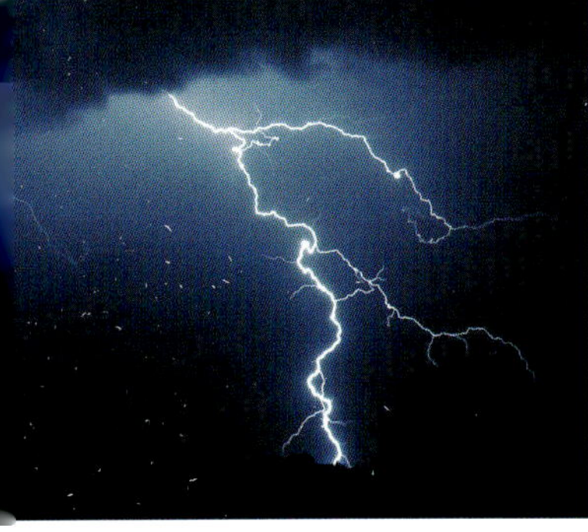

Abb. 3.7:
Feldstärken von einer Größenordnung, die in der Natur zu Blitzentladungen führt, sind in gesunden Zellen während der üblichen Funktion vorhanden.

Die Feldgradienten (Elektrischen Felder) der Membranen sind hoch, weil die Membranen sehr dünn sind: etwa 5 Nanometer, das entspricht 5 Milliardstel Meter (5 nm = 0,000 000 005 m). Für den Feldgradienten ergibt sich somit der Wert von 70 Millivolt geteilt durch 5 Nanometer (0,07 V / 0,000 000 005 m = 14.000.000 V/m); das sind in Worten: 14 Millionen Volt pro Meter.

Dies ist tatsächlich ein sehr hoher Wert. Ein Vergleich mit einer Gewitterwolke verdeutlicht dies: In dieser Wolke existiert eine Spannung von etwa 100.000.000 V (100 Millionen Volt). Ist diese Wolke nur 100 Meter vom Erdboden entfernt, ergibt sich eine elektrische Feldstärke von 1 Million Volt pro Meter, sodass Blitzentladungen erfolgen. Blitzentladungen entstehen allerdings schon bei einigen 10.000 V pro Meter. Derartige elektrische Gradienten sind in der Zelle standardmäßig vorhanden und spielen eine wesentliche Rolle bei der Lenkung von Ionen.

Ladungsverteilung an der Membran

Ein anderer wichtiger, aber bisher vernachlässigter Effekt ist die Möglichkeit, dass die von Handys verursachte Mikrowellenstrahlung die Ladungsverteilung an der Membran verändern kann. Eine winzige Änderung von zum Beispiel nur 1 Millivolt (0,001 V) verursacht bei 14 Millionen Volt pro Meter schon eine riesige Feldänderung von 200.000 Volt pro Meter (siehe auch Kapitel 1.2).

Feldgradient und Membran

Die Feldgradienten der Membranen sind schon lange bekannt. Bis vor Kurzem ging man davon aus, dass in geringer Distanz von der Membran die Spannung auf null zurückfallen würde und ab da auch keine Felder im Zellplasma mehr vorhanden sind. Diese Annahme wurde aber von einer Veröffentlichung von Tyner et al. aus dem Jahr 2007 *„Nanosized Voltmeter Enables Cellular-Wide Electric Field Mapping"* widerlegt. Mit einer neuartigen Messmethode konnten erstmals Feldgradienten innerhalb der Zelle an von Membranen entfernten Stellen gemessen werden. Zum Erstaunen der Autoren, und vermutlich vieler Kollegen, wurden sehr hohe Werte gefunden. Der an zehn Stellen gemessene Wert des Feldgradienten betrug im Schnitt mehr als 2 Millionen Volt pro Meter. Es sieht danach aus, dass Zellen ganz von elektrischen Feldgradienten durchzogen sind. Es ist nur logisch zu schließen, dass diese dann auch einen Sinn haben. Welchen Sinn genau, das bleibt vorläufig noch ungeklärt. Nach unserer Hypothese machen sie einen Teil des biologisch so wichtigen Vitalfelds aus.

Elektrischer Strom und Gewebeverletzungen

Seit dem 19. Jahrhundert ist bereits bekannt, dass bei Gewebeverletzungen elektrische Ströme und Felder auftreten. Diese Ströme wurden „Verletzungsströme" genannt. Neuere Untersuchungen haben gezeigt, dass mit diesen Strömen und Feldern mehrere Prozesse, die zur Heilung beitragen, gesteuert werden. Dazu zählen unter anderem die Migration von Zellen zur Wunde hin, die Teilungsgeschwindigkeit von Zellen und die Entstehung von neuen Nervenzellen. Ein guter Überblick über diese Prozesse ist in einer Veröffentlichung von McCaig et al. aus dem Jahr 2005 zu finden: *„Controlling Cell Behavior Electrically: Current Views and Future Potential"* (McCaig 2005).

Einwirkung auf die Embryonenentwicklung

Experimente an Embryonen von Hühnern und Amphibien haben gezeigt, dass während der Embryonalentwicklung elektrische Felder an der Oberfläche der Embryos gemessen werden können, die eine wesentliche Rolle beim Wachstum spielen. Wenn diese Felder durch externe Felder gestört werden, treten bereits ab Feldstärken von 50 Volt pro Meter Entwicklungsfehler auf (McCaig 2005).

Elektromagnetische Wechselwirkungen auf Zellebene

Theoretisch können Zellen sehr unterschiedlich auf elektrische und elektromagnetische Reize reagieren. Atomkerne und einzelne Elektronen beispielsweise können ihre Orientierung in einem Magnetfeld (zum Beispiel dem der Erde) ändern und dabei Strahlungsenergie aufnehmen oder abgeben. Dieser Vorgang wird bei Atomkernen „Nuclear Magnetic Resonance" (NMR) genannt und in der Medizin vielfach verwendet; bei Elektronen wird der Vorgang als „Electron Spin Resonance" (ESR) bezeichnet (siehe Kapitel 3.3.2). Moleküle haben weitere Möglichkeiten, Strahlung zu absorbieren. Es können zum Beispiel zusätzlich Drehbewegungen, Schwingungszustände oder Torsionsbewegungen angeregt werden. Komplexe Moleküle, wie Proteine, haben so viele Bewegungsmöglichkeiten, dass sie fast überall im elektromagnetischen Spektrum einzelne Frequenzen oder Frequenzbänder absorbieren können (siehe Tabelle 3.1).

Tab. 3.1: Frequenzbereiche der unterschiedlichen Proteinbewegungen.

Proteinbewegung	Frequenzbereich
Strecken und Verbiegen von Bindungen, Einschränkung der freien Drehbarkeit	10.000.000.000 Hz bis 1.000.000.000.000.000 Hz
Seitenkettenbewegung an der Oberfläche des Proteins, Bewegung von Seitenschleifen und Gesamtbewegung („collective motion")	1.000.000.000 Hz bis 1.000.000.000.000 Hz
Faltung in kleine Peptide, Helix-Knäuel-Übergang	1.000.000 Hz bis 1.000.000.000 Hz
Proteinfaltung	10 Hz bis 1.000.000 Hz

Noch größere Strukturen, wie Membranen, haben wiederum andere Möglichkeiten, elektromagnetische Energie in Form von Feldern zu absorbieren und ebenfalls zu emittieren. Bereits 1968 berechnete der Physiker Herbert Fröhlich, dass Zellmembranen, die wie ein Dipol aufgefasst werden können, auch im Gigahertzbereich Feldschwingungen ausführen (Fröhlich 1968).

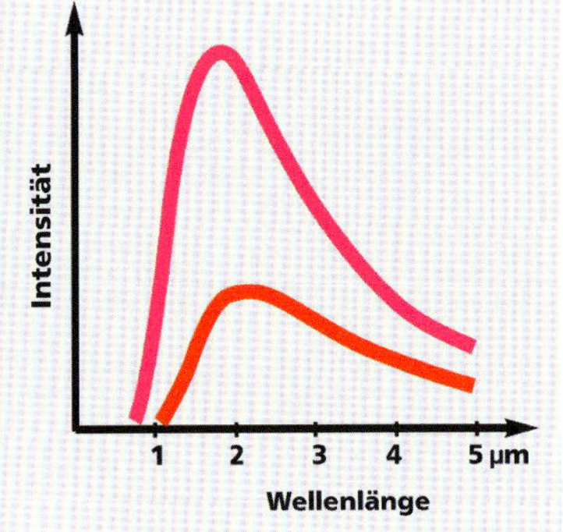

Abb. 3.8: Strahlung eines schwarzen Körpers bei zwei unterschiedlicher Temperaturen.

Elektromagnetische Abstrahlung des Körpers

Die elektromagnetischen Vorgänge innerhalb eines Organismus machen sich auch außerhalb des Körpers bemerkbar. Der Körper strahlt elektromagnetische Strahlung in einem sehr großen Frequenzbereich ab. Dabei ist zu bedenken, dass dies auch für tote Materie und damit auch für tote Gegenstände gilt. Dieses Phänomen ist generell als die „Schwarzkörperstrahlung" bekannt. Die Schwarzkörperstrahlung gibt den idealisierten Strahlungsverlauf eines vollkommen schwarzen Körpers wieder und kann mit der sogenannten Planckschen Formel berechnet werden. Diese Berechnung ist eine theoretische Näherung: Die Abstrahlung von realen Gegenständen weicht auf charakteristische Weise von dieser Näherung ab. So kommt es auch zu den unterschiedlichen Substanzspektren. Jede Substanz und jeder Organismus haben ihr eigenes Abstrahlungsmuster. Im Großen und Ganzen folgen alle Abstrahlungsmuster dem Verlauf, wie er von der Planckschen Formel für die Schwarzkörperstrahlung vorgegeben wird.

Jede Substanz und jeder Organismus haben aber charakteristische Abweichungen, die sie kennzeichnen.

Gerade bei sehr kleinen und bei großen Frequenzen gibt es sowohl beim Menschen als auch bei Tieren signifikante Abweichungen von der theoretischen Kurve der Schwarzkörperstrahlung. Bei ganz kleinen Frequenzen sind es die Gehirnwellen wie zum Beispiel die Alpha- und Delta-Wellen, bei großen Frequenzen sind es die Biophotonen. Beim Menschen findet die größte Abstrahlung im Infrarotbereich statt, wie sich in Abbildung 3.9 erkennen lässt.

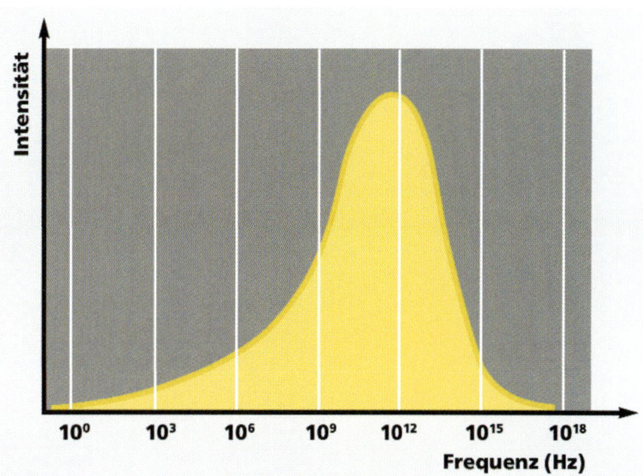

Abb. 3.9:
Idealisierte Darstellung: Intensität der Abstrahlung des menschlichen Organismus abhängig von der Frequenz.
Das Maximum liegt im Infrarotbereich bei etwa 10^{12} Hz.

Biophotonen

Biophotonen sind definiert als Lichtquanten, die von lebenden Organismen – auch in vollkommener Dunkelheit – ausgestrahlt werden. Laut der Planckschen Formel sollten sie im Bereich des sichtbaren Lichts nicht vorkommen. Der Berechnung nach würde ein Gegenstand der Größe des menschlichen Körpers weniger als ein Photon pro Jahr in diesem Bereich aussenden.

Es stellte sich aber heraus, dass alle lebenden Organismen Biophotonen aussenden – in Abhängigkeit von den gerade ablaufenden Körperprozessen sogar eine sehr große Zahl. Allein von einer menschlichen Hand werden viele Biophotonen pro Sekunde ausgestrahlt. Die Biophotonen lassen sich also nicht durch den Effekt der Schwarzkörperstrahlung erklären.

Vor allem Professor Fritz-Albert Popp ist durch seine Biophotonenforschung berühmt geworden. Mit der Entwicklung hochempfindlicher Messmethoden und zugehöriger Dunkelkammern konnte er nachweisen, dass tatsächlich alle Lebewesen, auch Menschen, fortwährend Licht ausstrahlen. Weiterhin konnte festgestellt werden, dass die Abstrahlung entscheidend von mehreren Faktoren – beispielsweise Entwicklungsphase des Organismus, Stressfaktoren oder Gesundheitszustand – abhängig ist.

Abb. 3.10:
Dreidimensionale Darstellung der Biophotonenabstrahlung von Tomaten unterschiedlicher Herkunft.
Die rechte Abbildung zeigt die Abstrahlung einer gesunden reifen Tomate.

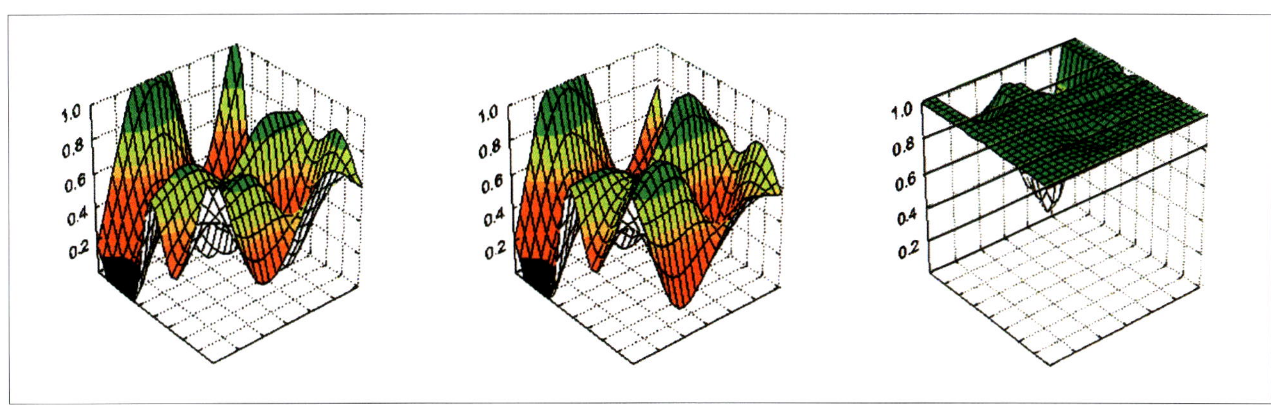

3.3 Die biologische Wirkung statischer und niederfrequenter Felder

Die Elektrobiologie kennt heute schädigende Einflüsse durch niederfrequente und hochfrequente Felder. Je geringer die Frequenz, desto weniger Energie wird mit diesen Feldern auf Organismen übertragen. Im Bereich von 50 Hertz (Netzfrequenz) spricht man nur noch von einer Kraftwirkung auf Ladungsträger. Eine Energieübertragung findet praktisch nicht mehr statt.

Bei zunehmender Frequenz verschiebt sich langsam der Mechanismus der Energieübertragung von elektromagnetischen Feldern auf Materie und somit auch auf Organismen. Bei genügend hohen Frequenzen lösen sich Teile des elektromagnetischen Felds – als Strahlungsquanten – von der Strahlungsquelle ab und können anschließend absorbiert werden. Die Energie dieser Quanten nimmt linear mit der Frequenz zu. Bei niederfrequenten Feldern bleibt das Feld hauptsächlich an der Feldquelle angekoppelt und übermittelt auf diese Weise eine Kraftwirkung von der Feldquelle auf die Ladungsträger im Organismus.

Der Übergang zwischen niederfrequent und hochfrequent vollzieht sich graduell und liegt, abhängig von den Umständen, im niedrigen Megahertz-Bereich.
Die Netzfrequenz von 50 Hertz liegt im niederfrequenten Bereich, die Handyfrequenzen von 0,9 Gigahertz bis 5 Gigahertz liegen im hochfrequenten Bereich.

Bei den statischen und niederfrequenten Feldern handelt es sich im Einzelnen um

- das elektrische Gleichfeld (elektrostatisches Feld),
- das magnetische Gleichfeld (magnetostatisches Feld),
- das elektrische Wechselfeld,
- das magnetische Wechselfeld.

Diese Felder können einzeln oder in Kombination auftreten.

3.3.1 Statische Felder

Elektrostatische Felder

Wir leben auf der Erde ganztägig in einem elektrostatischen Feld. Es wird hervorgerufen durch die gegenüber der Erdoberfläche positiv geladene Ionosphäre mit Feldstärken zwischen 100 und 200 Volt pro Meter. Dies ist das sogenannte „Schönwetterfeld", das permanent vorhanden ist. Wenn Wolken da sind, kann die Feldstärke erheblich höher sein und sich im Bereich einiger Kilovolt pro Meter bewegen. Unter Gewitterwolken werden Werte von einigen 10 Kilovolt pro Meter gemessen. Ab solchen Werten kommt es zu Blitzentladungen.

Der menschliche Körper ist – verglichen mit Luft – ein relativ gut leitender „Gegenstand". Aus der Physik ist bekannt, dass elektrische Felder nur sehr beschränkt in leitende Gegenstände eindringen. Das heißt: Unser Körperinneres ist relativ unempfindlich für elektrostatische Felder. Unser Körper leitet das Feld quasi um sich herum.

Technische Systeme mit sehr großen elektrostatischen Feldern können nur im Vakuum betrieben werden. Durch die (allerdings geringe) Leitfähigkeit der Luft kommt es ab einer bestimmten Feldstärke zu Durchschlägen, die das Feld entladen. Die Durchschlagsfeldstärke von Luft liegt – abhängig von Luftdruck und Luftfeuchte – bei etwa 2.000 Kilovolt pro Meter. Somit kann festgestellt werden, dass die direkte Wirkung elektrostatischer Felder, seien sie natürlichen oder technischen Ursprungs, im Körperinneren vernachlässigt werden kann.

Auf der Oberfläche unseres Körpers können sich jedoch durch elektrostatische Aufladung geringe Ladungsmengen ansammeln, die bei Berührung mit anderen, geerdeten oder nicht-geerdeten, Gegenständen ausgetauscht werden. Dies kann zu einer kurzen Schmerzempfindung führen. Die angesammelten Ladungsmengen sind normalerweise derart gering, dass keine schädliche Wirkung entsteht.

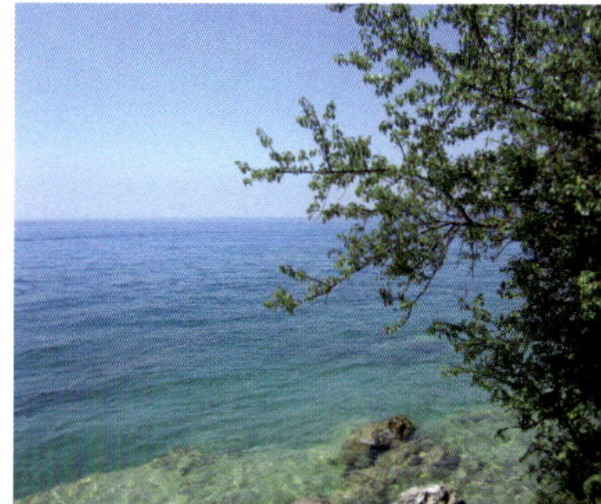

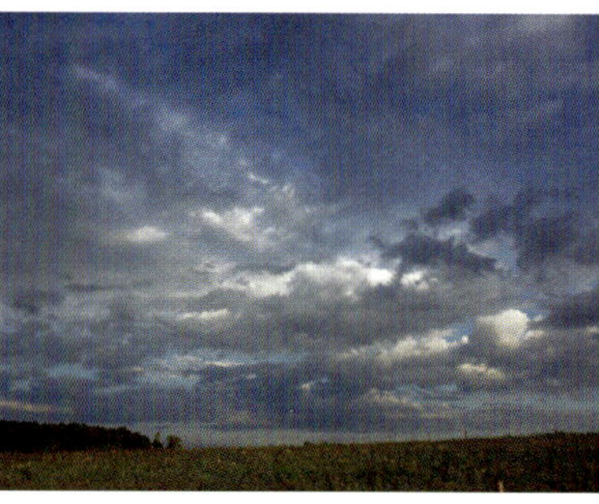

Abb. 3.11:
Wir sind immer von einem elektrostatischen Feld umgeben.
Bei schönem Wetter beträgt die Feldstärke zwischen 100 und 200 Volt pro Meter.
Bei Bewölkung steigt der Wert und kann unter Gewitterwolken bis zu mehrere Kilovolt pro Meter erreichen.

Indirekte Belastung durch elektrostatische Felder

Elektrostatische Felder bewirken ausschließlich eine indirekte Belastung. Die elektrostatische Aufladung führt bereits bei mäßig starker Aufladung zu einer erheblichen Erhöhung der Schwebedauer von Staubpartikeln. Ohne elektrostatische Aufladung beträgt die Schwebedauer von Staubpartikeln nur einige Minuten. Bei einer statischen Aufladung von nur wenigen Volt pro Meter (beispielsweise 50 bis 100 Volt pro Meter) und einer entsprechend geringen Luftfeuchtigkeit (< 30 Prozent) kann bereits eine 10- bis 20-fach längere Schwebedauer der Staubpartikel beobachtet werden. Sogar eine Erhöhung der Schwebedauer um Stunden ist möglich. In der Folge kommt es zu einer entsprechenden Reizwirkung auf das menschliche Atmungsorgan, insbesondere wenn wir im Bett liegend nur wenige Dezimeter vom Erdboden entfernt sind. Für umweltsensibilisierte Menschen stellt dies eine erhebliche gesundheitliche Belastung des Bronchialsystems dar.

Erhöhtes Risiko für Lungenkrebs

In einer Studie des Krebsforschungsinstituts der Bristol-University (England) wurde gezeigt, dass Hochspannungsleitungen Luftpartikel (Aerosole) elektrisch aufladen. Diese können sich dadurch viel leichter in der Lunge festsetzen und so zu vermehrtem Lungenkrebs führen. Die Auswirkungen gesteigerter Luftverschmutzung mit gesteigertem Elektrosmog potenzieren sich damit in ihrer gesundheitsschädlichen Wirkung.

Magnetostatische Felder

Magnetostatische Felder sind magnetische Gleichfelder, also zeitlich konstante Magnetfelder. Im Gegensatz zu statischen elektrischen Feldern können magnetostatische Felder den menschlichen Körper leicht durchdringen. Sie können dort Kräfte auf sich bewegende elektrische Ladungen und auf magnetische Momente ausüben, beispielsweise die der Elektronen, Protonen und sogar auf Atomkerne.

In der Physik kommt der Begriff „Moment" in mehreren Teilgebieten vor. Im engeren Sinn beschreibt das „Moment" den Einfluss einer Kraft, die zu einer Drehung führt. Ein Sonderfall eines Moments ist das Drehmoment, das sich streng genommen nur auf mechanische Bewegungen bezieht.

In der nachfolgenden Tabelle 3.2 sind einige Beispiele für Momente und deren Definitionen aufgeführt.

Tab. 3.2: Beispiele für physikalische Momente.

Art des Moments	Definition oder Formel
Drehmoment	(Kraft) x (Abstand zu einem Drehpunkt)
Drehimpulsmoment	(Impuls) x (Abstand zu einem Drehpunkt)
Trägheitsmoment	Massenträgheit, die sich einer Drehbeschleunigung widersetzt
Elektrisches Dipolmoment	(Ladung der einzelnen Pole) x (Abstand der einzelnen Pole)
Magnetisches Dipolmoment	(Stromstärke eines Kreisstroms) x (umschlossene Fläche)

Die Kraftwirkung auf Atomkerne bildet die Basis für das bekannte diagnostische Verfahren der Magnetresonanztomografie (MRT). Bei diesem Verfahren wird der Patient in ein sehr großes statisches Magnetfeld mit Flussdichten bis zu 7 Tesla gefahren. Bei dieser Feldstärke reicht die magnetische Kraft aus, um signifikante Protonensignale aus den Geweben zu erhalten, wodurch unter anderem sehr genaue Dichtekontrastbestimmungen möglich sind. Das Magnetfeld ist bei diesen Verfahren sehr homogen. Durch die weltweite Erfahrung mit dieser Technologie kann festgestellt werden, dass die Einwirkung homogener starker magnetischer Felder keine unmittelbare biologische Belastung darstellt.

Örtlich veränderliche magnetische Felder

Bei veränderlichen magnetischen Feldern hingegen kommt ein belastender Effekt hinzu. Der entscheidende Faktor dabei ist, dass der Organismus ein veränderliches Feld erfährt: Dies ist sowohl der Fall, wenn er sich durch ein örtlich veränderliches Feld (inhomogenes Feld) bewegt, als auch dann, wenn sich der Organismus in Ruhe befindet und das Feld sich sehr langsam mit der Zeit verändert. In beiden Fällen ist ein sich veränderndes Feld im Organismus vorhanden. Aus der Physik ist bekannt, dass ein veränderliches magnetisches Feld ein elektrisches Feld induziert (siehe auch Kapitel 3.1). Hierdurch entsteht im Körper zusätzlich ein elektrisches Feld mit den dazugehörigen Kräften auf Ladungsträger. Dieser Effekt ist bei den

MRT-Geräten bekannt. Bei Feldstärken größer als 3 Tesla können die Probanden nur sehr langsam in den Magneten gefahren werden, da es infolge der entstehenden Wirbelströme im Gehirn sonst zu Schwindel und Übelkeit kommen kann. Dabei macht es keinen Unterschied, ob das Feld erst auf volle Stärke gebracht ist und der Proband dann hineingefahren wird oder der Patient erst hineingefahren wird und das Feld danach hochgefahren wird. In beiden Fällen erfährt der Körper starke Flussänderungen des Magnetfelds.

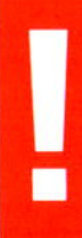

Fazit: Ein homogenes (unverzerrtes) magnetostatisches Feld stellt für unseren Organismus keine biologische Belastung dar. Wenn wir uns jedoch in einem inhomogenen magnetischen Feld bewegen, können Belastungen entstehen, die umso höher sind, je größer der Gradient zwischen den lokalen Magnetfeldern ist. Ein inhomogenes Erdmagnetfeld kann zum Beispiel in der Nähe von magnetisierten Metallteilen vorhanden sein. Ein unverzerrtes Erdmagnetfeld ist für den Körper somit von hoher biologischer Bedeutung.

Zitat Prof. Dr. Herbert L. König, ehem. Direktor der TU München:

„Die in den vergangenen Jahren gesammelten Daten zeigen deutlich, dass wir das normale geomagnetische Feld der Erde heute in die Betrachtung der Grundfunktion lebender Organismen als Umweltfaktor von großer Tragweite einbeziehen müssen. Ich meine, dass es sich bei dieser Einsicht wahrscheinlich um die bedeutendste Einzelerkenntnis des Jahrhunderts handelt."

3.3.2 Niederfrequente Felder

Die Wirkungen elektromagnetischer Felder sind sowohl thermischer als auch nicht-thermischer Natur.

Thermische Wirkungen: Die thermischen Wirkungen führen zu einer lokalen oder totalen Erhöhung der Körpertemperatur, die aber meist so gering ist, dass sie im Rahmen der natürlichen Schwankungen der Körpertemperatur bleibt und bei schwachen und ultraschwachen Feldern keine Rolle spielt. Diese Einflüsse sind bestens untersucht, und die gültigen Grenzwerte sind ausschließlich auf diese Gegebenheit abgestellt. Eine Überschreitung der Grenzwerte führt allerdings zu einer Zellenschädigung durch übermäßige Wärmeentwicklung.

Sekundäre (nicht-thermische) schädliche Auswirkungen treten bei Menschen oft erst nach Monaten oder Jahren auf und können im Einzelfall sogar Jahrzehnte auf sich warten lassen. In Zellkulturen können solche Auswirkungen aber vielfach sofort nachgewiesen werden.

Biophysikalische Effekte auf lebende Zellen

Wie können nicht-thermische Effekte erklärt werden? Mit dem Beginn der wissenschaftlichen Erforschung schwacher elektromagnetischer Strahlung in lebenden Organismen wurde sehr schnell klar, dass neben biochemischen Vorgängen eine Vielzahl elektromagnetischer Vorgänge in den Zellen existieren, die steuernde Funktionen übernehmen und sogar chemischen Vorgängen übergeordnet sind. Diese ermöglichen, beziehungsweise optimieren, biochemische Abläufe in Organismen und können selbst durch schwache externe elektromagnetische Strahlung beeinflusst werden. Neuere Begriffe wie elektrochemischer Zellstoffwechsel oder elektromagnetische Zellkommunikation stammen aus diesen Forschungsarbeiten. Die nicht-thermischen Effekte der elektromagnetischen Strahlung und insbesondere des Elektrosmogs führen zu einer Störung bzw. Veränderung der internen Zellkommunikation und dadurch zur Verhinderung, Beschleunigung oder Verlangsamung biochemischer Vorgänge. Darauf deuten auch die Ergebnisse aus der Biophotonenforschung hin.

Resonanzwirkung

Eine generelle Eigenschaft von elektromagnetischen Wechselfeldern ist, dass sie in Resonanz mit bioelektrischen Systemen treten können. Resonanz beschreibt das Mitschwingen eines Körpers in der Schwingung, die von einem anderen Körper ausgeht. Dabei ändern sich zwei oder mehr sich periodisch verhaltende Vorgänge im gleichen Rhythmus und tauschen Energie aus. In Bezug auf den menschlichen Organismus bedeutet das zum Beispiel: Unser Nervensystem ist im niederfrequenten Bereich besonders empfindlich und koppelt induktiv oder kapazitiv an das 50-Hertz-Feld der Stromversorgung oder das 16,667-Hertz-Feld des Bahnstroms an. Derselbe Effekt tritt übrigens auch bei der Pulsfrequenz von 217 Hertz der hochfrequenten digitalen Handys auf und ebenso bei der 100-Hertz-Pulsung bei den Schnurlostelefonen nach DECT-Standard.

Abb. 3.12: Zyklotronresonanz (vereinfacht). Beim Anlegen eines schwingenden elektrischen Feldes im rechten Winkel zum Magnetfeld und mit einer Frequenz, die der Umlaufgeschwindigkeit des Teilchens entspricht, wird Energie auf das Teilchen übertragen.

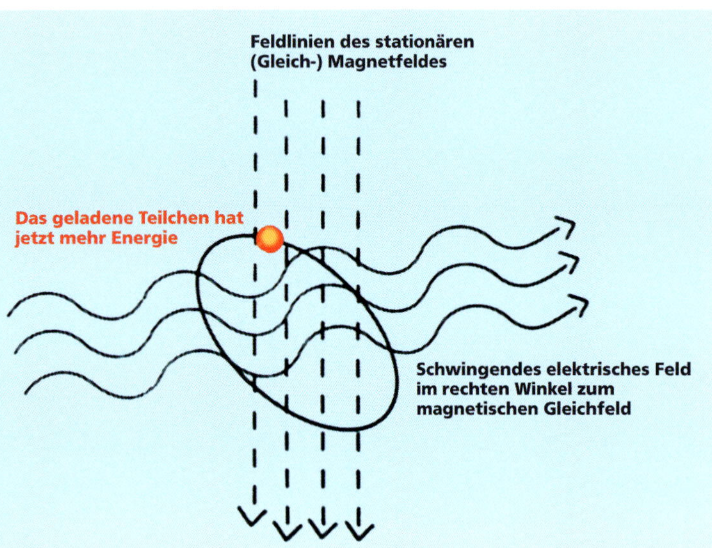

Im niederfrequenten Bereich können unterschiedliche Resonanzphänomene auftreten, wenn zusätzlich zu einem elektromagnetischen Feld ein statisches Magnetfeld vorhanden ist. Dies ist überall der Fall. Das erforderliche statische Magnetfeld wird vom Erdmagnetfeld gegeben. Es variiert in der Größe etwa zwischen 0,7 Gauß (70 µT) am Nord- und Südpol und 0,2 Gauß (20 µT) am Äquator. In der Natur ist das Erdmagnetfeld relativ homogen, in Städten und in der Nähe von Gebäuden wird es durch Metallkonstruktionen stark verzerrt. Die genauen Resonanzfrequenzen variieren in Abhängigkeit vom örtlichen Magnetfeld.

Zyklotronresonanz (ZKR)

Ein Zyklotron ist eigentlich ein Teilchenbeschleuniger, und zwar ein Kreisbeschleuniger. Ein Magnetfeld bringt die zu beschleunigenden elektrisch geladenen Teilchen (zum Beispiel Ionen) in eine spiralähnliche Bahn, auf der die Teilchen durch ein elektrisches Feld mit der passenden Frequenz immer wieder beschleunigt werden. In einem Organismus findet aufgrund des relativ statischen Magnetfeldes ein ähnlicher Vorgang auf Ionen statt, wenn ein elektromagnetisches Feld der passenden Frequenz vorhanden ist (Resonanz). Aufgrund der Vielfalt der natürlichen Umgebungsstrahlung gibt es fast immer ein solches Feld, sodass es bei Ionen im Organismus zu einer mehr oder weniger ausgeprägten Zyklotronresonanz kommt.

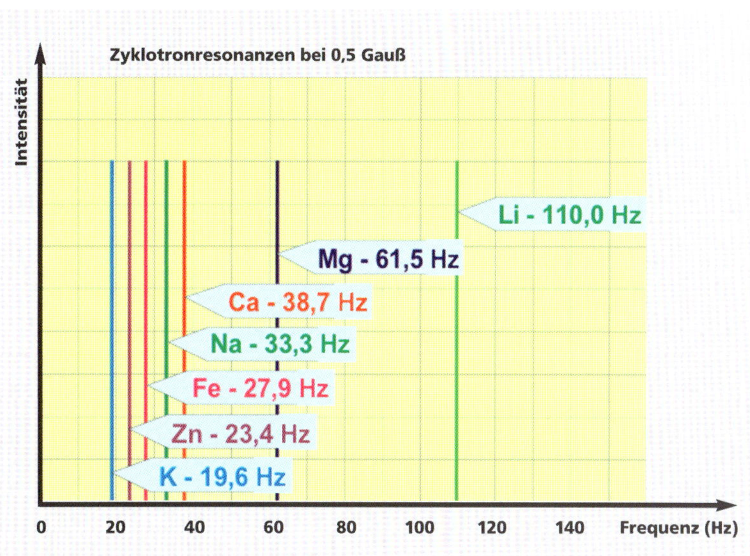

Abb. 3.13: Stofftypische Zyklotronresonanz. Jeder Stoff besitzt seine für ihn typischen Resonanzfrequenzen bei einer bestimmten Magnetfeldstärke.

Für unterschiedliche Ionen gibt es unterschiedliche Zyklotronresonanzfrequenzen. Tabelle 3.3 zeigt die Frequenzen für einige der wichtigsten Ionen im Körper. Sie sind für ein Magnetfeld von 0,5 Gauß (50 μT) berechnet und skalieren proportional mit der Feldstärke.

Ion	Zyklotronresonanzfrequenz
H^+	760 Hz
Li^+	110 Hz
Mg^{2+}	61,5 Hz
Ca^{2+}	38,7 Hz
Na^+	33,3 Hz
Fe^{2+}	27,9 Hz
Cl^-	21,9 Hz
K^+	19,6 Hz

Tab. 3.3: Zyklotronresonanzfrequenzen bei einer Magnetfeldstärke von 0,5 Gauß.

Kernmagnetische Resonanz (NMR)

Kernmagnetische Resonanz kann nur bei Atomkernen stattfinden, die ein magnetisches Moment besitzen (siehe Tabelle 3.2). Der weitaus wichtigste Atomkern in dieser Hinsicht ist das Proton. Fast alle klinischen Messungen dieser Art werden mit der Resonanzfrequenz des Protons durchgeführt und messen somit die Dichteverteilung der Protonen im Körper. Magnetische Momente sind mit der Eigendrehbewegung der Teilchen verknüpft. Diese Eigendrehung wird auch Spin genannt, siehe Infobox. Die kernmagnetische Resonanz wird deshalb auch als Kernspinresonanz bezeichnet.

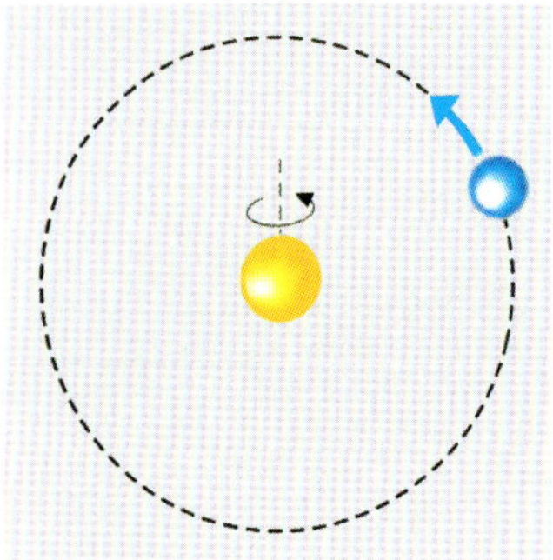

Abb. 3.14: Kernspin.

> ### Definition „Spin"
>
> Jedes Elektron – und übrigens auch fast jedes andere Elementarteilchen und die meisten Atomkerne – dreht sich ununterbrochen gleichmäßig wie ein Kreisel (oder wie die Erde) um seine eigene Achse. Es ist daher, weil hier auch elektrische Ladung kreist, ein kleiner Dauermagnet (in Richtung der Rotationsachse) mit ewig unveränderlichem Magnetismus. Diese Kreiselrotation wird von den Physikern „Spin" genannt. Spin ist das englische Wort für Drehen, Herumwirbeln.

In der Forschung wird aber auch mit anderen biologisch interessanten Atomkernen gearbeitet. Die Tabelle 3.4 zeigt die Frequenzen für einige der wichtigsten Atomkerne in unserem Organismus. Sie sind für ein Magnetfeld von 0,5 Gauß (50 μT) berechnet und skalieren ebenfalls proportional mit der Feldstärke.

Tab. 3.4: Kernspinresonanzfrequenzen bei einer Magnetfeldstärke von 0,5 Gauß.

Atomkern	Kernspinresonanzfrequenz
^{1}H	2130 Hz
^{13}C	536 Hz
^{14}N	154 Hz
^{23}Na	563 Hz
^{25}Mg	131 Hz
^{31}P	862 Hz
^{5}Cl	209 Hz
^{39}K	100 Hz

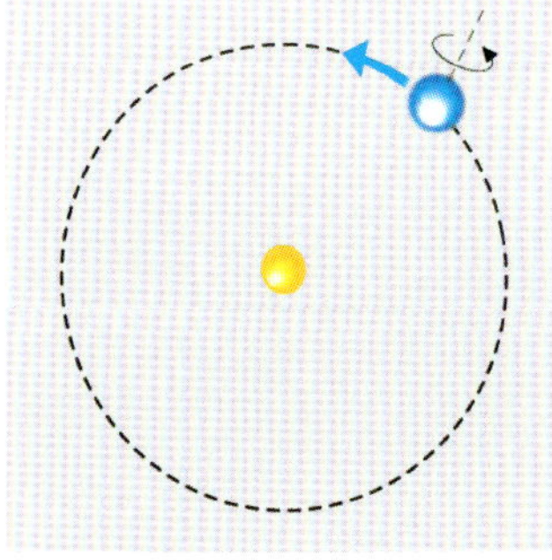

Abb. 3.15: Bahn- und Spindrehimpuls eines Elektrons.

Elektronenspinresonanz (ESR)

Bei der ESR gibt es einen dem NMR ähnlichen Resonanzeffekt. Da das magnetische Moment des Elektrons (abhängig davon, in welchem Stoff es sich befindet und welche komplexen Eigenschaften es dann hat) ein Vielfaches größer ist als bei einem Atomkern mit gleichem Spin, muss auch die eingestrahlte Frequenz um so viel größer sein, um die Resonanz zu erhalten.

Bei der gleichen Stärke des Erdmagnetfeldes von 0,5 Gauß (50 μT) würde man, ausgehend von den NMR-Werten in Tabelle 3.4, für die ESR-Frequenzen Werte im Bereich von einigen Hundert Kilohertz bis einigen Megahertz erhalten.

Zyklotronresonanz: Experimente an Zellkulturen

Der wichtigste Anteil des Elektrosmogs im niederfrequenten Bereich wird vom 50-Hertz-Stromnetz verursacht, sei es von den Überland-Hochspannungsleitungen oder den Netzleitungen in Wohnhäusern und betrieblichen Gebäuden. In einigen Ländern wird die Netzfrequenz bei 60 Hertz betrieben. Somit ist es nicht verwunderlich, dass in Forschungslabors im Laufe der Zeit sehr viele Experimente an Zellkulturen mit elektromagnetischen Feldern dieser Netzfrequenzen durchgeführt wurden.

Aus Tabelle 3.3 ist ersichtlich, dass die Zyklotronresonanzfrequenzen einiger Ionen bei einer angenommenen Magnetfeldstärke von 0,5 Gauß bereits dicht bei 50 Hertz liegen. Bei einem leicht veränderten Magnetfeld liegen sie genau bei 50 Hertz. Dies ist für Magnesium (Mg^{2+}) für ein örtliches Magnetfeld von 0,41 Gauß und für Calcium (Ca^{2+}) bei einem örtlichen Magnetfeld von 0,65 Gauß der Fall. Weil das Ca^{2+}-Ion mehrere wichtige Funktionen in der Zelle erfüllt, unter anderem als Signal-Ion, wurden und werden von mehreren Labors Versuche gemacht, um die Wirkung der Zyklotronresonanz von Ca^{2+} nachzuweisen. Im Folgenden werden zunächst die Ergebnisse solcher Versuche und anschließend die generellen Ergebnisse vorgestellt, die bei Versuchen mit 50 oder 60 Hertz gefunden wurden.

Experimente zur Zyklotronresonanz mit Calcium

Die ersten Experimente wurden 1978 von Bawin und Adey durchgeführt. Sie beobachteten Veränderungen im Ausstrom von Ca^{2+}-Ionen aus Zellen in Abhängigkeit von der Frequenz (Bawin 1978). Diese Experimente wurden damals von den Autoren noch nicht im Rahmen der Zyklotronresonanz interpretiert. Dies geschah erst 1985 durch Blackman und Liboff (Blackman 1985). Seit dieser Zeit sind hierzu viele Dutzende von Veröffentlichungen erschienen. Einige Referenzen sind Liboff (1987, 2013), Rochev (1990) und Blanchard (1997). Zurzeit sind vor allem einige italienische Forschergruppen auf diesem Gebiet aktiv. Neuere Ergebnisse kommen beispielsweise von

- Lisi (2007): Änderungen am Zytoskelett bei menschlichen Keratinzellen,
- Gaetani (2009): Differenzierung von menschlichen Herzstammzellen,
- Foletti (2010): verstärktes Neuritenwachstum und
- Ledda (2013): Zelldifferenzierung.

Fazit: Die Zyklotronresonanz ist ein in der Physik bekanntes Phänomen. Jahrzehntelange Experimente an Zellkulturen haben gezeigt, dass dieses Phänomen auch in lebenden Organismen existiert und eine der Möglichkeiten ist, wie schwache niederfrequente elektromagnetische Felder auf diese einwirken können.

Experimente bei Netzfrequenz von 50/60 Hertz

Im Bereich der Netzfrequenzen von 50 beziehungsweise 60 Hertz wird bereits seit vielen Jahrzehnten geforscht. Hierbei geht es nicht darum, die Existenz eines bestimmten Phänomens wie das der Zyklotronresonanz zu überprüfen, sondern generell festzustellen, ob Zellen überhaupt auf diese Frequenzen reagieren. Die Datenbank des femu (Forschungszentrum für Elektro-Magnetische Umweltverträglichkeit) der RWTH-Aachen (Rheinisch-Westfälische Technische Hochschule Aachen) ist dafür eingerichtet, alle Forschungsergebnisse im Bereich der Wechselwirkung von elektromagnetischen Feldern und Strahlung auf Organismen zu sammeln. Diese Datenbank zeigt in den vergangenen Jahren durchschnittlich etwa 25 Veröffentlichungen pro Jahr, wenn man die Suche beschränkt auf: 1. Forschungen an Zellen und 2. Anwendungen bei 50 oder 60 Hertz.

Einige Beispiele aus dem Jahr 2013:

- Wang (2013): Unterdrückung des Typ-1-Kollagens in menschlichen Lederhaut-Fibroblasten
- Kim (2013): Forschung an vom Knochenmark abgeleiteten mesenchymalen Stammzellen; Ergebnisse: Senkung der Zellzahl, morphologische Veränderungen an den Zellen, bestimmte Zellmarker erhöht, andere erniedrigt, intrazellulärer Gehalt an Calcium signifikant erhöht
- Amaroli (2013): Erhöhung der Enzym-Aktivität und der Protein-Expression des Enzyms Pseudocholinesterase; außerdem Erhöhung der Protein-Expression von HSP70; HSP70 ist ein sogenanntes Hitzeschockprotein; es hat seinen Namen aufgrund der Tatsache erhalten, dass es bei Stress, wie bei übermäßiger Hitze oder auch bei toxischem Stress, vermehrt produziert wird

Harte Arbeit für die Zellen

Es ist bekannt, dass Zellen unter Stress besondere Proteine wie zum Beispiel Hitzeschockproteine (HSP) produzieren. Goodman et al. konnten dies bereits im Jahr 1994 im Zusammenhang mit elektromagnetischer Strahlung nachweisen (Goodman 1994). Das zeigt, dass Stressoren wie Felder und Wellen die Zelle in eine Abwehrhaltung zwingen. Diese Abwehr von Stressoren bedeutet für die Zellen harte Arbeit, und diese führt die Zellen in ein permanentes pathologisches Energiedefizit, siehe auch Kapitel 3.7.

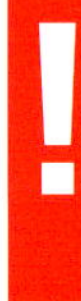

Fazit: Es gibt viele Hundert Berichte über Experimente an Zellkulturen bei Frequenzen des Stromnetzes. Diese zeigen mehrheitlich, dass im Verhalten der Zellen Änderungen aufgrund der Einwirkung der Strahlung auftreten. Es ist nicht mehr zu verneinen, dass Zellen diese Strahlung spüren können und entsprechend reagieren, auch bei Intensitäten, die weit unterhalb der heute erlaubten Grenzwerte liegen.

3.4 Nicht-ionisierende Strahlung und freie Radikale

Ionisierende und nicht-ionisierende Strahlung

Bei der Betrachtung des Gefahrenpotenzials elektromagnetischer Strahlung ist die Unterscheidung, ob es sich um ionisierende oder nicht-ionisierende Strahlung handelt, ein wichtiger Parameter. Die Gefährlichkeit ionisierender Strahlung, wie Röntgen- oder UV-Strahlung, wird generell akzeptiert, und es wird empfohlen, sich dagegen zu schützen. Von verschiedenen Gruppen kontrovers diskutiert werden dagegen die Gefahren der nicht-ionisierenden elektromagnetischen Strahlung, mit der sich auch die Elektrosmog-Diskussion befasst.

Die Behörden orientieren sich meist an den Aussagen der ICNIRP (International Commission on non-ionizing radiation protection, deutsch: Internationale Kommission für den Schutz vor nicht-ionisierender Strahlung), die pauschal behauptet, dass nicht-ionisierende Strahlung nur gefährlich werden könnte, wenn das betroffene Gewebe zu stark aufgewärmt wird. Wie dieses Kapitel zeigen wird, kann nicht-ionisierende Strahlung aber sehr wohl eine schädliche Wirkung auf den Organismus haben, auch wenn keine Aufwärmung stattfindet. Doch zunächst werden die Begriffe „ionisierende Strahlung" und „nicht-ionisierende Strahlung" näher erläutert.

Worin unterscheiden sich ionisierende und nicht-ionisierende Strahlung?

Wie der Begriff schon sagt, ist ionisierende Strahlung in der Lage, Atome und Moleküle zu ionisieren. Ionisation bedeutet, dass ein Atom oder Molekül aufgrund eines Ungleichgewichts an Elektronen auch ein elektrisches Ungleichgewicht aufweist – es ist elektrisch also nicht mehr neutral. Wird ein Atom oder Molekül ionisiert, verliert es ein Elektron oder mehrere Elektronen und wird dadurch zu einem Ion.

Elektronen sind an Atome oder Moleküle gebunden. Um sie aus ihrer Struktur zu entfernen, ist eine Mindestmenge an Energie erforderlich. Diese Energie ist die Bindungsenergie der Elektronen und wird auch „Ionisierungsenergie" genannt.

Abbildung 3.16 zeigt die Ionisierungsenergien chemischer Elemente. Die Energien beziehen sich auf die äußeren Elektronen, die am wenigsten gebunden sind. Die Elektronen, die sich dichter am Kern befinden, sind stärker gebunden und erfordern daher zur Ionisierung mehr Energie.

Abb. 3.16:
Ionisierungsenergien chemischer Elemente; die Werte beziehen sich auf einzelne freie Atome.

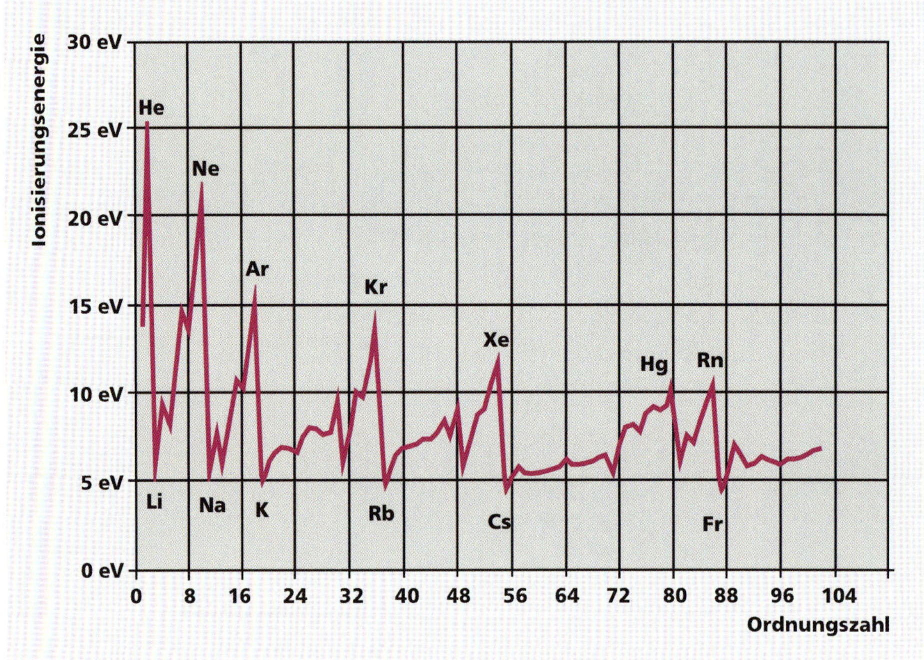

Wie sich aus der Abbildung erkennen lässt, ist für die leichteren Elemente, aus denen Organismen zum großen Teil bestehen, eine Energie von 5 Elektronenvolt (eV) oder mehr erforderlich, um ein Elektron von einem Atom zu trennen. Das heißt: Um ionisieren zu können, muss elektromagnetische Strahlung bis auf wenige Ausnahmen mindestens eine Energie von 5 eV mit sich bringen.

Laut Physik erhält man bei einer Energie von 5 Elektronenvolt eine Wellenlänge von etwa λ = 250 Nanometer (nm). Diese Wellenlänge liegt im sogenannten UV-C-Bereich und ist in der nachstehenden Abbildung 3.17 mit einem gelben senkrechten Strich gekennzeichnet. Wellenlängen, die größer sind (rechts vom gelben Strich), gehören zur nicht-ionisierenden Strahlung, kleinere Wellenlängen zur ionisierenden Strahlung. Allgemein gilt: Die Energie elektromagnetischer Strahlung ist proportional zur Frequenz. Je größer die Frequenz, umso größer die Energie und umso kleiner die Wellenlänge.

Wie wirkt ionisierende Strahlung biochemisch?

Wie eben erläutert, wird bei der Ionisation von einem Bestandteil im Organismus ein Elektron entfernt. Dieser Bestandteil kann beispielsweise ein einzelnes Atom oder ein einfaches Molekül sein, etwa ein Wassermolekül oder auch ein komplexes Biomolekül.

Elektronen haben, bedingt durch die magnetische Anziehungskraft, die zwischen ihnen besteht, eine sehr starke Neigung, in Paaren aufzutreten. Gleichzeitig stoßen sich Elektronen aber auch gegenseitig ab, da sie negativ geladen sind. Dies führt insgesamt zu einem Gleichgewichtszustand, den man sich vereinfacht so vorstellen kann, dass sich Elektronen miteinander gepaart um Atomkerne bewegen (siehe Abbildung 3.18).

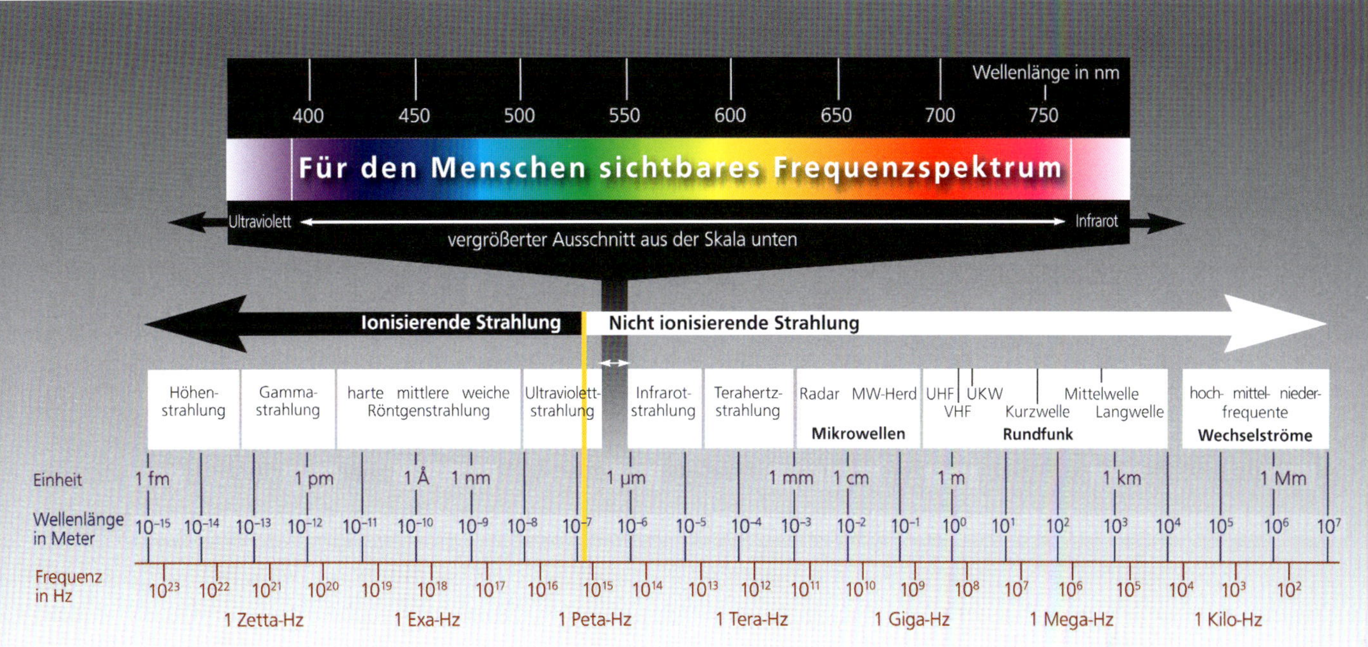

Abb. 3.17:
Das elektromagnetische Spektrum.
Die Trennung zwischen ionisierender und nicht-ionisierender Strahlung liegt bei einer Wellenlänge von 250 nm (gelbe Linie). Das sichtbare Licht befindet sich zwischen der Ultraviolett- und der Infrarotstrahlung. Zur Verdeutlichung wurde dieser Ausschnitt stark vergrößert im schwarzen Feld oben dargestellt.

Durch die Ionisation, bei der ein Elektron entfernt wird, bleibt ein Elektron ungepaart zurück. Dadurch wird der des Elektrons beraubter Bestandteil zu einem sogenannten „freien Radikal".

Freie Radikale sind chemisch aggressiv, da das ungepaarte Elektron vehement nach einem anderen Elektron sucht, mit dem es sich wieder paaren kann. Vielfach wird dieses ungepaarte Elektron von einem anderen Molekül geraubt, das dadurch dann selbst zu einem freien Radikal wird. Hierdurch kann eine lange Kette von Reaktionen entstehen, die sich dem normalen Reaktionsablauf völlig entziehen und zu unerwünschten Reaktionsprodukten führen.

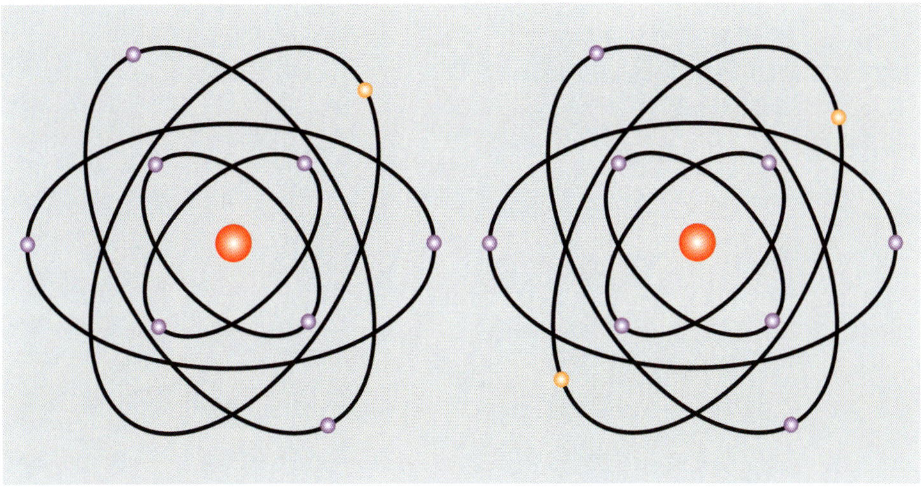

Abb. 3.18:
Das linke Atom ist ein freies Radikal, es hat ein ungepaartes Elektron (gelb). Das rechte Atom hat nur gepaarte Elektronen.

Nicht jedes Ion ist ein freies Radikal

Freie Radikale sind also Atome, Ionen oder Moleküle, die mindestens ein ungepaartes Elektron enthalten und durch Ionisation entstehen. Aber nicht jedes Ion ist auch ein freies Radikal. Die Zelle ist mit einer großen Anzahl an Ionen gefüllt, die keine freien Radikale sind, beispielsweise Natrium (Na^+), Kalium (K^+) und Chlor (Cl^-). Doch wie kann das sein?

Die Antwort liefert ein Blick auf den ersten Teil des Periodensystems der Elemente:

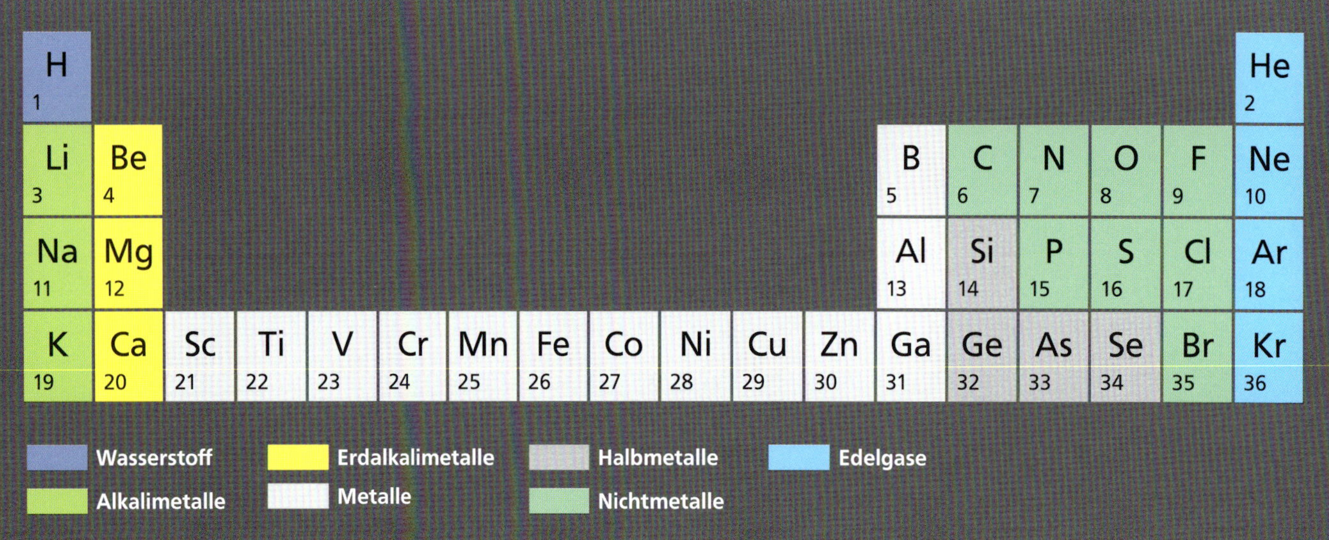

Abb. 3.19: Darstellung des ersten Teils des Periodensystems der Elemente.

Die Zahl links unten in den Kästchen ist die sogenannte Ordnungszahl: Sie steht für die Zahl der Protonen im Atomkern und für die Zahl der Elektronen in der Atomhülle. Alle Atome mit ungerader Ordnungszahl sind freie Radikale; sie besitzen ein ungepaartes Elektron. Dies gilt für die einzelnen Atome. Es stellt sich aber heraus, dass einzelne Atome, aufgrund der Paarungskraft der Elektronen, in der Natur kaum vorkommen.

So treten zum Beispiel Wasserstoff (H), Stickstoff (N), Fluor (F), Chlor (Cl) und Brom (Br) als zweiatomige Moleküle auf – H_2, N_2, F_2, Cl_2 und Br_2 –, wodurch ungepaarte Elektronen einen Partner finden. Metalle treten als mehratomige „Metallklumpen" auf, als Oxide oder als komplexere Verbindungen, und immer mit gepaarten Elektronen.

In unseren Zellen befinden sich unter anderem Na^+-, K^+- und Cl^-- Ionen: Das sind Atome mit ungerader Ordnungszahl. Durch den Gewinn oder Verlust eines Elektrons haben sie jedoch eine gerade Zahl von Elektronen erhalten und sind dadurch keine freien Radikale mehr. Dadurch können sie ihre Aufgabe in der Zelle erfüllen.

Diese Ionen können durch ionisierende Strahlung allerdings (nochmals) ionisiert beziehungsweise neutralisiert und dadurch zu freien Radikalen werden. Das Na^{2+}-Ion, das Cl^{2-}-Ion und auch das K^{2+}-Ion wären dann wiederum freie Radikale.

Freie Radikale, ROS und RNS

Bei der Diskussion um die Gefahren der elektromagnetischen Strahlung wird oft davon ausgegangen, dass freie Radikale nur durch Ionisation entstehen können. Doch das ist nicht korrekt. Im Körper laufen mehrere Prozesse ab, durch die freie Radikale entweder gezielt oder als Nebenprodukt erzeugt werden. Insgesamt gibt es drei Arten von belastenden Reaktionsprodukten:

1) freie Radikale,

2) ROS (reactive oxygen species/ deutsch: Reaktive Sauerstoffspezies) und

3) RNS (reactive nitrogen species/deutsch: Reaktive Stickstoffspezies).

Diese drei Arten weisen sowohl Übereinstimmungen als auch Differenzen auf.

Freie Radikale, ROS und RNS stimmen darin überein, dass alle ihre Reaktionsprodukte hochreaktiv sind. Die Konsequenz ist, dass sie vielfach für den Organismus schädliche Reaktionen durchführen. Die Differenzen erschließen sich aus den jeweiligen Definitionen:

1. **Freie Radikale** sind Atome, Ionen oder Moleküle, die mindestens ein ungepaartes Elektron enthalten. Die Tatsache, dass ein ungepaartes Elektron vorhanden ist, wird in chemischen Formeln oft mit einem Punkt (oder mehreren Punkten) angegeben, so auch in Tabelle 3.5.

2. **ROS** sind hochreaktive Formen des Sauerstoffs oder hochreaktive kleine sauerstoffhaltige Moleküle. Sind zu viele ROS vorhanden ist, spricht man von **„oxidativem Stress"**.

3. **RNS** sind hochreaktive kleine stickstoffhaltige Moleküle. Sind zu viele RNS vorhanden, spricht man von **„nitrosativem Stress"**.

Tabelle 3.5 zeigt einige wichtige Moleküle der ROS und RNS; manche davon sind freie Radikale. Die Gruppe der freien Radikale ist im Prinzip sehr groß, da jedes Molekül zu einem freien Radikal werden kann, wenn es ein Elektron verliert. In die Tabelle beispielhaft aufgenommen ist das Semichinon als großes Molekül, das in der Atmungskette teilweise als freies Radikal beim Elektronentransport beteiligt ist.

Die natürlichen Produktionswege von freien Radikalen, ROS und RNS im Körper

Wie bereits erwähnt, sind freie Radikale, ROS und RNS nicht nur das Produkt von unerwünschten Umwelteinflüssen; sie entstehen auch durch natürliche Körperprozesse. Teilweise sind sie Nebenprodukte von Stoffwechselvorgängen und sollten in diesem Fall möglichst schnell neutralisiert werden. Teilweise werden sie aber auch gezielt produziert, um beispielsweise als Signalmoleküle aufzutreten. In diesem Fall dürfen sie nicht sofort abgefangen werden, da sie eine bestimmte Zeit existieren müssen, um ihre Aufgabe erfüllen zu können. So werden sie beispielsweise in hohen Dosen in spezialisierten Zellen produziert, um Viren und Bakterien zu schädigen beziehungsweise abzutöten.

Tab. 3.5: Einige Beispiele für freie Radikale, ROS und RNS.

Formelzeichen	Bezeichnung	freies Radikal	ROS	RNS
$O_2{\bullet}^-$	Hyperoxid-Anion (früher Superoxid-Anion)	X	X	–
$HO\bullet$	Hydroxyl-Radikal	X	X	–
$HOO\bullet$	Hydroperoxyl-Radikal	X	X	–
H_2O_2	Wasserstoffperoxid	–	X	–
O_3	Ozon	–	X	–
OCl^-	Hypochlorit-Anion	–	X	–
$^1O_2$	Singulett-Sauerstoff	–	X	–
$NO\bullet$	Stickstoffmonoxid	X	–	X
$ONOO^-$	Peroxynitrit	–	–	X
$C_{59}H_{90}O_4{\bullet}^-$	Semichinon, die halb reduzierte Form des Coenzyms Q10	X	–	–

Ein Beispiel für **ROS als Nebenprodukt:**

- ROS entstehen in den Mitochondrien als Nebenprodukt der Zellatmung, zum Beispiel in der Atmungskette an Komplex IV. Im Idealfall gehen dort immer vier Elektronen auf Sauerstoff über, wobei zwei Moleküle H_2O entstehen. Unter bestimmten Umständen werden jedoch weniger Elektronen übertragen. Dann können Wasserstoffperoxid, Hydroxyl-Radikale oder das Hyperoxid-Anion (siehe Tabelle 3.5) entstehen. Schätzungsweise werden 1 bis 3 Prozent des in den Mitochondrien anfallenden Sauerstoffs in das Hyperoxid-Anion umgewandelt. Mitochondrien sind die Energiezentralen der Zelle. Nach intensivem Sport kann festgestellt werden, dass der oxidative Stress deutlich erhöht ist.

ROS und RNS, die an vielen Stellen im Körper als Signalmoleküle fungieren, werden als **„Redox-Signalmoleküle"** bezeichnet. Mittlerweile beschäftigt sich ein spezielles Fachgebiet, „Redox Signaling" genannt, ausschließlich mit dieser Thematik. Abweichungen im Verhalten der Redox-Signalmoleküle können zu unterschiedlichen Krankheiten, unter anderem zu Gehirn-, Herz- und Gefäßkrankheiten, führen.

Beispiele für **ROS und RNS als Signalmoleküle:**

- Das Enzym **NADPH-Oxidase** fördert durch die Übertragung eines Elektrons vom NADPH auf Sauerstoff die Bildung von Hyperoxid-Anionen. Diese spielen eine Rolle bei der Regulierung des Blutdrucks.
- Das Enzym Stickstoffmonoxid-Synthase fördert die Bildung von Stickstoffmonoxid (NO) aus der Aminosäure L-Arginin. NO hat im Organismus eine Vielzahl von physiologischen Aufgaben, aber nur eine Halbwertszeit von fünf Sekunden, und muss daher ständig neu hergestellt werden.

Es gibt mehrere Formen des Enzyms: **eNOS** in den Zellen an der Innenseite von Blutgefäßen (Endothelzellen) erzeugt NO, das die Relaxation der glatten Gefäßmuskulatur beeinflusst. **nNOS** existiert in Neuronen, und das erzeugte NO übernimmt die Funktion eines Neurotransmitters. **mtNOS** in den Mitochondrien erzeugt NO, das eine regulierende Funktion beim Stoffwechsel hat.

Neuere Studien schreiben dem Hyperoxid und dem Wasserstoffperoxid wichtige Funktionen im Gehirn bei der Signalübertragung und der Gedächtnisbildung zu. Sie wirken dort zudem stark gefäßerweiternd. Die NADPH-Oxidase ist vermutlich das wichtigste Enzym bei diesen Prozessen.

Ein Beispiel für **RNS als Verteidigungsmolekül:**

- Eine weitere Wirkung von NO ist die Verteidigung gegen Eindringlinge. So können Makrophagen große Mengen von NO produzieren, die Bakterien und Zellen abtöten. Dies geschieht mittels einer weiteren Form der Stickstoffmonoxid-Synthase: der **iNOS**.

Diese Beispiele sind nur eine kleine Auswahl aus den vielen Prozessen im Körper, bei denen freie Radikale, ROS und RNS auf natürliche Weise entstehen. Diese Prozesse haben nichts mit Ionisation zu tun. Für diese Prozesse sind auch keine Energien im UV-Bereich oder höher notwendig. Sie existieren im Rahmen aller Abläufe, die für einen gesunden Organismus notwendig sind. Durch feine Regelmechanismen werden diese Prozesse beschleunigt oder verzögert.

Der Zusammenhang zwischen nicht-ionisierender Strahlung und freien Radikalen

Angenommen, diese Regelmechanismen werden durch den vorhandenen Elektrosmog aus dem Gleichgewicht gebracht, so hätte dies zur Folge, dass die Produktion von freien Radikalen, ROS und/oder RNS nicht mehr fein abgestimmt werden kann, sondern fortwährend zu hoch ist. Die körperliche Belastung wäre dann ähnlich jener durch eine ionisierende Strahlung, rührt aber von einer nicht-ionisierenden Strahlung her. In den folgenden Abschnitten wird gezeigt, dass Mechanismen existieren, die diese Annahme bestätigen.

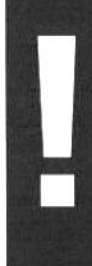

Fazit: Die indirekte Wirkung nicht-ionisierender Strahlung

In der Elektrosmog-Diskussion wird noch immer vielfach argumentiert, dass nicht-ionisierende Strahlung als nicht-thermische Strahlung unschädlich sei, da keine Erwärmung erfolgt und durch die direkte Einwirkung der Strahlung keine freien Radikale entstehen. Diese Argumentation ist jedoch falsch. Auch nicht-ionisierende Strahlung kann freie Radikale erzeugen – und zwar indirekt, indem körpereigene Prozesse, die von sich aus freie Radikale produzieren, angeregt werden.

3.5 Die biologische Wirkung hochfrequenter elektromagnetischer Strahlung

Unter hochfrequenter elektromagnetischer Strahlung versteht man Strahlung im Frequenzbereich von etwa 1 Megahertz (10^6 Hz) bis hin zum Bereich der Infrarotstrahlung (etwa 10^{12} Hz). Für die Elektrosmog-Diskussion relevant ist insbesondere der Bereich um 1 bis 10 Gigahertz (10^9–10^{10} Hertz), da dieser am häufigsten für technische Anwendungen eingesetzt wird. In diesem Bereich liegen auch die für den Elektrosmog wichtigen Frequenzen der Mobilfunk- und zum Teil der Radarstrahlung.

Für die Anwendung im Straßenverkehr mit den sogenannten Fahrerassistenzsystemen, wie Abstandstempomat oder Abstandswarner, stehen zurzeit vier Bänder zur Verfügung: 24,0 bis 24,25 Gigahertz, 76 bis 77 Gigahertz, 77 bis 81 Gigahertz sowie ein nur für den Nahbereich geeignetes UWB-Band (UWB für englisch „ultra-wideband", auf Deutsch: „Ultrabreitband" von 21,65 bis 26,65 Gigahertz. Bis auf das 77-bis-81-Gigahertz-Band werden derzeit alle Bänder genutzt, wobei der 76,5-Gigahertz-Bereich dominiert, der explizit dem Fahrzeugradar zugeteilt wurde und weltweit zur Verfügung steht.

Die Wellen der eben beschriebenen hochfrequenten elektromagnetischen Strahlung werden auch als Mikrowellen bezeichnet. Wie niederfrequente Wellen weisen Mikrowellen sowohl eine thermische als auch eine nicht-thermische Wirkung auf. Die thermische Wirkung von Mikrowellen ist hinreichend erforscht. Sie erfolgt beispielsweise im Gewebe durch hochfrequente Bewegung der Moleküle aufgrund der Mikrowellenbestrahlung. Durch Grenzwerte ist die thermische biologische Wirkung von Mikrowellen weitgehend abgesichert. Anders sieht es bei den nicht-thermischen Wirkungen aus, die noch immer viele Fragen aufwerfen (siehe auch Ende Kapitel 1.3).

Ein Zusammenspiel vieler Faktoren

Die technische Beschaffenheit der Mikrowellen ist weit komplexer als die der statischen und niederfrequenten Felder. Hier wirken viele Faktoren zusammen, die sich gegenseitig überlagern und verstärken können.

Beispielsweise werden die unterschiedlichen Mobilfunkfrequenzen durch sehr scharf definierte Mittelfrequenzen, Seitenbänder oder Pulsstrukturen gekennzeichnet. Diese können von Zeit zu Zeit, von Ort zu Ort und von Person zu Person immer wieder variieren. Auch die Intensitäten verändern sich stark in Abhängigkeit von der momentan vorhandenen Nachfrage. Dadurch ist kaum auszumachen, welche und wie viel Strahlung eine bestimmte Person an einem bestimmten Tag abbekommen hat. Hinzu kommt, dass auch nicht bekannt ist, welcher Parameter mit welchem Faktor in die Gesamtgleichung „biologische Schädlichkeit" eingeht.

Erwiesene Gefahrenbereiche

Bei Versuchen mit Nagetieren hat sich herausgestellt, dass bei 40 Megahertz eine Leistungsflussdichte von über 20 Watt pro Quadratmeter notwendig ist, um eine LD 50 (= tödliche Dosis für 50 Prozent der Versuchstiere) zu erzielen, während bei 40 Gigahertz eine Leistungsflussdichte von nur zirka 40 Milliwatt pro Quadratmeter ausreicht, um die LD 50 zu erreichen. Diese Erkenntnis legt nahe, dass bestimmte Bereiche der Hochfrequenz-Nutzung eingeschränkt werden oder sogar ausgenommen werden müssten. Das bedeutet aber nicht, dass mit den „Restfrequenzen" unkritisch umgegangen werden darf.

Erhöhtes Risiko durch Pulsung

Ein wesentliches Problem, mit dem das Biosystem Mensch fertig werden muss, ist die Modulationsart, also die periodische Pulsung der heutigen Mobilfunknetze. Analoge Signale gleicher Feldstärke sind bei Weitem biologisch weniger schädlich als gepulste Signalformen. Die Pulsung des Mobilfunksignals kann gut mit einer Stroboskop-Lampe verglichen werden. Während das Dauerlicht einer Leselampe mit 40 Watt niemanden irritiert, wird dieselbe Lampe zu einem aufdringlichen Störfaktor, wenn sie permanent ein- und ausgeschaltet wird. So werden zum Beispiel Tests zur Epilepsieanfälligkeit mit gepulsten Lichtsignalen durchgeführt.

Die Resonanzwirkung von Mikrowellen

Wie die bisherigen Forschungen zu den nicht-thermischen Wirkungen von Mikrowellen unter anderem gezeigt haben, können die Pulse, Modulationen und der Informationsgehalt von Mikrowellen den Körper- und Gehirnströmen ähnlich sein. Hochfrequente Einstrahlungen können daher mit biologischen Systemen in Resonanz gehen – zum Beispiel mit den wenige Zentimeter langen Nervenfasern des Gehirns – und in das biologische Regelsystem eingreifen. Auch einzelne Moleküle haben viele Resonanzmöglichkeiten im Bereich der Mikrowellenstrahlung. Eine Übersicht beispielsweise über die unterschiedlichen Proteinresonanzen liefert Tabelle 3.1 (siehe Kapitel 3.2). Die Anzahl der Resonanzmöglichkeiten ist allerdings derart groß, dass es für den Bereich der Mikrowellen im Gegensatz zum niederfrequenten Bereich nicht möglich ist, im Rahmen dieses Buchs die unterschiedlichen Mechanismen umfassend zu beschreiben.

Die Wirkung von Mobilfunkstrahlung auf Zellkulturen

Die Wirkung von Mobilfunkstrahlung auf Zellkulturen wird seit Jahrzehnten in Forschungslabors untersucht. Die Zahl der Veröffentlichungen ist hoch, da das Thema nach wie vor umstritten ist. Trotzdem, und begründet durch das vorhin beschriebene Zusammenspiel unterschiedlicher Faktoren, kann nicht behauptet werden, dass dieses Feld nun ausreichend studiert ist. Laufend kommen neue Daten hinzu, die wiederum neue Einsichten mit sich bringen, aber auch neue Fragen aufwerfen. Was mittlerweile jedoch mit Sicherheit feststeht: Mobilfunkstrahlung übt auch bei sehr niedrigen Intensitäten eine nachweisbare Wirkung auf viele Arten von menschlichen Zellen aus.

In der bereits bei den niederfrequenten Feldern erwähnten femu-Datenbank (femu: Forschungszentrum für Elektro-Magnetische Umweltverträglichkeit) der Rheinisch-Westfälischen Technischen Hochschule Aachen werden auch die Forschungsergebnisse im Bereich der Mobilfunkstrahlung gesammelt. Pro Jahr kamen in den vergangenen Jahren mehr als 100 Veröffentlichungen hinzu, die sich mit der Wirkung von Mobilfunkstrahlung auf Zellkulturen, biochemische Prozesse sowie menschliches und tierisches Verhalten beschäftigen. Einige neuere Ergebnisse sind:

- Ozgur et al. (2014): DNA-Schäden und Änderungen in der Proliferation von Hep-G2-Krebszellen
- Hou et al. (2014): Vermehrte Bildung von ROS und verstärkte Apoptose bei NIH/3T3-Zellen

Erklärung: ROS ist die Abkürzung für englisch „reactive oxygen species", auf Deutsch: „Reaktive Sauerstoffspezies". ROS werden auch als „Sauerstoffradikale" bezeichnet; sie stellen eine für den Organismus schädliche Form des Sauerstoffs dar, die bei oxidativem Stress und damit bei verschiedensten Erkrankungen sowie beim Altern eine wesentliche pathophysiologische Rolle spielen. **Apoptose** ist eine Form des programmierten Zelltods, der von der Zelle selbst aktiv durchgeführt wird, sozusagen ein „Selbstmordprogramm" einzelner biologischer Zellen. Die Apoptose kann von außen angeregt oder aufgrund von zellinternen Prozessen ausgelöst werden.

- Kesari et al. (2014): Aktivierung des Stress-Response-Mechanismus unter Beteiligung der HSP27/p38MAPK-Reaktionskaskade durch ROS-Bildung; Verursachung von neurologischen Störungen
- Valbonesi et al. (2013): Vermehrte Expression des Hitzeschockproteins HSP70

Erklärung: Wie bei den niedrigen Frequenzen wird auch bei den Mikrowellen regelmäßig von der vermehrten Ausschüttung der **Hitzeschockproteine** berichtet. Die Zelle setzt Hitzeschockproteine ein, wenn sie von irgendeiner Bedrohung angegriffen wird. Das zeigt, dass auch die Mikrowellen von der Zelle als belastend empfunden werden.

BioInitiative 2012: Ein Überblick über die Datenlage

Eine ausführliche Darstellung der heutigen Datenlage liefert der Bericht „Bio-Initiative 2012" (siehe auch Kapitel 4.2). In diesem 1.467 Seiten langen Report werden die wichtigsten Forschungsergebnisse der vergangenen Jahrzehnte ausführlich diskutiert und zusammengefasst. Er enthält unter anderem umfangreiche Darlegungen der Forschungen zu Mikrowellen-/Mobilfunkstrahlung in den Bereichen:

- Hinweise auf Krebsbildung
- Veränderungen im Nervensystem und bei den Hirnfunktionen
- Einfluss auf die DNA
- Wirkung auf Hitzeschockproteine
- Wirkung auf das Immunsystem
- Mögliche biologische Mechanismen

Die Schlussfolgerungen dieses umfangreichen und eindrucksvollen Berichts in einem Satz zusammengefasst: „Die Effekte der Mobilfunkstrahlung sind ernst zu nehmen, die heutigen Grenzwerte sind zu niedrig."

3.6 Spezifische Wirkungen auf Zellmembranen

Wie bereits in Kapitel 1 dargestellt, ist die Zellmembran die Schaltstelle für alle Stoffe und Informationen, die in die Zelle hineingehen oder sie verlassen. Signale, die bei der Membran ankommen, werden von ihr in der Regel ins Zellinnere weitergeleitet. Die Beschaffenheit, die chemischen und physikalischen Eigenschaften und die elektromagnetische Empfindlichkeit der Membran sind wichtige Parameter für die Überlebensfähigkeit der Zelle.

Ebenso wurde in Kapitel 1 bereits angesprochen, welche Wirkungen Elektrosmog aufgrund der elektromagnetischen Empfindlichkeit der Zellmembranen haben kann; hier noch einmal ein Überblick über die bereits skizzierten Effekte:

- Sonnenlicht dient dem Organismus als Energie- und Ordnungsspender; durch Elektrosmog wird diese Ordnung angegriffen, und fundamentale Lebensprozesse werden gestört (Dr. Johanna Budwig).
- Durch Elektrosmog kann die Membranspannung direkt oder indirekt verändert und die Funktion der Membranproteine beeinträchtigt werden.
- Vor allem die hochfrequenten Anteile von Elektrosmog können an den Integralen Membranproteinen (IMPs) Konformationsänderungen bewirken und ein Fehlverhalten der Zelle auslösen.

- Ebenso können insbesondere die hochfrequenten Anteile von Elektrosmog die Glykoantennen der Zellmembranen zu „eintönigen" Schwingungszuständen zwingen und damit die für ihre Aufgaben erforderlichen Schwingungszustände verhindern.
- Strukturiertes Wasser spielt bei allen wichtigen Prozessen, die an der Membran und auch an den Proteinen stattfinden, eine wesentliche Rolle; Elektrosmog kann die essentielle Ordnung des strukturierten Wassers zerstören und damit in die Regelmechanismen der Zelle eingreifen. Mikrowellen erzeugen an den Elektronen der Wassermoleküle eine Kraft, welche die Wassermoleküle zusätzlich in mechanische Schwingungen der gleichen Frequenz versetzt. Das um Biomoleküle (Proteine, Glykomoleküle, Membranen etc.) vorhandene strukturierte oder chaotische Wasser, gibt diese hochfrequenten Schwingungen wiederum an die Biomoleküle weiter, wodurch sie in ihren Funktionen beeinflusst werden können.
- Zahlreiche Zellaktivitäten, die für die Entfaltung des Lebens unabdingbar sind, werden durch elektromagnetische Strahlungsmuster, die in der natürlichen Umgebungsstrahlung vorhanden sind, kontrolliert und reguliert; dazu gehören auch die vom Organismus selbst erzeugten Frequenzmuster. Vor allem bei längerer Exposition und hoher Intensität kann Elektrosmog diese Zellaktivitäten vermindern oder sogar vollständig unterdrücken.
- Elektrosmog kann die elektromagnetische Ladungsverteilung von Protein-Molekülen, die für die Signalübertragung zuständig sind, verändern und insbesondere bei längerer Einwirkzeit und hoher Intensität verhindern, dass diese Proteine sinnvoll zum Einsatz kommen.
- Durch eine Veränderung der elektromagnetischen Ladungsverteilung von Zytoplasmaproteinen kann Elektrosmog die verhaltenssteuernde Antriebskraft dieser Proteine und damit das Zellverhalten beeinflussen.
- Da sich der menschliche Organismus den veränderten Umgebungsbedingungen, die durch die Elektrosmog-Belastung entstanden sind, noch nicht angepasst hat, reagiert er mit Symptomen und Veränderungen, die auf diese veränderten Bedingungen zurückzuführen sind. Diese Symptome werden häufig mit starken Medikamenten behandelt. In diesem Zusammenhang ist noch einmal zu betonen, das Elektrosmog durch seinen Einfluss auf die Membranspannung und damit auf die Funktion der Membranproteine zu einer unter Umständen völlig anderen Wirkung von Medikamenten führen kann.

Aktuelle Untersuchungen

Diese Auflistung verdeutlicht bereits, wie vielfältig die Wirkungen sind, die Elektrosmog und allgemein elektromagnetische Signale auf die Zellmembranen haben können. In den vergangenen Jahrzehnten haben mehrere Forscher Experimente zu diesem Thema durchgeführt, die noch weitere Erkenntnisse zutage brachten.

Im Folgenden werden insbesondere für Leser/-innen mit biochemischen Grundkenntnissen einige interessante Beispiele diskutiert

Bersani et al. (1997)

In dieser Arbeit wurde festgestellt, dass sich die Verteilung der Intermembranproteine (siehe Kapitel 1.2) unter Einfluss eines gepulsten 50-Hertz-Signals veränderte. Bei Anwesenheit des Signals schlossen sich die Intermembranproteine in Gruppen zusammen (Clusterbildung), bei Abwesenheit des Signals lösten sich die Gruppierungen nach einigen Stunden wieder auf.

Es ist sehr wahrscheinlich, dass sich durch Clusterbildung die IMPs anders verhalten und ihre Signalwege sich verändern, was Auswirkungen auf viele physiologische Prozesse hat.

Baureus Koch (2003)

Hierbei handelt es sich um ein weiteres Experiment im Rahmen der in Kapitel 2.2 diskutierten Zyklotronresonanz von Calcium-Ionen. Es konnte eindeutig nachgewiesen werden, dass Frequenzen im Bereich von 50 Hertz eine Wechselwirkung mit dem Ionenkanal, der für Calcium-Ionen durchlässig ist, haben können und dadurch die Ausströmung von Ca-Ionen beeinflussen.

Erklärung: Änderungen der Calciumkonzentration in der Zelle sind entscheidend für viele physiologische Prozesse. Wird die **Ausströmung der Calcium-Ionen** beeinflusst, kann dies auch Auswirkungen auf diese Prozesse haben.

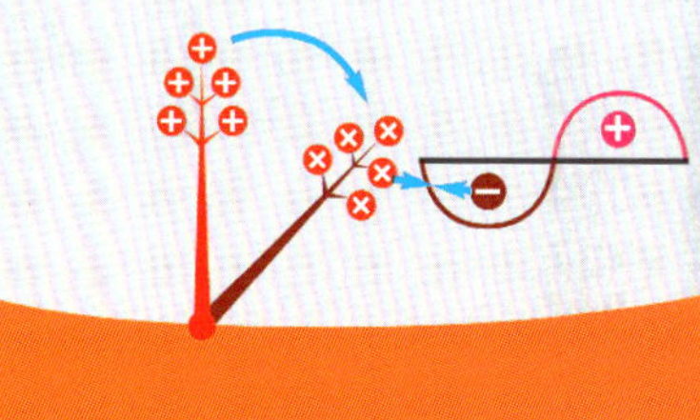

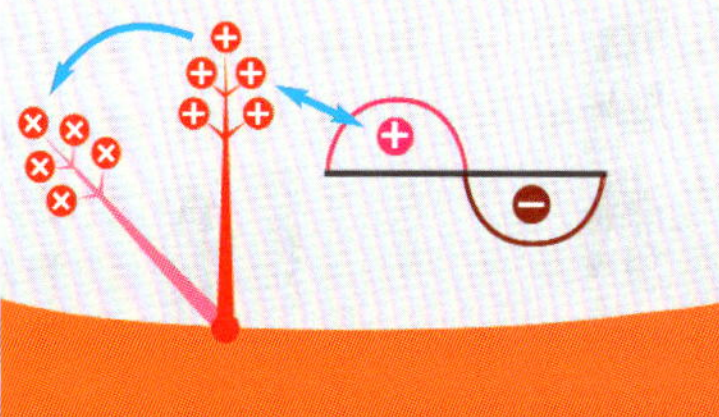

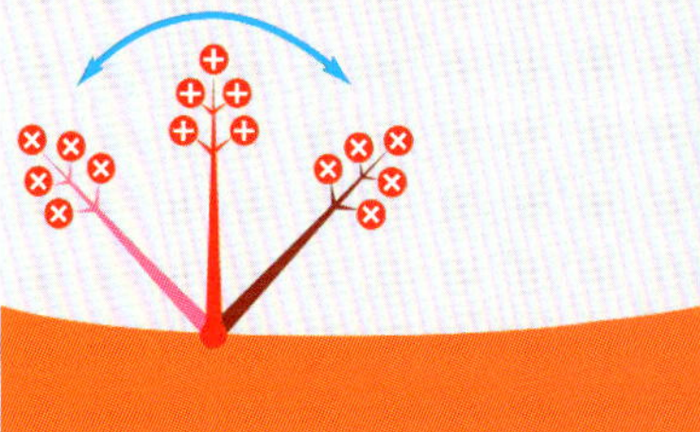

Abb. 3.20: Wechselwirkung eines EM-Signals mit einem elektrisch geladenen Proteinzweig.

Funk (2006)

Dieses Review Paper gibt einen interessanten Überblick über eine Vielzahl von Ergebnissen im Bereich der Wechselwirkungen von elektromagnetischen Signalen mit Membranen. Unter anderem wird gezeigt, dass bereits elektrische Felder mit einem Feldgradienten von 0,01 Millivolt pro Zentimeter (mV/cm) eine relevante Ladungsdichte an der Membran und dadurch Reaktionen in der Zelle verursachen können. Dieser Feldgradient liegt um den Faktor 10 Millionen niedriger als jener der heutigen Grenzwerte.

Weiterhin wird in dieser Arbeit ein einfacher Mechanismus dargestellt, wie elektromagnetische Signale mit Membranproteinen wechselwirken können (siehe Abbildung 3.20). Verzweigungen der Proteine, die aus der Membran herausragen, können unterschiedliche Ladungsverteilungen aufweisen. Diese Ladungsverteilungen werden von einem vorbeiströmenden elektromagnetischen Signal abwechselnd angezogen und abgestoßen. Diese Bewegung kann vom Membranprotein interpretiert und in das Zellinnere weitergegeben werden.

Beneduci et al. (2013)

Bei diesem Experiment wurden Membranen mit Mikrowellen zwischen 53 und 78 Gigahertz bestrahlt. Es wurde vor allem herausgefunden, dass die Bestrahlung einen Einfluss auf Menge und Struktur des an der Membran gebundenen Wassers hatte. Dies wiederum hat viele Membranfunktionen beeinflusst, beispielsweise die Durchlässigkeit und Konformation (räumliche Anordnung) der einzelnen Intermembranproteine der Membran, und damit auch die Funktion dieser Proteine.

Calabro et al. (2013)

Bei diesem Experiment mit schwachen 50-Hertz-Signalen wurde ein Einfluss auf die Lipidzusammensetzung der Zellmembranen festgestellt. Weiterhin wurden Änderungen bei den Schwingungsmöglichkeiten der Intermembranproteine gefunden. Ab einer bestimmten, immer noch sehr geringen Feldstärke der magnetischen Komponente der Signale wurden die Zellen weniger lebendig, und auch die Membranspannung der Mitochondrien war reduziert.

Friedman et al. (2007)

Dieses Experiment wurde mit schwacher Mobilfunkstrahlung von 875 Megahertz durchgeführt. Durch Ein- und Ausschalten bestimmter Prozesswege konnte eine ganze Reaktionskette ausfindig gemacht werden. Es stellte sich heraus, dass die 875-Megahertz-Strahlung direkt auf ein bestimmtes Intermembranprotein, die NADH-Oxidase, einwirkt (siehe Abbildung 3.21).

Abb. 3.21: An der Zellmembran beginnende Reaktionskaskade nach Einwirken eines 875-MHz-Mobilfunksignals.

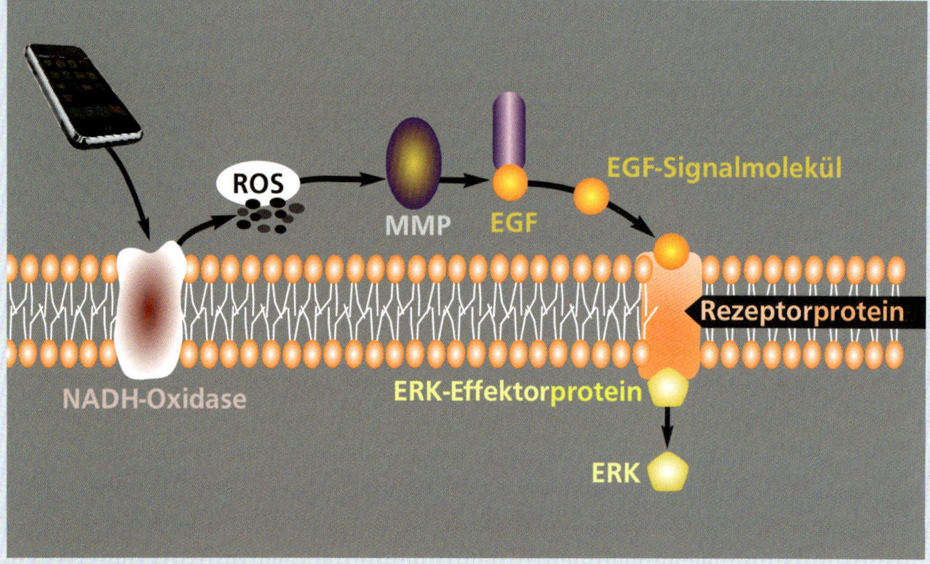

NADH-Oxidase, nicht zu verwechseln mit der NADH-Dehydrogenase der Atmungskette, ist ein Intermembranprotein, das u. a. die Produktion des Hyperoxid-Anions ($O_2{\bullet}^-$) katalysiert (siehe auch Tab. 3.5). Es reagiert auf die Bestrahlung mit einer erhöhten Produktion von ROS. Die ROS stimulieren sogenannte MMPs (Matrix-Metalloproteinasen); das sind Enzyme, die die Spaltung von Peptidbindungen in Proteinen katalysieren, die daraufhin von einem weiteren Molekül ein Teil abspalten, der als Hb-EGF bezeichnet wird (Hb steht für Heparin-bindend; Heparin ist ein körpereigener Hemmstoff der Blutgerinnung; EGF ist die Abkürzung für englisch „epidermal growth factor", auf Deutsch: „Epidermaler Wachstumsfaktor").
Dieser Wachstumsfaktor aktiviert einen speziellen EGF-Rezeptor in der Membran, der an der Zellinnenseite durch die Freisetzung von ERKs reagiert. ERKs sind Effektorproteine, die im Zellplasma weitere Kaskaden in Gang setzen, die schließlich Transkriptionsvorgänge und weitere Zellprozesse initiieren.

Desai et al. (2009)

Diese Überblicksarbeit diskutiert die Ergebnisse einer Vielzahl von Experimenten, die mit Mobilfunkstrahlung an Zellen durchgeführt wurden. Eine erhebliche Zahl von Experimenten stellte unter Einwirkung der Mobilfunkstrahlung eine erhöhte Produktion von ROS (Reaktive Sauerstoffspezies) fest. Ein weiterer Befund: Chronische Exposition erschöpft die antioxidante Kapazität der Zellen. Aufgrund ihrer Analysen schlagen die Autoren zur Erklärung der Ergebnisse zwei wichtige Wirkungsmechanismen vor, die in den Abbildungen 3.21 und 3.22 dargestellt sind:

1. Bei kurzzeitiger Bestrahlung: Aktivierung der NADH-Oxidase mit nachfolgender ROS-Produktion und weiteren Reaktionsschritten, wie links bei Friedman beschrieben (siehe Abbildung 3.21).
2. Bei langzeitiger Bestrahlung: höhere Produktion von ROS, die direkt die Membran durchqueren kann; dadurch Aktivierung von Stresskinasen, dadurch Aktivierung der p38-MAP-Kinase, dadurch Aktivierung des Hitzeschockproteins hsp27, das schließlich zellschädigende Reaktionen in Gang setzen kann (siehe Abbildung 3.22).

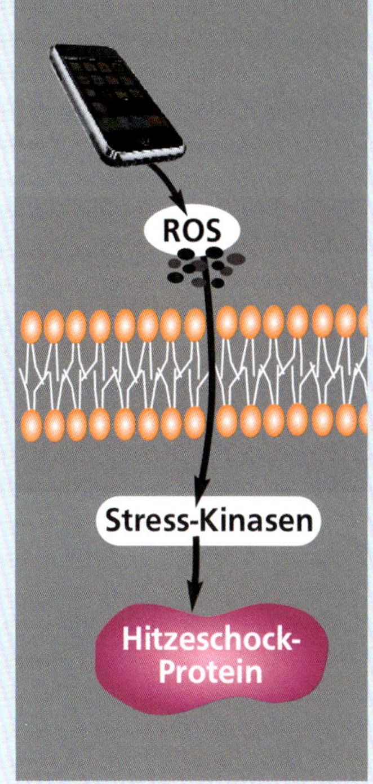

Abb. 3.22: Eine Reaktionskette, die bei langzeitiger Bestrahlung mit Mobilfunksignalen aktiv werden kann.
Siehe Erläuterung des Vorgangs im Text.

Pall (2013), Pall (2016), Pall (2018A)

In dieser Serie von Veröffentlichungen beschreibt Prof. Martin Pall von der Washington State Universtity in Seattle, USA, einen neuen Wirkungsmechanismus. Man hat entdeckt, dass die sogenannten Spannungsgesteuerten Calciumkanäle (englisch voltage-gated Ca channel, VGCC) sehr empfindlich auf Mikrowellenstrahlung reagieren. Diese Calciumkanäle befinden sich in der Membran von erregbaren Zellen, wie Muskelzellen und Nervenzellen.

Unter normalen Bedingungen sind die Calciumkanäle geschlossen. Aber bei Bestrahlung mit Mikrowellen öffnen sie sich und lassen Calcium in die Zelle hineinströmen. Dies hat schwerwiegende Konsequenzen für die Zelle. Abhängig vom Zelltyp werden unterschiedliche biochemische Prozesse in Gang gesetzt, die in dem Moment nicht zu der Aufgabe der Zelle passen und somit die normalen Abläufe stören.

Fazit: Alles in allem stellen diese Arbeiten dar, wie vielfältig und weitreichend die biologischen Wirkungen elektromagnetischer Signale auf Zellmembranen und damit auf den gesamten Organismus sein können. Fest steht, dass die Zellmembran als ein wichtiges Zielobjekt für elektromagnetische Strahlung fungiert. Es ist wahrscheinlich, dass weitere unabhängige Forschungen an Zellkulturen immer detailliertere Ergebnisse bringen.

3.7 Generelle Reaktionen des menschlichen Körpers

Beeinflussung des Hormonhaushalts

Im Frühjahr 2004 wurde im niederbayerischen Rimbach ein GSM-D1-/D2-Mobilfunksender (900-Megahertz-Band) errichtet. Ende Januar/Anfang Februar 2004, also kurz bevor der Sender in Betrieb genommen wurde, waren die Rimbacher Bürger aufgefordert worden, an einer Reihenuntersuchung teilzunehmen. Daraufhin wurde bei 60 Freiwilligen im Alter zwischen zwei und 68 Jahren (27 männliche und 33 weibliche Probanden) der Adrenalin-, Noradrenalin-, Dopamin- und Phenylethylamin (PEA)-Gehalt im Urin bestimmt. Die Untersuchung wurde im Juli 2004, im Januar 2005 und im Juli 2005 wiederholt (Buchner 2011).

Die Stoffe Adrenalin, Noradrenalin und Dopamin gehören zur Gruppe der Katecholamine. Sie sind einerseits Hormone, andererseits Neurotransmitter (Botenstoffe) im Zentralnervensystem und im vegetativen Nervensystem. Adrenalin und Noradrenalin werden bei Stresssituationen produziert und regen unter anderem das Herz-Kreislauf-System an. Das als Glückshormon bekannte Dopamin wird im Körper für eine Vielzahl von lebensnotwendigen Steuerungs- und Regelungsvorgängen benötigt. Phenylethylamin ist die Stammverbindung der Phenylethylamine. Dies ist eine übergeordnete Molekülgruppe, zu der zum Beispiel bestimmte Aminosäuren, aber auch Adrenalin, Noradrenalin und Dopamin gehören.

Die Ergebnisse der Untersuchung im Einzelnen

Wie die Reihenuntersuchung zeigte, stiegen bei Adrenalin und Noradrenalin die Werte in den ersten sechs Monaten nach dem Einschalten des GSM-Senders an und sanken danach wieder ab. Nach eineinhalb Jahren waren die Ausgangswerte fast wieder erreicht.

Im Gegensatz dazu sanken die Dopamin-Werte sofort nach dem Beginn der Strahlenexposition erheblich ab und stiegen danach wieder leicht an. Der Ausgangszustand wurde aber auch nach eineinhalb Jahren nicht wieder erreicht. Bei der letzten Messung im Juli 2005 betrug der Durchschnittswert etwa 75 Prozent des durchschnittlichen Ausgangswerts.

Die PEA-Werte blieben in den ersten sechs Monaten nach dem Einschalten des Senders etwa gleich, danach sanken sie kontinuierlich ab. Bei der letzten Messung betrug der Durchschnittswert etwa 50 Prozent des durchschnittlichen Ausgangswerts.

Alle diese Befunde sind statistisch hoch signifikant. Sie wurden bei Strahlungsbelastungen erhoben, die weit unterhalb der gültigen Grenzwerte liegen.

Interpretation der Befunde

Diese Resultate bestätigen die Vermutung, dass der Hormonhaushalt des Körpers durch Mobilfunkstrahlung beeinflusst wird. Die erste Reaktion des Körpers ist eine Stressreaktion, bei der Adrenalin und Noradrenalin ansteigen. Danach treten unterschiedliche Kompensationsmechanismen auf. Insgesamt zeigt sich aber ein konsistentes Bild, da Adrenalin und Noradrenalin aus Dopamin hergestellt werden und PEA die Vorläufersubstanz dieser drei Stoffe ist. Das heißt: Adrenalin und Noradrenalin steigen an und werden anschließend in höherem Maße verbraucht; infolgedessen kommt es zu niedrigeren Dopamin- und PEA-Werten.

Weitere Studien werden sicherlich noch zusätzliche Beeinflussungen des Hormonsystems zeigen.

Elektrosensibilität

1998 bauten Wissenschaftler der Universität Gießen in Zusammenarbeit mit Physikern der Ludwig-Maximilians-Universität München eine Simulationskammer. 200 Versuchspersonen wurden dort den gleichen schwachen elektromagnetischen Wellen ausgesetzt, wie sie durch Blitze in 1.000 Kilometer Entfernung entstehen. Erstaunlicherweise wurden bereits nach zehn Minuten deutliche Änderungen der Hirnströme der Probanden mittels EEG festgestellt. (Schienle 1998). Ähnliche Ergebnisse lieferte eine Studie der Universität Zürich bei schlafenden Versuchspersonen. Dabei wurde in der Nähe der Versuchspersonen ein Handy eingeschaltet.

Es lässt sich also festhalten, dass der menschliche Organismus sehr empfindlich auf bereits kleinste Strahlungsmengen reagiert. Für diese Empfindsamkeit wurde der Begriff der „Elektrosensibilität" geprägt.

Elektrosensible Menschen werden krank und wissen oft lange nicht, warum. Es kann Monate oder gar Jahre dauern, bis sie die Ursache für ihre Beschwerden erkennen. Schlimmstenfalls entdecken sie den Zusammenhang nie, sodass sie auch keine gezielten Maßnahmen ergreifen können.

„Elektrosensibilität", das „Krankwerden aufgrund der Dauerbelastung durch Elektrosmog", wird von vielen Wissenschaftlern und Medizinern jedoch häufig nur als psychosomatisches Problem abgetan. Oder schärfer ausgedrückt: Die Betroffenen würden sich alles nur einbilden, da die hochfrequente Strahlung, die insbesondere die modernen Funkstandards mit sich bringen, viel zu schwach sei, um entsprechende Symptome auszulösen und eine ernsthafte gesundheitliche Gefährdung darzustellen. Die Beschwerden würden vielmehr von der Angst ausgelöst werden, die die Betroffenen vor der Strahlung haben.

Insbesondere in Deutschland werden elektrosensible Menschen mit ihren Beschwerden nicht ernst genommen. Doch die Einstellung zu Elektrosensibilität ist nicht in allen Ländern gleich. In Schweden beispielsweise ist Elektrosensibilität ein anerkanntes Phänomen, und Personen, die betroffen sind, haben ein Recht auf staatliche Unterstützung.

Prominente Beispiele für elektrosensible Menschen

Medienberichte über Personen, die unter Elektrosmog leiden, gibt es immer wieder. Die größte öffentliche Aufmerksamkeit erhält das Thema aber, wenn sich auch prominente Personen offen dazu bekennen, unter der Funkstrahlung zu leiden: so beispielsweise die mehrfache norwegische Ministerpräsidentin Gro Harlem Brundtland.

Auch im September 2013 wurde wieder ein prominenter Fall publik, über den die Frankfurter Allgemeine Zeitung (FAZ) berichtete: Jean-Yves Cendrey, ein französischer Schriftsteller, der in Berlin lebt und 2012 plötzlich erkrankte, während er seinen dritten Roman schrieb. Die Symptome, unter denen er litt: Schlaflosigkeit, Kopfschmerzen, Schwindel und Nackenstarre. Trotz etlicher Untersuchungen konnten die Ärzte keine Ursache für das Leiden feststellen. Ebenso rätselhaft war dann auch das Verschwinden der Symptome, das sich plötzlich im Landhaus des Schriftstellers einstellte. Erst Monate später wurde ihm der Grund für seine Beschwerden klar: eine Funkantenne, die 100 Meter von seiner Berliner Wohnung entfernt errichtet worden war. Die Konsequenz des Schriftstellers: Er wechselte seinen Wohnort und schrieb in seinem neuen Domizil ein Buch über sein Leiden: *Schproum. Roman avorté et récit de mon mal.* Auf Deutsch: „Schrum. Abgebrochener Roman und Geschichte meines Schmerzes".

Abhilfe: dem Elektrosmog entkommen

Ähnliche Aussagen, dass ein Wohnortwechsel die Symptome verschwinden ließ, oder umgekehrt, dass diese infolge eines Wohnortwechsels auftraten, sind von Betroffenen immer wieder zu hören. Selbst für ein, zwei Tage dem bestrahlten Wohnbereich zu entkommen scheint den elektrosensiblen Menschen bereits Linderung zu bringen.

Elektrosensibilität ist nicht angeboren

Elektrosensibilität ist nicht angeboren, sie entwickelt sich. Die Latenzzeit kann zwischen fünf und zehn Jahre betragen. Die Zahl der elektrosensiblen Menschen stieg mit dem Ausbau der Funknetze, der seit dem Jahr 2009 massiv betrieben wird, deutlich an. Es ist davon auszugehen, dass mit dem weiteren Ausbau der Netze auch die Zahl der elektrosensiblen Personen zunehmen wird.

Toxikologische Betrachtung der Elektrosensibilität

Die Frage, ob elektromagnetische Felder und Wellen bestimmte Erkrankungen verursachen können, lässt sich leichter beantworten, wenn wir die toxikologische Betrachtungsweise dazu heranziehen. Die Grundregeln der Toxikologie aus medizinischer Sicht lauten:

Dosis
Je länger eine Noxe (= schädlicher Reiz) auf den Organismus einwirkt, desto niedriger kann die Dosis sein, damit ein schädigender Effekt auftritt.

Exposition
Schwache Noxen schädigen bei langer Einwirkdauer mehr als starke Noxen bei kurzer Einwirkdauer.

Synergismus
Je mehr Noxen zusammenwirken, desto größer ist der schädigende Effekt.

Immunsuppression
Bestimmte Vorschädigungen können das Ausgleichsvermögen des Organismus stark reduzieren oder sogar aufbrauchen.

Biologische Varianz
Kinder sowie alte und kranke Menschen sind für Noxen viel empfindlicher als gesunde Personen mittleren Alters.

Kann Elektrosmog krank machen?

Unter diesen toxikologischen Aspekten zeigt sich, dass eine differenzierte Antwort erforderlich ist. Sie lautet:

Nein, da Feldstärken unterhalb der Grenzwerte keine unmittelbare medizinische Wirkung zeigen, sondern sich in allgemeinen Befindlichkeitsstörungen äußern, die für gewöhnlich auch anderen Stressoren, seien es häuslich oder arbeitsplatzbedingte, zugeordnet werden können.

Ja, da nach einiger Zeit, einigen Jahren oder nach Jahrzehnten der Belastung das Biosystem Mensch am Ende seiner Ausgleichsfähigkeit angelangt ist und dann anfangs reversible, später auch irreversible Erkrankungen auftreten können.

Das einheitliche Reaktionsmuster des menschlichen Organismus

Wie sich mittlerweile herausgestellt hat, gibt es ein einheitliches Reaktionsmuster des menschlichen Körpers auf technisch induzierte Felder und Wellen. Der menschliche Körper reagiert mit drei nacheinander ablaufenden Phasen auf eine Elektrosmog-Belastung.

In der **ersten Phase** stellt der Elektrosmog für den Körper eine Belästigung dar. Der menschliche Organismus regiert auf die Belastung mit Stresszeichen wie Nervosität, Gereiztheit, Konzentrationsschwäche, Appetitlosigkeit, Lernschwäche, Libidoverlust, Ein- und Durchschlafstörungen sowie anderen vegetativen Störungen.

In der **zweiten Phase** führt der Elektrosmog zu einer Beeinträchtigung des Körpers. Der Organismus reagiert auf die noch immer bestehende Belastung mit deutlich gesteigerten Störungen körperlicher Art, die sich in folgenden Symptomen äußern können: Anfälligkeit für Infekte, Kopfschmerzen, Migräneanfälle, Verdauungsbeschwerden, noch geringfügige Stoffwechselentgleisungen und weitere organmanifeste Störungen.

In der **dritten Phase** reagiert der Körper auf die anhaltende Elektrosmog-Belastung mit dem Ausbruch einer Erkrankung, die anfänglich meist reversibler Natur ist und irgendwann im Stadium einer irreversiblen Erkrankung enden kann. Das gesamte Spektrum medizinischer Erkrankungen spiegelt sich in diesem Abschnitt wider.

Die häufigsten Symptome von Elektrosensibilität

Als häufigste Symptome treten auf:

- Schlafstörungen, Schlaflosigkeit
- Konzentrationsschwäche
- chronische Müdigkeit
- Unwohlsein
- Verlust an Merkfähigkeit
- Kopfschmerzen
- Libidoverlust
- Depressionen
- gesteigerte Stressanfälligkeit
- Fruchtbarkeitsstörungen
- gesteigerte Infektanfälligkeit durch Abwehrschwäche
- Hypertonie
- Hypotonie
- Arrhythmien
- Veränderung der Mikrozirkulation
- Veränderungen des Blutbilds

Auch von ständiger Unruhe, Nervosität, Gereiztheit, Angstzuständen, Herzbeschwerden, Ziehen am Hinterkopf, Muskelverspannungen, Schwindel, verschleiertem Sehen, Tinnitus und Antriebsschwäche berichten Betroffene.

Weitere Folgen von Elektrosmog können Störungen der biologischen Regelfunktionen im Organismus, Erbgutveränderungen, Zellzerstörung, Leukämie, Krebs sowie Eiweiß- und Hormonveränderungen sein.

Die Konsequenzen von Elektrosmog

Elektrosmog kann Krankheitsbilder fördern und beeinflussen. Er kann im Körper Stresszustände verursachen und die Immunabwehr herabsetzen. Er kann bereits bestehende Krankheitsbilder verstärken und die Genesung hemmen.

Belastungen abhängig von der Leistungsflussdichte

Die langjährigen Beobachtungen von Umweltärzten und Elektrobiologen haben ergeben, dass diese gesundheitlichen Beeinträchtigungen mit der Leistungsflussdichte gepulster Hochfrequenzfelder korrelieren. Biologische Belastungen treten nach heutigen Erkenntnissen bei folgenden Leistungsflussdichten auf:

Biologische Belastung		Flussdichte	W/m²
minimale Belastung	< (kleiner)	1	µW/m²
geringe Belastung		1 – 10	µW/m²
mittlerer Belastung		10 – 100	µW/m²
starke Belastung		100 – 1000	µW/m²
extreme Belastung	> (größer)	1000	µW/m²

Tab. 3.6: Zusammenhang zwischen Leistungsflussdichte und biologischer Belastung
Erklärung: µ (Mü) steht für Mikro, ein Millionstel. Ein µWatt ist also ein Millionstel Watt (= 10^{-6} Watt).

Die Hauptfaktoren der Schädigung

Nicht die Feldstärke, sondern die Leistungsflussdichte und die Expositionsdauer sind die Hauptfaktoren für eine entsprechende Schädigung des Biosystems „Mensch“. Während uns Grenzwerte vor den unmittelbaren Folgen sehr hoher Feldstärken schützen, haben wir unterhalb dieser Werte keine unmittelbaren Auswirkungen auf den Organismus. Die Einflüsse mittelstarker Felder spielen sich an den Regelkreisen des Organismus ab, die eine unglaubliche Kompensationsfähigkeit aufweisen. Die langsame Erschöpfung dieser Kompensationsfähigkeit ist es, die dann Krankheiten entstehen lässt.

Mangel an natürlicher Umgebungsstrahlung

Mikrowellen sind Informationsträger, und auch Zellen bewerkstelligen ihren Informationsaustausch über elektromagnetische Schwingungen. Für das Funktionieren dieser Kommunikation spielt das Vorhandensein von natürlicher Umgebungsstrahlung mit ihrem vielfältigen Frequenzgemisch eine wichtige Rolle.

Die Belastung durch Elektrosmog führt jedoch zu Mangelzuständen an natürlicher Umgebungsstrahlung: Die lebenden Zellen nehmen zusätzlich die im Elektrosmog vorhandenen wenigen Frequenzen hoher Intensität auf. Das führt dazu, dass die im Vergleich schwache Umgebungsstrahlung überdeckt wird. Der Effekt ist vergleichbar mit einer sich gesund ernährenden Person, die aber ständig nur ein bestimmtes Vitamin hoch dosiert zu sich nimmt. Daraus ergibt sich schließlich ein Mangelzustand bezüglich anderer lebenswichtiger Vitamine.

Das Pathologische Energiedefizit

Die Zelle – Baustein aller biologischen Systeme – ist der Motor des Lebens. Wie in der Technik ein Motor nur mit geeignetem Treibstoff funktionieren kann, so braucht die Zelle Adenosintriphosphat (= ATP) als Treibstoff. Dieser Zelltreibstoff muss von der Zelle selbst synthetisiert werden. Damit die Zelle aber ATP erzeugen kann, ist die Zufuhr von drei verschiedenen Substraten (Nährstoffen) notwendig: Glucose, Fettsäuren und Aminosäuren werden unter katalytischer Wirkung von Enzymen mit Sauerstoff in den Mitochondrien zu ATP verarbeitet.

Der so erzeugte Treibstoff ATP wird ungefähr zur Hälfte zum Antrieb der Ionenpumpen verbraucht. Diese Ionenpumpen stellen die wichtigste Zellstruktur dar, denn sie dienen zur Aufrechterhaltung des Membranpotenzials. Ohne dieses transmembrane Potenzial funktioniert in der Zelle nichts; diese würde zugrunde gehen. Bereits geringe Schwankungen des Membranpotenzials – sie beträgt im Normfall je nach Zelle zwischen minus 50 und minus 90 Millivolt – bringen die Zelle schon in Schwierigkeiten. Ob Zellmilieu und Membranpotenzial konstant gehalten werden können, hängt ausschließlich von der Verfügbarkeit von Zelltreibstoff – also von ATP – ab.

Warum aber ist die Aufrechterhaltung dieses Membranpotenzials, also der asymmetrischen Verteilung der Ladungsträger beiderseits der Zellmembran, so wichtig? Erst dadurch ist der gezielte Austausch von Substraten durch die Zellmembran möglich. Würden diese Vorgänge unterbrochen, wäre die Zelle einem stetig steigenden osmotischen Druck (von griechisch osmos für „Stoß", „Schub") ausgesetzt, der letztendlich zum Bersten – zum Tod – der Zelle führen würde.

Felder und Wellen greifen je nach Kraftwirkung oder emittierter Energie mehr oder weniger stark in den biologischen Mikrokosmos der Zelle ein. Die geringste Störung des Membranpotenzials führt zu einer Verringerung der Substratversorgung und damit zu einer verminderten Produktion von ATP. Diese Störung der physiologischen Vorgänge wurde von Warnke treffend mit dem Begriff „Pathologisches Energiedefizit" (= PED) beschrieben (Warnke 1993).

Selbstverständlich ist die Störung der ATP-Bildung durch Felder und Wellen nur eine von mehreren möglichen Störungen. Auch Fehlernährung, Sauerstoffmangel, Mineralstoffmangel, Alkohol, Schwermetallbelastung und weitere Faktoren können zur Entstehung eines pathologischen Energiedefizites beitragen. Die Wirkungskaskade, die dabei ausgelöst wird, ist jedes Mal die gleiche und mündet in eine Störung der Energieproduktion (der ATP-Produktion) in der Zelle.

4. Kapitel

Epidemiologische Forschung: Strahlungseffekte bei Mensch und Tier

4.1 Die Hardell-Studien

4.2 Die Forschungserkenntnisse der BioInitiative

4.3 Eine Studie aus Brasilien nach dem Vorbild der Naila-Studie

4.4 Das Deutsche Mobilfunk Forschungsprogramm (DMF)

4.5 Stellungnahme zur Schweizer UMTS-Studie

4.6 Ein Überblick über weitere internationale Studien

4.7 Die Wirkung der Mobilfunkstrahlung auf Tiere

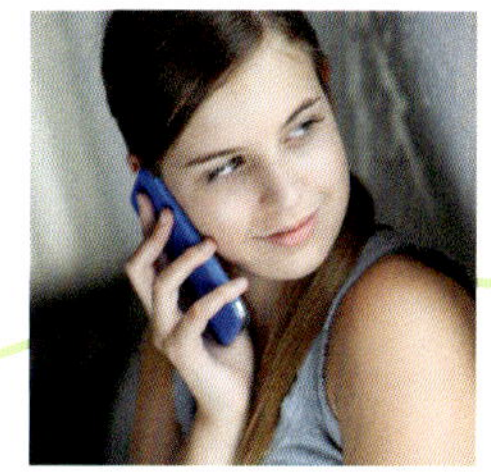

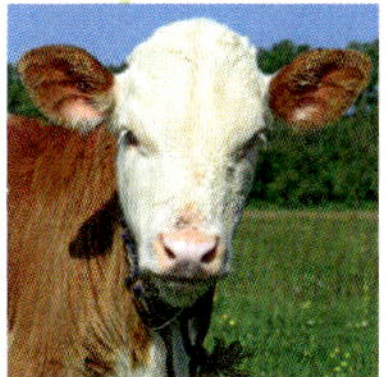

Epidemiologische Forschung: Strahlungseffekte bei Mensch und Tier

Seit einigen Jahren beschäftigen sich die Forschung und insbesondere der Wissenschaftsbereich der Epidemiologie verstärkt mit der Untersuchung von Strahlungseffekten bei Mensch und Tier. Dieses Kapitel gibt einen Überblick über einige der wichtigsten Studien und deren Ergebnisse.

Epidemiologie

Während sich die klinische Medizin darum kümmert, dem einzelnen Menschen im konkreten Krankheitsfall zu helfen, beschäftigt sich die Wissenschaftsdisziplin der Epidemiologie (von griechisch epi für „auf", „über", demos für „Volk" und lógos für „Lehre") mit der Verbreitung, den Ursachen und den Folgen gesundheitsbezogener Zustände und Ereignisse in Bevölkerungen oder Populationen. Sie untersucht die Faktoren, die zu Gesundheit und Krankheit von Individuen und Populationen beitragen, und legt damit die quantitative Basis für Maßnahmen, die im Interesse der Volksgesundheit ergriffen werden können.

4.1 Die Hardell-Studien

Im Mai 2011 trafen sich insgesamt 30 Wissenschaftler der Internationalen Krebsagentur (englisch „International Agency for Research on Cancer", Abkürzung: IARC) und der Weltgesundheitsorganisation (WHO) im französischen Lyon, um den kanzerogenen Effekt von elektromagnetischen Feldern (EMF) auf den Menschen zu beurteilen. Das Ergebnis, zu dem die Arbeitsgruppe kam: Sie stufte die EMF von Mobiltelefonen und anderen Geräten, die ähnliche nichtionisierende elektromagnetische Felder emittieren, als für den Menschen „möglicherweise" krebserregend (Gruppe 2B) ein. Maßgeblich beeinflusst wurde diese Entscheidung von der IARC-Interphone-Studie (IARC 2010) und den Studien von Dr. Lennart Hardell, Professor der Onkologie am Hospital der Universität Örebro in Schweden (Hardell 1995–2010). Prof. Hardell arbeitet seit Jahren schwerpunktmäßig an der Erforschung von Risikofaktoren für die Entstehung von Krebs und widmet sich dabei besonders der Frage, welchen Einfluss die Strahlung von Mobil- und Schnurlostelefonen auf die Entstehung von Hirntumoren hat.

Jüngere Menschen besonders gefährdet

Wie die Arbeitsgruppe um Hardell herausfand, steigt das Risiko bösartiger Hirntumore aufgrund der Nutzung von Mobil- und Schnurlostelefonen mit der Latenzzeit und dem kumulativen Gebrauch. Das höchste Risiko wurde bei Personen gefunden, deren erster Gebrauch eines schnurlosen Telefons im Alter unter 20 Jahren stattfand.

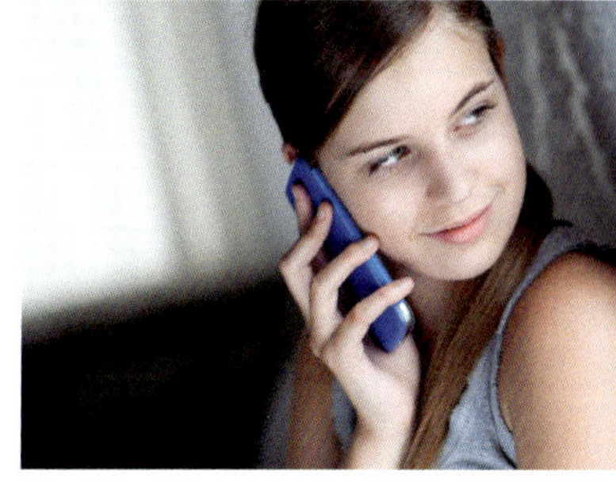

Abb. 4.1:
Für Kinder und Jugendliche besteht anscheinend ein besonders hohes Risiko später an einem bösartigen Hirntumor zu erkranken, wenn sie häufig Mobil- und Schnurlostelefone benutzen.

Erhöhtes Krebsrisiko durch Mobil- und Schnurlostelefone

Eine Metaanalyse, also eine umfassende Analyse mehrerer Studien, der Interphone-Studie zum Mobiltelefongebrauch ergab ein statistisch signifikant erhöhtes Risiko für Hirngewebstumore (Gliome) und Hörnervtumore (Akustikusneurinome), jedoch nicht für Meningeome (meist gutartige Hirntumore). Die Metaanalyse der Hardell-Ergebnisse zeigte ebenso für die Benutzung von Schnurlostelefonen ein erhöhtes Risiko für Gliome und Akustikusneurinome (Hardell 2013a).

Ein Überblick über die bisher vorhandenen epidemiologischen Beweise für ein erhöhtes Hirntumorrisiko aufgrund elektromagnetischer Felder ergab, dass einige Studien eine erhöhte Inzidenz (= Zahl der Neuerkrankungen) von Hirntumoren zeigen, andere nicht. Dies erlaubt den Schluss, dass Inzidenzdaten in der analytischen Epidemiologie mit Vorsicht benutzt werden sollten, wenn sie dazu führen, die Ergebnisse solcher Studien zurückzuweisen.

4.2 Die Forschungserkenntnisse der BioInitiative

Die BioInitiative ist eine Arbeitsgruppe, zu der sich 29 renommierte unabhängige Wissenschaftler aus der ganzen Welt zusammengeschlossen haben, darunter drei ehemalige Vorsitzende der Bioelectromagnetics Society und der Vorsitzende des russischen nationalen Komitees für nichtionisierende Strahlung. Das Ziel dieser Arbeitsgruppe ist es, die möglichen Risiken von elektrischen, magnetischen und elektromagnetischen Feldern zu erforschen. Einen ersten Bericht über ihre Arbeit brachte die BioInitiative bereits im Jahr 2007 heraus. 2012 erschien ein zweiter, 1.479 Seiten umfassender Bericht unter dem Titel *„BioInitiative 2012, A Rationale for Biologically-based Exposure Standards for Low-Intensity Electromagnetic Radiation"*, deutsch: *„BioInitiative 2012, Eine Begründung für biologisch-basierte Bestrahlungsstandards für elektromagnetische Strahlung niedriger Intensität"*.

Enorme Verschlechterung der Situation seit 2007

In diesem neuen Bericht diskutieren die Wissenschaftler rund 1.800 neue Studien, die in den fünf Jahren seit dem Report 2007 durchgeführt wurden. Das zusammenfassende Ergebnis: Die Situation hat sich im Vergleich zu 2007 stark verschlimmert, die Menschen sind weltweit einer höheren Strahlung ausgesetzt. Für die Gefahren, die mit der chronischen Exposition elektromagnetischer Felder niedriger Intensität und drahtlosen Technologien verbunden sind, gibt es mittlerweile vermehrt wissenschaftliche Beweise.

Mehr Studien und wissenschaftliche Belege

Seit 2007 gibt es laut dem Bericht der BioInitiative insbesondere mehr und bessere Studien zu den Auswirkungen von Mobilfunk-Basisstationen, das heißt zu drahtlosen Antenneneinrichtungen und Mobilfunkmasten. Auch zu den Auswirkungen von WLAN-Laptops und Mobiltelefonen (wenn diese von Männern am Gürtel oder in der Hosentasche getragen werden) auf die Qualität und Beweglichkeit von Spermien sei die Zahl der Studien enorm gestiegen. Ebenso seien die Auswirkungen auf den Fötus, auf Säuglinge und Kinder inzwischen häufiger untersucht worden.

Im Einzelnen konnte mit der Vielzahl der Studien seit 2007 beispielsweise verstärkt belegt werden, dass diese Strahlungen die DNA schädigen, die DNA-Reparatur stören, für das menschliche Genom (Erbgut) toxisch sind sowie bedenkliche Auswirkungen auf das Nervensystem haben und vieles mehr.

Drastischer Anstieg der Strahlenbelastung

Bereits 2007 stellten die Experten der BioInitiative aus Wissenschaft und Gesundheitspolitik fest, dass die offiziellen Grenzwerte nicht ausreichen, um die Gesundheit zu schützen. Heute sei das Belastungsniveau, dem wir und insbesondere auch Kinder im Alltag ausgesetzt sind, viel höher. Die Grenzwerte, ab denen unerwünschte Auswirkungen auf die Gesundheit und das Wohlbefinden gesehen werden, seien dementsprechend viel zu hoch angesetzt – und das **mindestens um den Faktor 10 bis 100**.

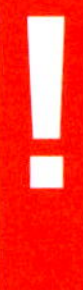

Gestiegen sei seit 2007 insbesondere die unfreiwillige Strahlenbelastung, denn selbst Personen, die die drahtlosen Möglichkeiten selbst nicht nutzen möchten, könnten sich ihr kaum entziehen. Die BioInitiative rechnet sogar damit, dass sichere Formen der Kommunikation wie das Telefonieren über Festnetz ohne das Wissen oder die Zustimmung der Bevölkerung auslaufen werden.

Wi-Fi, WiMAX, Smart Grids (Intelligente Stromnetze) mit drahtlosem Verbrauchszähler und die umfangreiche kommerzielle Anwendung von drahtlosem RFR (Radio Frequency Radiation, Hochfrequenzstrahlung) in Handel, Transport, Bankwesen, Überwachung und Kontrolle, bei der medizinischen Bildgebung und in Ausbildungsumgebungen: All das trägt, wie der Bericht der BioInitiative darstellt, zu einer Ganzkörperbelastung und chronischen Exposition bei.

Mangelnde Information der Verbraucher

Weiterhin kritisiert die Arbeitsgruppe, dass die Verbraucher nicht über die Risiken der Strahlenbelastung informiert werden, beispielsweise durch Warnhinweise auf Handys. Beweise für die Gefahren gebe es heute mehr denn je, aber in der Bevölkerung herrsche nach wie vor Ahnungslosigkeit. Anzeichen dafür, dass sich die Handy-Nutzer der Risiken bewusst sind, seien nur äußerst selten zu finden.

Für einen Verbraucher sei es immer noch schwierig oder gar unmöglich, zuverlässige Informationen über die Höhe der Exposition von Wireless-Geräten zu bekommen oder zu ermitteln, wo in ihren Gemeinden übermäßige Belastungen auftreten. Von den entsprechenden Behörden würden diese Auskünfte nur sehr selten erteilt werden.

Breite Palette der gesundheitlichen Schädigungen

Auch die Palette der möglichen Auswirkungen auf die Gesundheit sei größer geworden, berichtet die BioInitiative. Als die schwersten gesundheitlichen Endpunkte, die mit extrem niedriger Frequenz und/oder Hochfrequenzstrahlung in Verbindung gebracht werden, gibt die Arbeitsgemeinschaft BioInitiative an:

- Leukämie in der Kindheit und bei Erwachsenen
- Hirntumore bei Kindern und Erwachsenen
- Erhöhtes Risiko der neurodegenerativen Erkrankungen, Alzheimer und Amyotrophe Lateralsklerose (ALS)
- genotoxische Effekte (DNA-Schaden, Chromatin-Kondensation, Micronucleation, gestörte Reparatur von DNA-Schäden in menschlichen Stammzellen)
- pathologische Beeinträchtigung der Blut-Hirn-Schranke
- veränderte Immunfunktion einschließlich der erhöhten allergischen und entzündlichen Reaktionen
- Fehlgeburten
- Herz-Kreislauf-Effekte
- Schlafstörungen
- erhöhtes Risiko von Brustkrebs bei Männern und Frauen
- kurzfristige Auswirkungen auf Kognition, Gedächtnis und Lernen, Verhalten, Reaktionszeit, Aufmerksamkeit und Konzentration, veränderte Gehirnströme (Elektro-Enzephalogramm, EEG)

4.3 Eine Studie aus Brasilien nach dem Vorbild der Naila-Studie

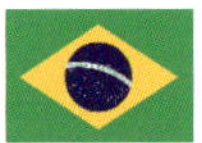

Im Jahr 2011 haben Forscher der Universidade Federal de Minas Gerais in Belo Horizonte, Brasilien, nach dem Vorbild der deutschen „Naila-Studie" die Daten aus dem Regierungsbezirk Minas Gerais untersucht (Dode 2011).

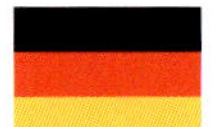

Die Naila-Mobilfunkstudie

Die Naila-Studie, die im Jahr 2004 vorgestellt wurde, untersuchte die Zusammenhänge zwischen elektromagnetischer Strahlung von Mobilfunkmasten und der Wahrscheinlichkeit des Auftretens von Krebs (Eger 2004). Die Bewohner des Orts Naila wurden anhand der Entfernung ihrer Wohnung zu einem Mobilfunkmast eingeteilt, und die Krebshäufigkeit wurde nach zehn Jahren Beobachtung auf besagte Korrelation hin untersucht. Statistisch gesehen liegt die Wahrscheinlichkeit für einen derartigen Zusammenhang anhand der Daten der Studie bei 95 bis 99 Prozent.

Mobilfunkmast steigert Krebsrisiko

In Naila konnte bei der Auswertung der Daten von rund 1.000 Bewohnern eine zwei- bis dreifache Erhöhung der Krebsrate in 400 Metern Entfernung vom Mobilfunkmast festgestellt werden, ebenso eine Zunahme von Stresshormonen im Blut sowie weitere vegetative Symptome.

In Belo Horizonte, wo die Daten von zwei Millionen Einwohnern ausgewertet wurden und Strahlenmessungen stattfanden, kam es zu ähnlichen Ergebnissen: Die Krebssterblichkeit war dort am höchsten, wo die Einwohner der höchsten Strahlungsdichte ausgesetzt waren. Dies lag zum einen daran, dass dort signifikant mehr Krebsfälle auftraten als in weniger belasteten Gebieten, zum anderen starben die Menschen dort wesentlich häufiger an ihrer Krebserkrankung.

Risiko wächst mit der Nähe zum Mast

Die brasilianische Studie ergab bei einer Entfernung von 100 Metern zum Mast ein um 35 Prozent höheres Risiko, an Krebs zu erkranken beziehungsweise zu sterben. Mit wachsender Distanz zum Mast nimmt das Risiko kontinuierlich ab. Ab einer Entfernung von 1.000 Metern zum Mast war kein erhöhtes Risiko mehr festzustellen.

Diese Studie, die von einer der angesehensten brasilianischen Universitäten stammt, wurde bereits im Jahr 2011 in der internationalen wissenschaftlichen Zeitschrift „Science of Total Environment" veröffentlicht. Ungeachtet dessen wird bis heute vielfach behauptet, dass ein eindeutiger Zusammenhang zwischen Mobilfunkstrahlung und bestimmten Erkrankungen bisher nicht durch Studien nachgewiesen sei.

Mobilfunkmasten rücken immer näher

Der Abstand zwischen den Sendemasten beträgt bereits in einer deutschen Kleinstadt wie Tübingen in der Innenstadt zwischen 100 und 500 Meter, im Durchschnitt liegt er bei 200 Metern. In einem Gebiet von einem Quadratkilometer Größe befinden sich zirka 13 Masten. In den umliegenden Dörfern liegen die Masten etwa in zwei Kilometer Entfernung, wobei es dann hin und wieder mehrere Masten pro Dorf gibt. Selbst in strukturschwächeren Gebieten wie Oberschwaben oder dem Wendland steht immer noch alle 5 Kilometer ein Sendemast. (Stand Juli 2013)

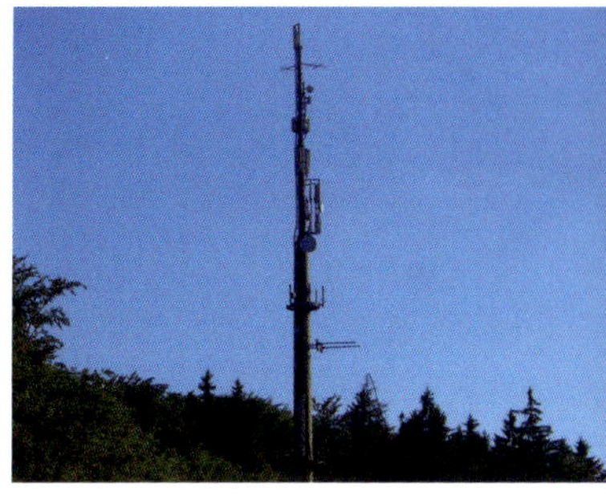

Abb. 4.2:
Die durchschnittliche Anzahl von Sendemasten pro Quadratkilometer hat sich in den vergangenen Jahren drastisch erhöht.

4.4 Das Deutsche Mobilfunk Forschungsprogramm (DMF)

Die in Deutschland geltenden Grenzwerte für Strahlenbelastung, die derzeit in der 26. Bundes-Immissionsschutz-Verordnung festgelegt sind (siehe hierzu auch Kapitel 2.5), erkennen die Tatsache an, dass hochfrequente elektromagnetische Felder – wie sie beispielsweise in der Umgebung von Funktürmen, Mobilfunk-Basisstationen oder beim Gebrauch von Mobiltelefonen entstehen – im Verdacht stehen, gesundheitliche Auswirkungen auf den Menschen zu haben. Da einzelne Hinweise darauf vorlagen, dass auch bei Intensitäten unterhalb der in Deutschland geltenden Grenzwerte biologische Wirkungen auftreten können, konzipierte das Bundesamt für Strahlenschutz (BfS) das Deutsche Mobilfunk Forschungsprogramm (DMF). Dieses wurde in den Jahren 2002 bis 2008 durchgeführt.

Verfälschte Tatsachen

Laut Bundesregierung hat das DMF die Unschädlichkeit der Mobilfunkstrahlung bewiesen – eine Aussage, die so aber nicht zutrifft, denn im Abschlussbericht des DMF steht beispielsweise: *„... nicht abschließend zu klären ist die Frage nach Langzeitwirkungen am Menschen, v. a. über einen Zeithorizont von 10 Jahren hinaus, sowohl für Erwachsene als auch für Kinder."* (DMF-Abschlussbericht 2008, S. 41).

Dies bedeutet im Klartext, dass über Langzeitwirkungen auf den Menschen und insbesondere auf Jugendliche und Kinder aufgrund der Studie keine Aussagen getroffen werden können, da bisher darüber noch nichts bekannt ist.

Die Wirkungen noch nicht zu kennen bedeutet aber längst nicht, dass es diese nicht gibt. Und ohne dieses Wissen über die Langzeitfolgen die Aussage zu treffen, Mobilfunkstrahlung sei unschädlich, ist somit schlicht eine Verfälschung der Tatsachen.

Unveröffentlichte Erkenntnisse

Wie sehr dieser Aussage das Fundament fehlt, wird noch deutlicher, wenn man hinzunimmt, dass die Bundesregierung bereits in den 1990er-Jahren eine Studie in Auftrag gegeben hat, die so brisante Ergebnisse zutage brachte, dass sie bis heute nicht veröffentlicht wurden. Es handelt sich dabei um eine Metastudie zur Auswertung russischer Langzeitstudien, die von Dr. Karl Hecht, Professor für Neurophysiologie der Medizinischen Fakultät (Charité) der Humboldt-Universität Berlin, erstellt wurde. Zudem lagen der Bundesregierung Ergebnisse aus der Militärforschung in der ehemaligen DDR vor. Somit ist also selbst die Aussage, über Langzeitwirkungen sei nichts bekannt, faktisch falsch.

Mittlerweile sind die Ergebnisse von Prof. Hecht (Hecht 2012) in einer Broschüre der Kompetenzinitiative für Mensch, Umwelt und Demokratie e.V. gut und verständlich zusammengefasst. Die Broschüre kann unter http://www.kompetenzinitiative.net/broschuerenreihe/folgen-der-langzeiteinwirkungen-von-elektrosmog/index.html bezogen werden.

Der wahrscheinliche Grund, warum mit diesen Erkenntnissen hinter dem Berg gehalten wird und die Ergebnisse des Deutschen Mobilfunk Forschungsprogramms so verantwortungslos beschönigt wurden: Durch die Versteigerung der UMTS-Lizenzen waren Einnahmen in Höhe von 50 Milliarden Euro zu erwarten.

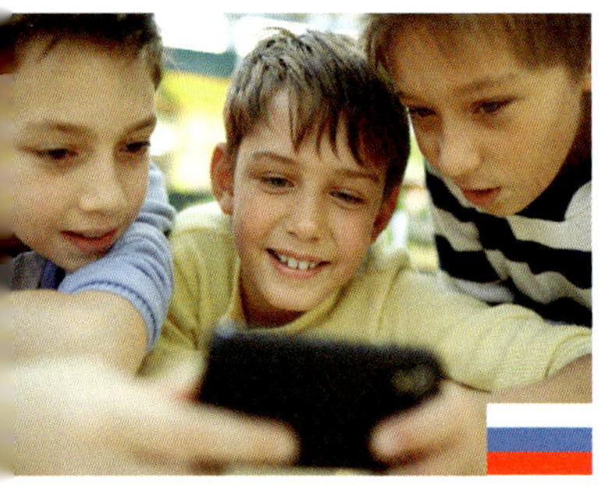

Abb. 4.3:
In Russland untersuchte die Strahlenschutzkommission den Anstieg von Krankheiten unter Jugendlichen in den Jahren von 2000 bis 2009. Die negative Entwicklung ist mit großer Wahrscheinlichkeit auf die Nutzung von Mobiltelefonen zurückzuführen.

Langzeitergebnisse aus Russland

Langzeitstudien, insbesondere zu den langfristigen Auswirkungen, die die Dauernutzung mobiler Techniken aufgrund der Belastung mit Mobilfunkstrahlung auf Kinder und Jugendliche hat, fehlen auch heute noch in Deutschland. In Russland ist das anders. Dort untersuchte die Strahlenschutzkommission den Anstieg von Krankheiten unter Jugendlichen in den Jahren von 2000 bis 2009. Die Zahlen, die diese Untersuchung ergeben hat, sprechen für sich. Es ergab sich ein Anstieg von

- plus 85 Prozent bei den Störungen des zentralen Nervensystems,
- plus 36 Prozent bei Epilepsie oder epileptischen Erkrankungen,
- plus 11 Prozent bei geistigen Entwicklungsverzögerung,
- plus 82 Prozent bei Bluterkrankungen und Störungen des Immunsystems (bei Kindern unter 14 Jahren) und
- plus 58 Prozent bei neurologischen Störungen (bei Kindern unter 14 Jahren).

Diese Entwicklung wird in Russland mit großer Wahrscheinlichkeit auf die Nutzung von Mobiltelefonen zurückgeführt.

4.5 Stellungnahme zur Schweizer UMTS-Studie

Im Juni 2006 wurde in der Schweiz eine Studie zum Einfluss von UMTS-Mobilfunkfeldern auf das Wohlbefinden veröffentlicht (Regel 2006). Diese Schweizer UMTS-Studie verstand sich als Replikationsstudie einer holländischen Studie (TNO-Studie) aus dem Jahr 2004, die herausgefunden hat, dass eine UMTS-Strahlung von 45 Minuten bei elektrosensiblen wie nichtsensiblen Menschen signifikant Beschwerden verursacht (Zwamborn 2004). Die Schweizer Studie sollte nun klären, ob die in Holland nachgewiesenen Effekte wissenschaftlich bestätigt werden können oder nicht.

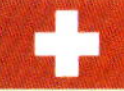

Die Schweizer UMTS-Studie

Für die Schweizer Studie wurden insgesamt 117 Personen untersucht, darunter 33 Personen, die sich selbst als elektrosensibel einstuften. Die Versuchspersonen wurden für 45 Minuten zwei unterschiedlichen Feldern des Mobilfunkstandards UMTS ausgesetzt; als Vergleich diente eine Kontrolle ohne Feld. Das Wohlbefinden der teilnehmenden Personen und deren persönliche Einschätzung der Feldstärke wurden anhand standardisierter Fragebögen erfasst. Die Studie wurde doppelt blind durchgeführt, das heißt, während eines Tests wussten weder die Versuchspersonen noch die Forscher, wann ein Proband tatsächlich exponiert wird und wann nicht.

Das Ergebnis der Studie: Keine der beiden Feldstärken führte im Vergleich zur Kontrolle zu einer Veränderung des Wohlbefindens. Auch auf die kognitiven Fähigkeiten wie Aufmerksamkeit, Reaktionszeiten und Erinnerungsvermögen konnte kein Einfluss nachgewiesen werden. Die Schweizer Ergebnisse standen somit in drastischem Widerspruch zu den Befunden der holländischen TNO-Studie.

Kurz nachdem die Schweizer Ergebnisse veröffentlicht worden waren, gaben Schweizer Fachkräfte und Organisationen gemeinsam eine kritische Stellungnahme zur UMTS-Studie ab. Diese von der „Bürgerwelle Schweiz" (Dachverband der Bürger und Initiativen zum Schutz vor Elektrosmog) verfasste Stellungnahme deckt Einzelheiten auf, aufgrund derer es bei der Schweizer UMTS-Studie zu den abweichenden Ergebnissen kommen konnte. Eine der grundsätzlichen Feststellungen in der Stellungnahme lautet, dass Studien, bei denen die Probanden wie in der Schweizer UMTS-Studie nur einer kurzzeitigen Bestrahlung ausgesetzt werden, generell ungeeignet sind, Aussagen über die Effekte der Antennen-Dauerbestrahlung zu treffen.

Die Online-Presse schrieb (Seiler 2006):

Frisierter Vergleich

Die Zürcher Wissenschaftler unternahmen so einiges, um die aufrüttelnden Resultate der holländischen Studie zu umgehen – bis zu dem Punkt, an dem man ihre „Replikationsstudie" gar nicht mehr als Wiederholung der ursprünglichen TNO-Studie betrachten kann: Alle Versuche der holländischen Studie wurden beispielsweise an einem Tag durchgeführt. Die Zürcher warteten jeweils eine Woche (wohl mit der Absicht, dem Körper eine Regenerationsphase zu ermöglichen, die für die Mobilfunkindustrie günstigere Resultate bringt). Außerdem setzten die Holländer ihre Probanden einem Mischsignal aus, wie es in etwa der Realität jenes „Wellensalats" entspricht, von dem wir täglich ununterbrochen bombardiert werden. In den vom Elektrosmog vollkommen abgeschirmten Zürcher Labors wurden die Probanden hingegen ausschließlich mit einem reinen UMTS-Steuersignal bestrahlt (einem bloßen „Stand by"-Signal), wie die Mobilfunktürme es in den frühen Morgenstunden aussenden mögen, falls denn kein einziger Mensch mit seinem Handy kommuniziert! – Eine Versuchsanordnung also, die weit neben der Realität steht.

Abweichende Versuchsanordnung

Ein Detail, in dem sich die beiden Studien unterschieden, war beispielsweise, dass die elektrosensiblen Probanden der Schweizer Studie im Durchschnitt 20 Jahre jünger waren als die in der holländischen Studie, wobei die Elektrosensibilität aber mit dem Alter zunimmt. Zudem wurde in der Schweiz nicht nur mit 1 Volt pro Meter bestrahlt, sondern zusätzlich mit einem extrem hohen Wert von 10 Volt pro Meter, was fast dem Doppelten des Schweizer Grenzwerts entspricht. Von den massiven Beschwerden, die daraufhin bei einzelnen Probanden auftraten,

sei in der Schweizer UMTS-Studie nichts erwähnt worden, heißt es in der Stellungnahme der „Bürgerwelle". Darüber hinaus waren beispielsweise starke Schlafstörungen von Kandidaten ein Grund, diese als Probanden für die Schweizer Studie zurückzuweisen. In der Stellungnahme heißt es hierzu:

„Aber die meisten elektrosensiblen Menschen leiden bei Mobilfunkstrahlung unter Schlafstörungen! Es muss also angenommen werden, dass der (stetig wachsende) empfindlichere Teil der Bevölkerung in dieser Studie nicht repräsentativ vertreten war."

Die Online-Presse schrieb (Seiler 2006):

„Mir war stundenlang schlecht"

Die Zürcher Laborversuche dauerten 45 Minuten, wobei die Versuchspersonen am Bildschirm Denksportaufgaben lösen mussten. (Die Bevölkerung ist hingegen täglich 24 Stunden viel stärkeren Mischsignalen ausgesetzt!) Dennoch klagte ein Proband: *„Mir wurde schwindlig. Ich wäre fast vom Stuhl gefallen. Aber ich habe durchgehalten und die Aufgaben am Computer zu Ende gelöst."* Nach dem Test habe er nicht mehr Auto fahren können. *„Ich fühlte mich wie betrunken. Am nächsten Tag hatte ich Migräne und Zahnschmerzen."* Ein anderer Mann klagte über stundenlange Übelkeit.

So reagieren Menschen bereits auf kurzfristige UMTS-Bestrahlung. Selbst die Zürcher Forscher geben indes zu, dass ihre Studie keinerlei Aussagen zu Langzeitwirkungen macht. Erinnern wir uns deshalb an das Gesetz von Petkau, der über technische Strahlung Folgendes herausfand: Eine niedrige Dosis über lange Zeit ist schädlicher als eine hohe Dosis über kurze Zeit (Petkau 1972).

Umfangreiches Erfahrungswissen wird ignoriert

Laut der Stellungnahme sind die beiden Studien im Grunde genommen überhaupt nicht miteinander vergleichbar. Die Behauptung, dass die Schweizer Studie die TNO-Studie widerlegt habe, sei damit völlig unzulässig. Vielmehr sei es umgekehrt: *„Die TNO-Studie ist der komplexen Realität nahe gekommen, die Schweizer Studie, wenn man nur die publizierten Informationen nimmt, jedoch nicht."*

Wie diese komplexe Realität aussieht, würden die Praxiserfahrungen von Umweltärzten, baubiologisch geschulten Messfachleuten und Betroffenenorganisationen ganz Mitteleuropas verdeutlichen. Seit Jahren existiere umfangreiches Erfahrungswissen über den Zusammenhang von GSM-Mobilfunkstrahlung mit Beschwerden oder Krankheiten; die gesammelten Erfahrungen mit UMTS würden vergleichbare Auswirkungen zeigen. Der Zusammenhang zwischen elektromagnetischer Hochfrequenzstrahlung und Beschwerden oder Krankheiten sei, wie in der Stellungnahme betont wird, in der Praxis längst nachgewiesen. Doch dieses sich laufend erweiternde Erfahrungswissen, das den Ergebnissen der Schweizer Studie widerspricht, werde vom universitären Wissenschaftsbetrieb ignoriert, da es statistisch nicht verwertbar sei. Zudem, so steht es weiter in der Stellungnahme, *„... gibt es eine Anzahl wissenschaftlicher Studien, die diesen Zusammenhang ebenfalls belegen, sowie mutige Wissenschaftler, die seit Jahren deutlich vor dem Strahlungsrisiko warnen. Auch sie werden von wirtschaftsnahen Wissenschaftlern, Behörden und Rechtspraxis ignoriert bzw. diskreditiert."*

Kein Grund zur Entwarnung

Die Institutionen und Fachkräfte, die die Stellungnahme verfasst haben, fordern deshalb: *„Trotz des negativen Ergebnisses der Schweizer UMTS-Studie darf jetzt keinesfalls Entwarnung gegeben werden. Kurzfristig ist nach wie vor ein Ausbaustopp der GSM- und UMTS-Mobilfunknetze die einzige verantwortbare Option. Die bestehenden Netze sind betrieblich zu einem einzigen Netz zu vereinen. Dieses kann dann wesentlich gestrafft und optimiert werden, und zur Schlafenszeit können zwei Drittel der Basisstationen ganz abgestellt werden. Zugleich sind die Sendeleistungen allgemein drastisch zu reduzieren. Langfristig kommt nur eine völlig andersartige, noch zu entwickelnde, möglichst risikoarme Mobilfunktechnologie infrage. Die heutige, äußerst risikoreiche GEPULSTE Mobilfunkstrahlung ist so rasch wie möglich zu verlassen."*

Kein Schutz durch Richtwerte

In der Stellungnahme verweisen die Fachkräfte und Organisationen auch auf verlässliche, international übernommene baubiologische Richtwerte für Strahlungsimmissionen (Richtlinien des Berufsverbandes Deutscher Baubiologen VDB e.V., Band I Physikalische Untersuchungen, Teil III Bewertungsgrundlagen), die anhand Tausender von Praxisfällen erarbeitet wurden. Diese Richtwerte würden um Größenordnungen tiefer liegen als der Schweizer Vorsorgewert (Anlagegrenzwert), der, so der Wortlaut in der Stellungnahme, *„die Bevölkerung offensichtlich nicht zu schützen vermag. Die Richtwerte gelten bisher für GSM-Strahlung. Aber gemäß Berichten Betroffener ist UMTS-Strahlung mindestens so aggressiv."*

Wissenschaftliche Studien stehen unter dem Einfluss der Wirtschaft

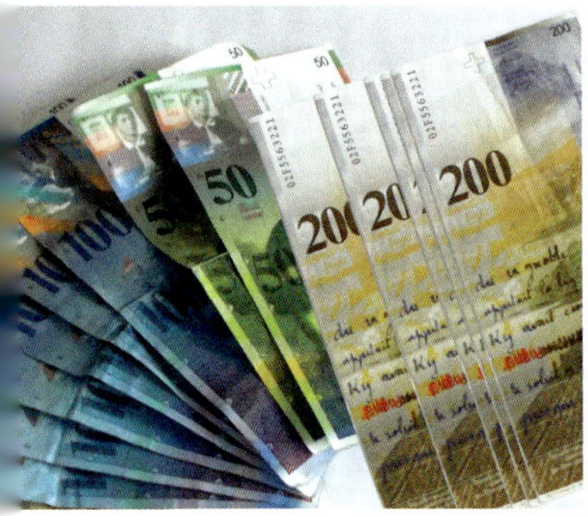

Abb. 4.4: Die Schweizer UMTS-Studie wurde teilweise durch die Mobilfunkindustrie finanziert.

Das hohe Gesundheitsrisiko der Hochfrequenzstrahlung sei also evident. Doch diese Evidenz würde vom universitären Wissenschaftsbetrieb ebenso ignoriert werden wie die deutlichen Warnungen, die einzelne Wissenschaftler seit Jahren aussprechen. Denn ob Mobilfunkstrahlung schädlich sei oder nicht, würde in vielen Studien beziehungsweise bei deren Interpretation *„leider nicht von unvoreingenommenem Forschergeist, sondern von der Mobilfunkbranche im Bunde mit den immer wirtschaftslastiger werdenden Hochschulen bestimmt"*. Auch bei der Schweizer UMTS-Studie habe wahrscheinlich ein solcher Einfluss (direkt oder indirekt) bestanden, so lautet die Vermutung in der Stellungnahme.

Diese Vermutung erhärtet sich, wenn man bedenkt, dass die holländische TNO-Studie wirtschaftsunabhängig finanziert war, während die Schweizer UMTS-Studie zu 40 Prozent mit Geldern der Mobilfunkindustrie durchgeführt wurde.

Um den Einfluss seitens der Industrie zu untermauern, verweist die Stellungnahme auch auf eine Untersuchung von H.C. Lai aus dem Jahr 2005, in der 308 Studien über elektromagnetische Auswirkungen, die seit 1994 publiziert worden waren, verglichen wurden (Lai 2005). Das Ergebnis: Effekte auf den Organismus fanden gut zwei Drittel (68 Prozent) der unabhängig finanzierten Studien, aber nur 29 Prozent der von der Industrie geförderten Studien.

Ein weiteres Fazit der Stellungnahme: Die Bevölkerung werde über die wahren Risiken der elektromagnetischen Strahlung systematisch getäuscht. Gerade die Bevölkerungsgruppe der elektrosensiblen Menschen erfahre keinen ausreichenden Schutz.

TNO-Studie zu Unrecht kritisiert

Für die Beeinflussung vonseiten der Wirtschaft wird in der Stellungnahme auch ein Beispiel angeführt: die Kritik des Non Ionizing Radiation Medical Expert Desk (NIRMED, ein Zusammenschluss von Ärzten, die im universitären Wissenschaftsbetrieb integriert sind) sowohl an der holländischen TNO-Studie als auch an der REFLEX-Studie, die zu dem Ergebnis kam, dass Hochfrequenzstrahlung zu einer Schädigung der Erbsubstanz führen kann.

Die REFLEX-Studie

Die REFLEX-Studie (siehe auch Kapitel 5), die in den Jahren 2000 bis 2004 durchgeführt wurde, zielte darauf ab, mögliche Schädigungen des Erbguts durch hochfrequente elektromagnetischer Felder, wie sie beispielsweise bei der Mobilfunktechnologie verwendet werden, zu erforschen. Entsprechend steht der Name REFLEX für „risk evaluation of potential environmental hazards from low energy electromagnetic field exposure using sensitive in vitro methods". Diese Studie wurde durchgeführt, da nach Ansicht der Autoren der Studie bei allen vorherigen epidemiologischen und tierexperimentellen Forschungen zu diesem Thema keine Klarheit erzielt werden konnte.

Zur Kritik der NIRMED an der TNO- und der REFLEX-Studie heißt es in der Stellungnahme der „Bürgerwellen": *„Es war nicht eine kollegiale, fruchtbringende Wissenschaftskritik, sondern ein schlecht verhüllter Versuch einer Abqualifizierung."* Dazu führt die Stellungnahme weiter aus:

„Generalsekretär der NIRMED ist Reinhold Berz, der als Berater der Swisscom (Anmerkung: Die Swisscom ist eines der führenden Telekommunikationsunternehmen in der Schweiz) *fungiert und ein an die Ärzte gerichtetes, die Mobilfunkstrahlung verharmlosendes Buch geschrieben hat, das eine Mischung korrekter Informationen, gezielter Weglassungen und nachweislicher Fehler ist. Genau dieselben fachlichen Fehler finden sich in einer Publikation auf der Website der NIRMED. Die NIRMED war es auch, die für eine TNO-Nachfolgestudie einen zusätzlichen Bestrahlungswert von 10 V/m (und die Anfertigung eines ‚Psychoprofils' für jeden Probanden!) vorschlug. Diese NIRMED hat sich der World Health Organization (WHO, Welt-Gesundheits-Organisation) angedient. Die WHO versucht in einem Fact Sheet (Merk-/Informationsblatt), die elektrosensiblen Menschen in die Psychiatrie abzudrängen. Dasselbe tat auch ein Artikel in der vom Forum Mobil für die Schweizer Ärzte herausgegebenen Zeitschrift ‚Frequentia', und Gleiches wurde auf der Medienkonferenz vom 6.6.2006 versucht."*

Eine weitere diskreditierende Kritik an der TNO-Studie, auf die in der Stellungnahme hingewiesen wird, stamme von Gregor Dürrenberger von der „Forschungsstiftung Mobilkommunikation" an der ETH, die von den Betreibern finanziert sei. Auch diese Kritik sei ein Beleg für die Verflechtung von Wirtschaft und universitärem Wissenschaftsbetrieb.

Effizienter Strahlenschutz wirft viele Fragen auf

Auch das Institut für biologische Elektrotechnik (IBES), Schweiz, weist darauf hin, dass die Studien der verschiedenen wissenschaftlichen Gruppierungen häufig vom Auftraggeber abhängig sind. Zudem werde die Forschung oft auf einzelne technische Feld- und Strahlungsarten beschränkt. Ausschlaggebend seien beim Strahlenschutz jedoch die Wechselwirkungen.

Vorrangiges Ziel sei es in der Vergangenheit gewesen, den Beweis zu erbringen, dass technische, elektromagnetische Strahlung und Felder unschädlich seien und Strahlenschutz daher nicht nötig sei. Darüber hinaus seien Forschungen auf einzelne technische Feld- und Strahlungsarten beschränkt worden, zum Beispiel auf den Mobilfunk. Zusammenhänge mit anderen Feldarten seien dabei nicht berücksichtigt worden. Von Bedeutung für den Strahlenschutz sei es jedoch, eine ganze Reihe von Einzelaspekten zu erfassen, beispielsweise: Aus welchen Feldern setzen sich die Immissionen zusammen, und welche Wirkungen erzeugen diese gemeinsam? Welche Feldstärken sind aus hochfrequenten und anderen niederfrequenten Feldern vorhanden? Woher stammen die Immissionen, zum Beispiel aus den in der Umgebung emittierenden Hochfrequenzquellen Radio, TV oder Mobilfunkantennen? Sind die Abstrahlungen digital oder analog oder pulsmoduliert? Auch geomagnetische Feldverzerrungen und Lichteinflüsse bei entsprechender Expositionsdauer können eine Rolle spielen.

Neben den verschiedenen Wechselwirkungen zwischen den verschiedenen Feldarten seien, wie das IBES darlegt, auch deren Wirkungskombinationen im Zusammenhang mit der Psyche, der Nahrung, dem Stoffwechsel sowie vielen weiteren Regulationsparametern in die Forschung einzubeziehen. Nur dann sei effizienter Strahlenschutz möglich.

4.6 Ein Überblick über weitere internationale Studien

Erhöhtes Asthmarisiko bei Neugeborenen

Einer in Oakland, USA, durchgeführten Langzeitstudie an 801 werdenden Müttern und ihren Kindern zufolge verdreifache sich das Risiko, dass der Nachwuchs an Asthma erkranken wird, wenn die Mütter während der Schwangerschaft dauerhaft Elektrosmog ausgesetzt sind (De-Kun Li 2011). Mittels eines tragbaren Messgeräts wurde die Stärke der elektromagnetischen Felder gemessen, denen die werdenden Mütter tagtäglich ausgesetzt waren. Nach der Geburt wurden die Kinder 13 Jahre lang medizinisch untersucht und die Ergebnisse dokumentiert.

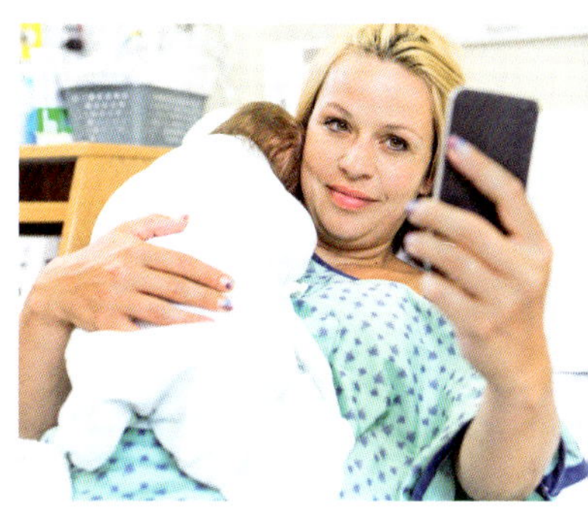

Abb. 4.5:
Einer Langzeitstudie in den USA zufolge verdreifacht sich das Risiko, dass die Kinder später an Asthma erkranken werden, wenn die Mütter während der Schwangerschaft dauerhaft Elektrosmog ausgesetzt sind.

Blutbildveränderungen

Veränderung der Zahl der Retikulocyten
Bei Personen, die verstärkt durch Mobilfunk belastet sind, kann es zu einer Veränderung der Zahl der Retikulocyten kommen (Retikulocyten sind eine Vorstufe der Erythrocyten, die umgangssprachlich als „rote Blutkörperchen" bezeichnet werden). Diese Feststellung, die Ärzte getroffen haben, wurde ab dem Jahr 2001 in einer ärztlichen Reihenuntersuchung in verschiedenen Gemeinden und Ortsteilen von Städten überprüft. Die Untersuchung zielte darauf ab, anhand der Bestimmung der Reifung und der Absolutzahl der Retikulocyten vor und nach der Inbetriebnahme von neu errichteten Mobilfunksendemasten etwaige Veränderungen zu analysieren. Teilgenommen haben insgesamt 625 Probanden (Germann 2007).

Das Ergebnis: Es zeigte sich ein markanter Unterschied in der absoluten Retikulocytenzahl; bei 72 Prozent der Probanden war eine Verringerung festzustellen, bei 24 Prozent eine Zunahme und nur bei 4 Prozent eine gleichbleibende Anzahl.

Von ähnlichen Befunden berichtet auch die Bamberger Ärztin Dr. Cornelia Waldmann-Selsam, die ausdrücklich darauf hinweist, dass nicht jeder Mensch gleich reagiert. Bei manchen Patienten, die als Anwohner von der Strahlenbelastung durch Mobilfunkmasten betroffen sind, seien zu viele rote Blutkörperchen festzustellen, bei anderen zu wenig (Bam Appell).

Veränderung der Zahl der Thrombozyten
Auch die Zahl der Blutblättchen, also der Thrombozyten, verändert sich laut Dr. Cornelia Waldmann nach oben oder unten. Thrombozyten (von altgriechisch thrómbos für „Klumpen" und altgriechisch kýtos für „Höhlung", „Gefäß", „Hülle") spielen als kleinste Zellen des Blutes eine wichtige Rolle bei der Blutgerinnung. Bei einer Verletzung des Blutgefäßes heften sie sich an das umliegende Gewebe an, oder sie heften aneinander, um die Verletzung zu verschließen. Dabei setzen sie zusätzlich gerinnungsfördernde Stoffe frei. Bei zu vielen Blutblättchen besteht deshalb Thrombosegefahr.

Veränderung der Zahl der Leukozyten

Auch die Zahl der weißen Blutkörperchen, also der Leukozyten, kann sich laut Dr. Cornelia Waldmann verändern und zu Störungen des Immunsystems führen. Leukozyten (von altgriechisch leukós für „weiß" sowie altgriechisch kýtos für „Höhlung", „Gefäß", „Hülle") werden morphologisch den Erythrozyten (roten Blutkörperchen) gegenübergestellt, da sie im Gegensatz zu diesen nicht den roten Farbstoff Hämoglobin enthalten. Leukozyten erfüllen spezielle Aufgaben bei der Abwehr von Krankheitserregern und körperfremden Strukturen. Sie gehören zum Immunsystem und sind dort Teil der spezifischen und unspezifischen Immunabwehr, weshalb sie auch als Immunzellen oder Immunozyten bezeichnet werden.

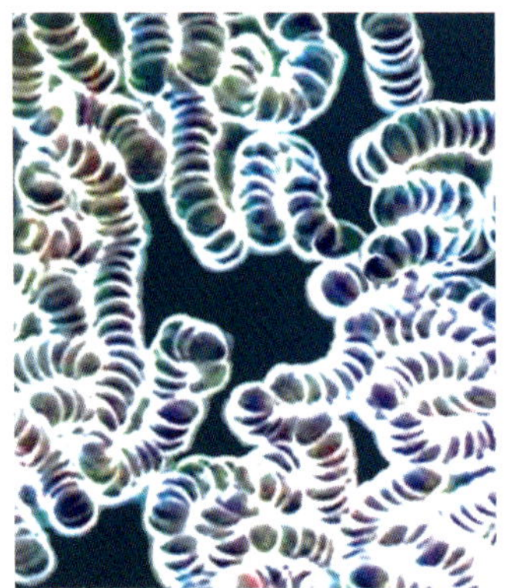

Abb. 4.6: Geldrolleneffekt.
Das Blutbild verändert sich während eines Handy-Telefonats schon nach 90 Sekunden. Die roten Blutkörperchen, die sich sonst frei bewegen und sich voneinander abstoßen, kleben durch das Feld des Telefons aneinander. Wenn dieses Paket durch kleine Gefäße hindurchfließen muss, steigt die Gefahr einer Thrombose, eines Infarkts oder Schlaganfalls.

Der Geldrolleneffekt

Einen weiteren, von Mobilfunkstrahlung verursachten Effekt auf das Blutbild, den sogenannten „Geldrolleneffekt", stellte der Umweltmediziner Dr. Joachim Petersohn Ende der 1990er-Jahre fest (Petersohn). Er fand heraus, dass sich das Blutbild während eines Handy-Telefonats schon nach drei Minuten radikal verändert. Die roten Blutkörperchen, die sich sonst frei bewegen und wie Pingpongbälle voneinander abstoßen, kleben durch das Feld des Telefons plötzlich wie magnetisch angezogen (wie in einem Geldrollenpaket) aneinander. Die damit verbundene Gefahr: Wenn dieses Paket durch kleine Gefäße hindurchfließen muss, ist das Risiko, dass es zu einer Verstopfung kommt, relativ hoch; das heißt, die Gefahr einer Thrombose, eines Infarkts oder Schlaganfalls steigt. Dieser „Geldrolleneffekt" tritt nicht nur bei der telefonierenden Person auf, sondern – wie sich feststellen ließ – auch bei Personen, die sich in deren Nähe befinden. Der gleiche Effekt wurde von der Heilpraktikerin Kornelia Tomson berichtet. Sie fand erhebliche Verklebungen bereits nach 90 Sekunden Telefonieren. Eine Normalisierung des Blutbilds trat erst 40 Minuten nach dem Telefonat ein (Tomson).

Der Geldrolleneffekt

Der Geldrolleneffekt bezeichnet die reversible Aggregation der Erythrozyten. Dieses Phänomen kommt von der Tendenz der roten Blutkörperchen, sich im Plasma in einer reversiblen Form aneinanderzulagern. Die Aggregation hängt von Zell- und Plasmafaktoren ab, von denen bis jetzt nur einige bekannt sind. Die Geldrollenbildung bestimmt die Sedimentationsrate und ist ein Schlüsselfaktor in der klinischen Untersuchung. Die reversible Aggregation kann direkt über die optischen Eigenschaften des Blutes gemessen werden. Eine Geldrollenbildung von mehr als 30 Erythrozyten führt zur Hyperviskosität des Bluts.

Im Jahr 2005 brachte der „Geldrolleneffekt" beziehungsweise die „Clusterbildung" zwei jungen Forschern beim Wettbewerb „Jugend forscht" den Regionalsieg. Sogar schon nach 20 Sekunden konnten sie bei Handy-Telefonaten ihrer 51 Versuchspersonen deutliche zylinderartige Verklumpungen roter Blutkörperchen beobachten (Ritter 2005).

Der Versuchsaufbau: Die Probanden durften zunächst einen Tag lang nicht mit dem Handy telefonieren; dann wurde eine erste Blutprobe abgenommen. Danach telefonierten die Versuchspersonen 20 Sekunden lang mit dem Handy, woraufhin sofort eine zweite Blutprobe genommen wurde. Eine dritte Blutentnahme erfolgte nach einer Wartefrist von zehn Minuten.

Die Ergebnisse: Die ersten Blutproben zeigten keine Auffälligkeiten. Bei den zweiten Blutproben waren eindeutige Verklumpungen der Blutkörperchen zu sehen. Diese Verklumpungen waren auch noch bei den dritten Blutproben deutlich zu erkennen.

Zu diesem Wettbewerbssieg schrieb die Umwelt- und Verbraucherorganisation zum Schutz vor elektromagnetischer Strahlung „Diagnose-Funk": *„Erfrischend ist das, was die Baden-Württemberger* (Anmerkung: Jungforscher) *hervorgebracht haben, jedoch allemal, denn es ist zu vermuten, dass hier kein zweckorientiertes Sponsoring im Spiel ist, ein Schicksal, das der staatlichen Mobilfunkforschung in Deutschland wie Blei in den Gliedern steckt, weil diese zu etwa 50 % von den Mobilfunkbetreibern mitfinanziert wird und es ihr daher an der Glaubwürdigkeit mangelt."*

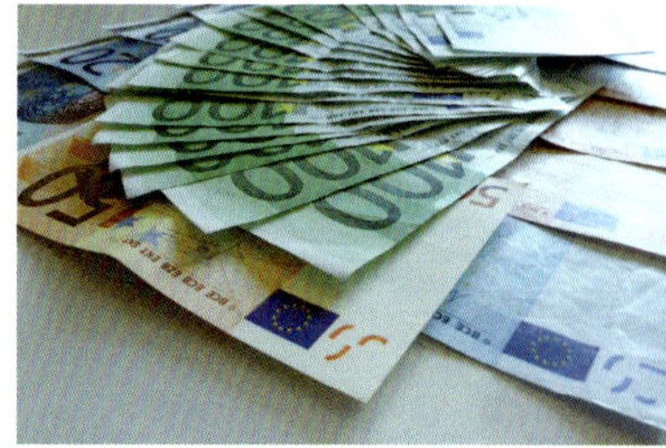

Abb. 4.7:
Die staatliche Mobilfunkforschung in Deutschland wird in etwa zu 50% von Mobilfunkbetreibern finanziert.

Krebserkrankungen

Einen möglichen Zusammenhang zwischen hochfrequenten elektromagnetischen Feldern und Krebserkrankungen hat unter anderem eine Arbeitsgruppe des Berliner Professors Rudolf Tauber (Schlatterer 2004) festgestellt. Die Arbeitsgruppe konnte zeigen, dass Handy-Strahlen auf Zellen wie ionisierend wirken. Bei der Erbsubstanz DNA kommt es zu Doppelstrangbrüchen. Somit hätte die Mobilfunkstrahlung im Endeffekt eine ähnliche Wirkung wie die Röntgenstrahlung, die ebenfalls ionisierend ist. Außerdem stellte die Berliner Arbeitsgruppe starke Veränderungen bei den Konzentrationen der Proteine, also der Eiweiße, unter Hochfrequenz-Einfluss fest.

Auch Prof. Dr. Herbert L. König, ehem. Direktor der TU München, weist in seinen Auswertungen vieler epidemiologischer Felduntersuchungen darauf hin, dass das Risiko, an Krebs zu erkranken, bei feldbelasteten Personen eindeutig höher ist als bei Menschen, die diesen Immissionen nicht ausgesetzt waren.

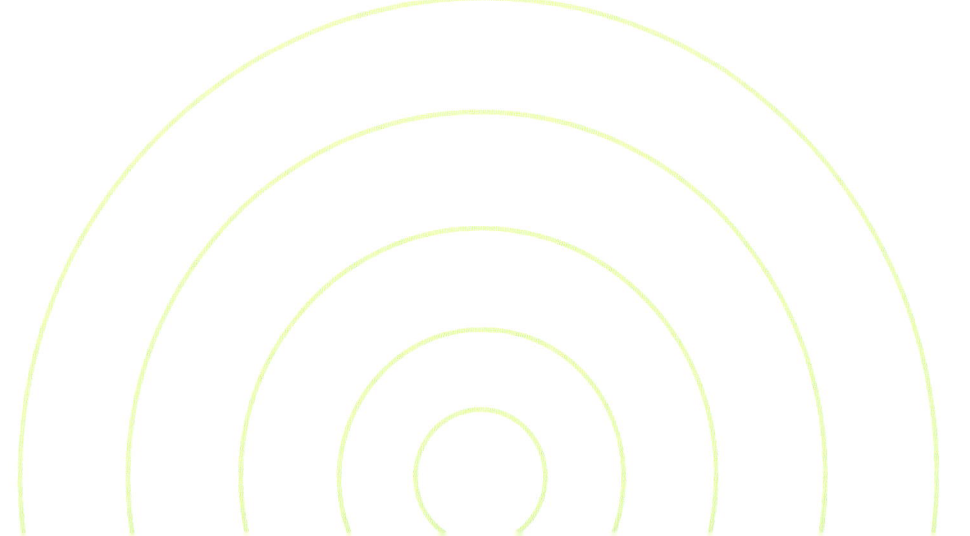

4.7 Die Wirkung der Mobilfunkstrahlung auf Tiere

In einer Fallstudie der Universität Zürich haben Veterinärmediziner systematisch blinde Kälber untersucht, bei denen der Verdacht bestand, dass ihre Erblindung auf die Strahlenbelastung durch einen Mobilfunk-Antennenmast zurückzuführen ist. Die Kälber waren alle auf einem Schweizer Bauernhof geboren worden, auf dem im Jahr 1999 eine Mobilfunkanlage mit Antennenmast errichtet worden war. In den Folgejahren kamen auf dem Hof über 50 Kälber mit Grauem Star (nukleärer Katarakt) zur Welt. Diese Zahl liegt weit über dem Schweizer Durchschnitt. Nachdem im Jahr 2006 die Mobilfunkantenne wieder abgebrochen wurde, normalisierte sich die Zahl der erkrankten Kälber auf dem Hof wieder (Hässig 2012).

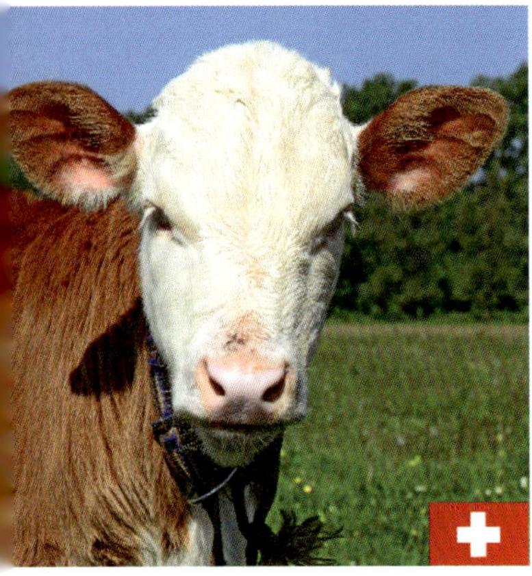

Abb. 4.8: Auf einem Schweizer Bauernhof erhöhte sich die Zahl blinder Kälber, nachdem ein Mobilfunk-Antennenmast auf dem Gelände errichtet worden war.
Als dieser Mast später entfernt wurde, normalisierte sich die Anzahl wieder auf den Schweizer Durchschnitt.

Als Ursache für die Erkrankung der Kälber konnten die Forscher mittels aufwendiger Verfahren sämtliche üblichen Ursachen wie Infektionen oder Vergiftungen ausschließen. Der kausale Zusammenhang zwischen der Erkrankung und der Antennenstrahlung gilt dennoch nur unter Vorbehalt als wissenschaftlich belegt. Der Grund: Die Mobilfunkgesellschaft hat den Mast nicht, wie für die Studie geplant, mehrmals für eine längere Zeit aus- und dann wieder eingeschaltet, sondern nur ein einziges Mal. Ein absolut eindeutiger Beweis war dadurch nicht möglich.

Der klare zeitliche Zusammenhang zwischen dem Betrieb des Antennenmasts und dem Auftreten der Erkrankungen bei den Kälbern spricht jedoch deutlich für eine Kausalität. Die Ergebnisse der veterinärmedizinischen Studie der Veterinäre der Universität Zürich belegen zweifelsfrei, dass vor dem Bau der Antenne keine auffälligen gesundheitlichen Schäden bei den Tieren auf dem Hof festgestellt wurden. Die ersten Schäden konnten zwölf Monate, nachdem die Antenne in Betrieb genommen worden war, beobachtet werden. Etwa zwölf Monate nach dem Abbau der Antenne normalisierte sich die Situation wieder, und es wurden keine außergewöhnlichen Erkrankungen mehr verzeichnet.

Zudem berichten immer mehr Bauern, deren Höfe ebenfalls unter dem Einfluss von Antennenstrahlung stehen, von ähnlichen oder identischen Beobachtungen bei ihren Tieren. In einer früheren Kohortenstudie bei über 250 Kälbern haben die Tiermediziner der Universität Zürich auch festgestellt, dass bei Kälbern von Höfen in verschiedenen Regionen immer dann vermehrt Augenschäden zu beobachten waren, wenn sich eine Mobilfunkantenne in der Nähe befand. Zwischen der Häufigkeit des Auftretens und der Strahlenbelastung konnte ein klarer statistischer Zusammenhang ermittelt werden.

Deutsche Studie bestätigt Auffälligkeiten

Auch aus Deutschland sind Fälle von Missbildungen, Erkrankungen, Verhaltensauffälligkeiten und plötzlichen Todesfällen bei Kälbern und allgemein bei Rindern bekannt, die unter dem Einfluss von Antennenstrahlung stehen. Eine zweijährige Studie der Universitäten München und Gießen, über die die Frankfurter Rundschau bereits im Jahr 2002 berichtete, konnte bestätigen, dass das Wohlbefinden bei Kühen durch Mobilfunkstrahlung beeinträchtigt wird (Wenzel 2002). Die Forscher, die 30 Höfe in Bayern und Hessen untersucht haben, sprechen in diesem Zusammenhang von einer *„chronischen Stressbelastung"*. Über die Verhaltensauffälligkeiten hinaus wurde bei den Rindern zudem ein abweichender Hormonspiegel bei Cortison und Melatonin festgestellt.

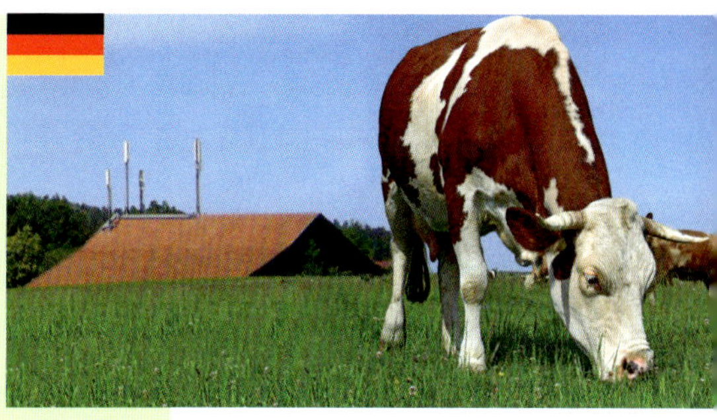

Abb. 4.9: Forscher fanden heraus, dass Kühe mit Stresssymptomen reagieren, wenn sie Mobilfunkstrahlung ausgesetzt werden.

In weiteren Untersuchungen kamen die Forscher der Universität Zürich zu dem Schluss, dass oxidativer Zellstress, ausgelöst durch die Antennenstrahlung, die Ursache für die Augenschäden der Tiere war, wobei diese Schädigung nicht direkt, sondern indirekt über das Muttertier auf die Kälber wirkte. Diese Vermutung wird durch zahlreiche unabhängige Untersuchungen erhärtet, die belegen, dass elektromagnetische beziehungsweise Antennenstrahlung oxidativen Zellstress verursachen kann.

In einem Begleitbericht, den der Dachverband Elektrosmog Schweiz und Liechtenstein im Jahr 2012 veröffentlichte, werden die Ergebnisse der Universität Zürich auch als Beleg dafür gewertet, dass Elektrosensibilität keine psychosomatische Erscheinung ist. Dort heißt es: *„Es steht zudem mit Sicherheit fest, dass die Tiere nicht durch eingebildete Ängste und Befürchtungen oder durch das Lesen von kritischen Zeitungsartikeln erkrankten."* (Funkstrahlung 2012)

Neue Untersuchung mit zweifelhaftem Studiendesign

Aktuell führt die Universität Zürich auf der Basis der bisherigen Erkenntnisse eine Fall-Kontroll-Studie durch, bei der Kühe für eine bestimmte Zeit einem definierten elektromagnetischen Feld ausgesetzt werden. Diese Studie soll klären, ob sich der vermutete oxidative Zellstress als Ursache für den nukleären Katarakt replizieren lässt. An der Finanzierung der Studie beteiligte sich auch das zuständige Bundesamt für Umwelt (BAFU). In funktechnischer Hinsicht wird das Projekt von der IT'IS Foundation unterstützt, einer Stiftung, die fast gänzlich von der (Mobilfunk-) Industrie finanziert wird (http://www.research-projects.uzh.ch/unizh.htm).

Die Beschreibung des Studienaufbaus lässt einige Einzelheiten erkennen, die nachdenklich machen. So werden die Kühe beispielsweise nicht mit einem Mobilfunksignal bestrahlt, wie es in der Realität vorkommt, etwa GSM, UMTS, LTE, WLAN oder DECT, sondern nur mit einem unmodulierten, kontinuierlichen GSM-Signal. Insbesondere die Bestrahlung mit gepulsten Funksignalen, wie sie bei Antennenmasten, Mobiltelefonen und Smartphones vorkommen, lässt das Studiendesign vermissen. Zudem soll die Bestrahlung nur für eine vergleichsweise kurze Zeit erfolgen.

Somit stellt sich die Frage, warum der Hauptsponsor, das Bundesamt für Umwelt, nicht eine praxisorientierte Anpassung des technischen Designs verlangt. Der Eindruck, dass Ergebnisse erzielt werden sollen, die keine gesellschaftspolitische Relevanz haben werden, liegt nahe, da es bei diesem Studienaufbau abzusehen ist, dass keine schädigenden Effekte nachgewiesen werden können.

Mit diesem Studiendesign erinnert die neue Studie sehr an die Schweizer UMTS-Studie, die als Replikationsstudie der holländischen TNO-Studie zu stark umstrittenen Resultaten führte. Für die Funktechnik war auch bei der Schweizer UMTS-Studie die IT'IS Foundation verantwortlich.

Die Tatsache, dass keine authentischen Mobilfunksignale in der Studie verwendet werden, ist für die Mobilfunkanbieter in jedem Fall von Vorteil. Lassen sich in der Studie keine schädigenden Effekte nachweisen, wird in den Medienberichten über die fehlenden authentischen Signale einfach der Nebel des Schweigens gehüllt. Sollte die Studie dennoch schädigende Effekte zutage bringen, haben die Mobilfunkanbieter sofort eine Erklärung zur Hand: Da keine authentischen Signale verwendet wurden, lassen sich auch keine Rückschlüsse auf die tatsächliche Wirkung des Mobilfunks im Alltag ziehen.

Vielfältige Effekte auf Mensch und Tier

Gesundheitliche Beeinträchtigungen durch Mobilfunkstrahlung lassen sich längst nicht nur bei Rindern, insbesondere Kälbern, in Form eines nukleären Katarakts festzustellen. Auch Geschwüre, Abszesse, Entzündungen, Infektionen, Missbildungen, Fehlgeburten und eine höhere Sterberate konnten bei Rindern beobachtet werden. Auch bei Schweinen waren Beeinträchtigungen in Form von Missbildungen der neugeborenen Ferkel zu verzeichnen.

Auch der Bauer selbst, auf dessen Hof die Kälber mit Grauem Star geboren worden waren, und dessen Familie stellten an sich Anzeichen von Elektrosensibilität fest: Muskelverspannungen, Schwindel, Ohrensausen, Verhärtungen des Fettgewebes. Eine Blutuntersuchung des Bauern im Jahr 2002 ergab: Geldrollenbildung der roten Blutkörperchen und Eiweißüberschuss.

Ob Handy-Strahlung auch beim Menschen Grauen Star auslösen kann, ist bislang noch nicht erwiesen. Einen Hinweis darauf gibt jedoch die Tatsache, dass nukleärer Katarakt in den 1960er-Jahren die Berufskrankheit der Radartechniker war.

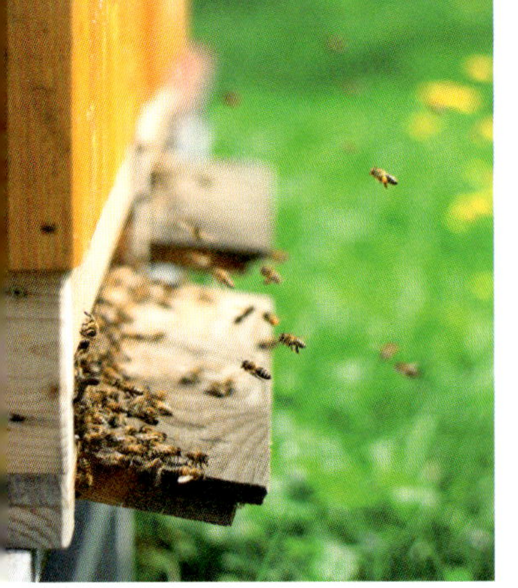

**Abb. 4.10:
Eine Studie in Indien zeigte, dass sich die Größe eines Bienenvolkes drastisch reduzierte, als in der Nähe zwei eingeschaltete Mobiltelefone platziert wurden.**

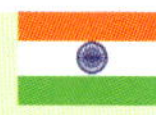

Bienensterben durch Mobilfunk

Für das Bienensterben, das seit den 2000er-Jahren auch in Europa beobachtet werden kann, ist der Mobilfunk ebenfalls ein Mitverursacher. Das zeigte eine Studie der indischen Punjab Universität, die belegt, dass die Bestrahlung eines Bienenstocks mit zwei Handys die Größe des Volkes drastisch reduziert (Kumar 2011).

5. Kapitel

Elektrosmog in der gesellschaftspolitischen Diskussion der vergangenen Jahre

5.1 Internationale Institutionen warnen verstärkt vor den gesundheitlichen Risiken der Elektrosmog-Belastung

5.2 Grund zur Hoffnung: Der Ernst der Lage wird erkannt – einige internationale Beispiele

5.3 Erschreckend: Trotz fundierter Beweislage unterbleiben erforderliche Reaktionen – drei Beispiele

5.4 Im Dienst der Mobilfunkindustrie: der jahrelange Versuch, wissenschaftliche Belege über die Wirkung von Mobilfunkstrahlung als ungültig darzustellen

5.5 Information oder Meinungsmache? Die unterschiedliche Darstellung der Gefährdung durch Elektrosmog in den Medien

5.6 Schluss mit der Grenzwertdiskussion: Es muss gehandelt werden!

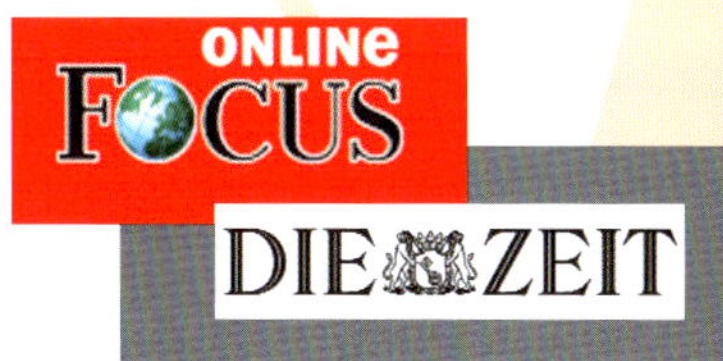

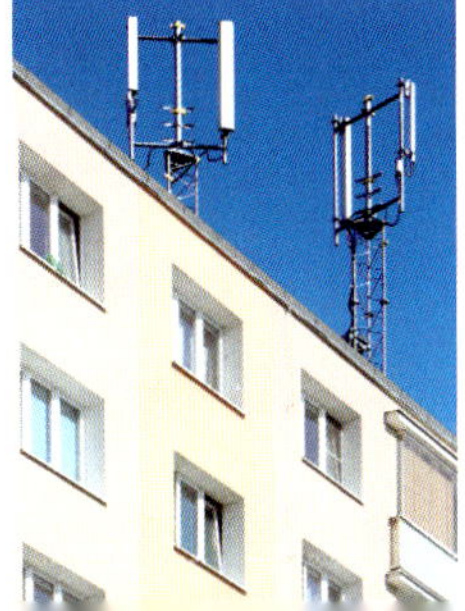

Elektrosmog in der gesellschaftspolitischen Diskussion der vergangenen Jahre

Schon seit Jahren setzen sich Institutionen wie die Europäische Umweltagentur, das Internationale Krebsforschungsinstitut der Weltgesundheitsorganisation und die Parlamentarische Versammlung des Europarats mit den möglichen Folgen von Elektrosmog für die Gesundheit auseinander. Doch obwohl von diesen und weiteren Institutionen aufgrund der wachsenden Zahl alarmierender Studienergebnisse immer wieder Warnungen speziell vor Mobilfunkstrahlung ausgesprochen werden, sind die Stimmen, die die Unschädlichkeit elektromagnetischer Bestrahlung propagieren, nicht vollständig zum Verstummen zu bringen.

Tonangebend für diese verharmlosenden Darstellungen sind meist die wirtschaftlichen Interessen der Mobilfunkindustrie. Mit finanziellen Zuwendungen und Forschungsgeldern hat dieser Wirtschaftszweig schon so manchen Wissenschaftler auf seine Seite gezogen. Und so kommt es, dass Studien, die das Gefahrenpotenzial von Mobilfunkstrahlung belegen, in Verruf gebracht werden. Selbst ein Urteil des Obersten Gerichtshofs in Italien, das einen Kausalzusammenhang zwischen langjähriger intensiver Handy-Nutzung und einem Gehirntumor anerkennt, wird in Zweifel gezogen. Dabei wäre es dringend nötig, nicht länger zu zögern, sondern in Anbetracht der weiter zunehmenden Strahlenbelastung und der erschreckenden Ergebnisse der unabhängigen wissenschaftlichen Forschung unverzüglich politisch verantwortungsbewusst zu handeln und Vorsorgemaßnahmen zu treffen.

Das folgende Kapitel gibt einen Überblick über die Warnungen, die in den vergangenen Jahren von institutioneller Seite ausgesprochen wurden, und liefert Beispiele, wie kontrovers mit diesen Warnungen umgegangen wird. Weiterhin zeigt dieses Kapitel, welche Rolle die Medien und die Mobilfunkindustrie im Rahmen der gesellschaftspolitischen Diskussion zum Thema „Elektrosmog" spielen.

5.1 Internationale Institutionen warnen verstärkt vor den gesundheitlichen Risiken der Elektrosmog-Belastung

2009
Die Europäische Umweltagentur fordert, das Vorsorgeprinzip umzusetzen

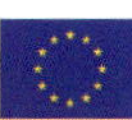

Wer ist die Europäische Umweltagentur?

Die Europäische Umweltagentur, kurz EUA (englisch „European Environment Agency", abgekürzt EEA), ist eine im Jahr 1990 vom Europäischen Rat gegründete Einrichtung der Europäischen Union. Ihre Aufgabe ist es, politischen Entscheidungsträgern und der Öffentlichkeit rechtzeitig zuverlässige und unabhängige Informationen und Daten im Bereich der Umwelt zu liefern; dazu gehören auch Erkenntnisse zu den Auswirkungen der Umwelt auf die öffentliche Gesundheit.

Das Vorsorgeprinzip

Bereits im Jahr 2001 veröffentlichte die EUA unter dem Titel *„Späte Lehren aus frühen Warnungen: Das Vorsorgeprinzip 1896 - 2000"* eine Studie, die untersucht hatte, wie politische Entscheidungsträger in den zurückliegenden 100 Jahren das Konzept der Vorsorge im Umgang mit einer Vielzahl von Risiken angewendet haben. Die darin thematisierten Risiken beziehen sich auf Auswirkungen auf die Gesundheit der Bevölkerung und die Umweltsituation in Europa. In der deutschen Ausgabe wird das Vorsorgeprinzip folgendermaßen erläutert: *„Das Vorsorgeprinzip ist eine der Säulen des Umweltschutzes in Deutschland. Umweltvorsorge treffen heißt, konkrete Umweltgefahren abzuwehren, Risiken für die Umwelt zu vermeiden oder wenigstens zu vermindern sowie vorausschauend auf die Gestaltung unserer Umwelt, die Entwicklung unserer natürlichen Lebensgrundlagen hinzuwirken."*

Die Beweislage rechtfertigt Vorsorgemaßnahmen

Im September 2009 forderte die EUA-Direktorin Professorin Jacqueline McGlade anlässlich der Washingtoner Konferenz *„Mobiltelefone und Gesundheit: Wissenschaft und Fragen der Rechtsordnung"*, das Vorsorgeprinzip in Bezug auf elektromagnetische Felder (EMF) aufgrund der gegenwärtigen Beweislage umzusetzen. Die Konferenz hatte zuvor das aktuelle Beweismaterial zu den möglichen Gefahren in Zusammenhang mit Mobiltelefonen, insbesondere zum möglichen Risiko eines Hirntumors, ausgewertet. Dabei hatte sich gezeigt, dass sich die Beweislage im Vergleich zu vor zwei Jahren, als die EUA erstmals eine Frühwarnung ausgesprochen hatte, weiter verschärft hat. Die Beweislage, so führte die EUA-Direktorin bei der Washingtoner Konferenz aus, sei nun stark genug, um die folgenden Konsequenzen als die wichtigsten zu rechtfertigen:

- **Reduzieren der EMF-Exposition:** Diese Maßnahme, die sowohl von den Regierungen als auch von der Mobilfunkindustrie und der Bevölkerung selbst umgesetzt werden sollte, sei in Bezug auf die Hochfrequenz der Mobiltelefone und die Exposition von Kindern und Heranwachsenden, die am meisten durch Hirntumore gefährdet scheinen, besonders dringend;
- **Generieren von Forschungsmitteln,** die erforderlich seien, um die dringend benötigte Forschung zu den gesundheitlichen Auswirkungen von Mobiltelefonen und den dazugehörigen Sendeanlagen zu finanzieren und zu organisieren;
- **Überprüfen der wissenschaftlichen Basis der gültigen EMF-Grenzwerte,** die bisher schwerwiegende Einschränkungen aufweise;
- **Aufklärung der Mobilfunknutzer** und Warnungen vor den möglichen Risiken, die für Verwender von Mobiltelefonen bestehen.

Die möglichen Folgen späten Handelns

Die EUA-Direktorin warnte in ihrer Erklärung davor, noch weiter auf zusätzliche Forschungsergebnisse zu warten, anstatt zu handeln, um die bereits wohlbekannten Risiken zu vermeiden. Infolge zahlreicher Körperschädigungen könnten hohe Gesundheitsausgaben entstehen und ebenso wirtschaftliche Kosten aufgrund von Produktivitätseinbußen, wie es in der Vergangenheit unter anderem bei den Themen „Rauchen" und „Asbest" der Fall gewesen sei.

Schutz der Frühwarn-Wissenschaftler

Weiterhin rief die EUA-Direktorin wissenschaftliche Verbände, Rechtsanwälte und Politiker auf, über Maßnahmen nachzudenken, wie die Gesellschaft einen größeren Schutz für Frühwarn-Wissenschaftler gewährleisten könne. Diese würden oft diskriminiert werden, Forschungsgelder verlieren und/oder unter unangebrachten persönlichen Angriffen auf ihre wissenschaftliche Integrität leiden. Dies sei in vielen Umweltbereichen der Fall und insbesondere bei den Themen „Methylquecksilber" und „bleihaltiges Benzin" zu beobachten gewesen. Auch in Bezug auf die Risiken der EMF sei es nicht anders, wie beispielsweise die Inszenierung um angebliche Studienfälschungen an der Wiener Universität zeige (ausführlich dargestellt in Kapitel 5.4).

2011
Die Parlamentarische Versammlung des Europarats sieht bereits unterhalb der Grenzwerte Gefahren

Im Mai 2011 veröffentlichte der Ausschuss für Umwelt und Landwirtschaft, kommunale und regionale Angelegenheiten der Parlamentarischen Versammlung des Europarats (PACE) den Bericht *„Die möglichen Gefahren elektromagnetischer Felder und ihre Auswirkungen auf die Umwelt"*. Das Gremium spricht sich darin für eine Reihe von Vorsichtsmaßnahmen im Hinblick auf mögliche Gefahren durch elektromagnetische Felder aus. Im Bericht heißt es, bestimmte hochfrequente Wellen, die im Zusammenhang mit Radar, Telekommunikation oder Mobiltelefonie zum Einsatz kommen, könnten mehr oder weniger potenziell schädigende nicht-thermische biologische Effekte auf Pflanzen, Insekten und andere Tiere haben und ebenso auf den menschlichen Körper, wenn er einem Bestrahlungs-Level ausgesetzt ist, das unter den offiziellen Grenzwerten liegt. Daher gelte es, das Vorsorgeprinzip zu respektieren und die aktuellen Grenzwerte zu überarbeiten.

Wie die EUA-Direktorin Professorin Jacqueline McGlade im Jahr 2009, warnt auch dieser Bericht vor den hohen Gesundheits- und wirtschaftlichen Kosten, die entstehen könnten, wenn nicht gehandelt, sondern auf weitere wissenschaftliche Beweise gewartet wird.

Die Medien ziehen den Bericht der PACE in Zweifel

Spiegel-Online schreibt am 17. Mai 2011 über diesen Bericht:

„Der Haken an der Sache: Belege für diese vermeintlichen ‚Risiken' gibt es derzeit keine. Internationale Studien haben bislang nie Zusammenhänge zwischen elektromagnetischer Strahlung wie der von Handys und Krankheiten nachgewiesen. Die Weltgesundheitsorganisation WHO und andere Organisationen haben erklärt, es gebe keine Hinweise auf Krankheitsrisiken durch Mobilfunkstrahlung."

Damit werden die vorliegenden Studienergebnisse, die die Gefahr einer Gesundheitsschädigung untermauern, in der Berichterstattung einfach ignoriert.

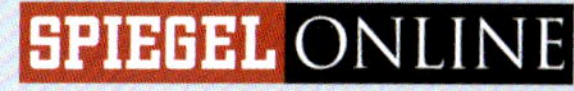

Abb. 5.1

Strahlenschutzkommission verschweigt Belege

In der Anhörung im bayerischen Landtag am 5. Juli 2012 zum Thema Mobilfunk mit dem Titel *„Auswirkungen nichtionisierender elektromagnetischer Strahlung unterhalb der Grenzwerte der 26. BImSchV auf Lebewesen"* behauptete auch Professorin Dr. Caroline Herr von der Geschäftsstelle der Strahlenschutzkommission (SSK) in Bonn, es gebe keine Forschungen, die Auswirkungen beispielsweise im Bereich der Spermienschädigung nachweisen würden.

2011
Die Internationale Agentur für Krebsforschung stuft hochfrequente elektromagnetische Strahlung als möglicherweise krebserregend ein

Wer ist die Internationale Agentur für Krebsforschung?

Die Internationale Agentur für Krebsforschung (englisch: International Agency for Research on Cancer, kurz IARC) ist eine Einrichtung der Weltgesundheitsorganisation (WHO). Zu ihren Hauptaufgaben gehört es, die Erforschung der Ursachen von Tumorerkrankungen zu leiten und zu koordinieren. Dazu führt die IARC weltweit epidemiologische Studien durch und entwickelt darüber hinaus Präventionsstrategien. Des Weiteren beteiligt sich die IARC an der Festlegung von Krankheitsbezeichnungen und Klassifikationen im Bereich der Tumorerkrankungen. Die Klassifizierungsskala der IARC:

1: Krebserregend für den Menschen

2A: Wahrscheinlich krebserregend für den Menschen

2B: Möglicherweise krebserregend für den Menschen

3: Nicht klassifizierbar in Bezug auf das krebserregende Potenzial beim Menschen

4: Wahrscheinlich nicht krebserregend für den Menschen

Bereits im Jahr 2001 hat die IARC niederfrequente elektromagnetische Felder eingestuft und kam zu dem Urteil: Niederfrequente elektromagnetische Felder gehören zur Gruppe 2B; sie sind als möglicherweise krebserregend für den Menschen zu beurteilen.

Im Mai 2011 gab die IARC nun eine Bewertung des kanzerogenen Potenzials hochfrequenter elektromagnetischer Felder ab und stufte dabei insbesondere Mobiltelefone ebenfalls in die Gruppe 2B ein (IARC 2011).

Positive Reaktionen auf die IARC-Einstufung
Jean Huss, Autor des eben dargestellten PACE-Berichts *„Die möglichen Gefahren elektromagnetischer Felder und ihre Auswirkung auf die Umwelt“*, sieht sich durch diese IARC-Einstufung in den Inhalten seines Berichts bestätigt. In seiner Stellungnahme betonte er auch den besonderen Schutzbedarf von Kindern und den Bedarf an aktiven Vorsorgemaßnahmen.

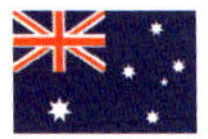

Die australische Strahlenschutzbehörde ARPANSA begrüßte in einer Stellungnahme ebenfalls den IARC-Bericht, da die vorgenommene Einstufung mit den aktuellen Empfehlungen der ARPANSA zur Reduzierung der persönlichen Exposition gegenüber hochfrequenten elektromagnetischen Feldern von Mobiltelefonen korrespondiert.

2012
Die Epidemiologin Professorin Devra Davis unterstreicht die Notwendigkeit einer Vorsorgepolitik

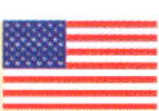

Wer ist Devra Davis?

Die US-amerikanische Epidemiologin Professorin Devra Davis genießt wissenschaftlich hohes Ansehen. Während ihrer Tätigkeit als Chefberaterin des Untersekretärs für Gesundheit der amerikanischen Gesundheitsschutzbehörde (Department of Health and Human Services) beriet sie leitende Beamte in den Vereinigten Staaten, der Vereinten Nationen, der Europäischen Umweltagentur, der Pan American Health Organization, der Weltgesundheitsorganisation sowie der Weltbank. Sie hat mehrere Bücher geschrieben. Im Jahre 2010 erschien ein Werk (Davis 2010), in dem sie darlegt, wie die Mobilfunkindustrie Fakten verheimlicht und damit Menschen gefährdet.

Professorin Davis ist Mitgründerin des Environmental Health Trust, einer gemeinnützigen Organisation zur Erforschung der langfristigen Auswirkungen von Mikrowellenstrahlung, die seit 2007 besteht. (http://www.ehtrust.org/)

Im April 2012 referierte Professorin Devra Davis am US-amerikanischen Institut für Umweltmedizin (National Institute of Environmental Health Sciences; kurz NIEHS) über die internationalen Forschungsergebnisse zu den biologischen Wirkungen der Mobilfunkstrahlung. Unter dem Vortragstitel *„Handyexposition – Toxikologie und Epidemiologie – eine Aktualisierung zum Forschungsstand"* stellte sie dar, wie erschreckend inzwischen der Kenntnisstand zu den schädlichen Auswirkungen der Mobilfunkstrahlung und wie wichtig daher eine Vorsorgepolitik sei. Dazu präsentierte sie zahlreiche Forschungsergebnisse und Fakten, die – wie sie darlegte – international verschwiegen werden würden. Insbesondere äußerte auch Professorin Davis im Zuge ihres Vortrags ihre Besorgnis, was es für unseren Planeten bedeuten würde, wenn wir mit der Handy-Strahlung dieselben Erfahrungen machen würden wie etwa mit Tabak, Asbest oder mit Stoffen, die die Fettleibigkeit fördern. (Davis 2012)

Viele Faktoren beeinflussen die Auswirkungen der Handy-Strahlung
Lange Zeit, so führte Professorin Davis aus, sei man davon ausgegangen, dass die Handy-Strahlung keine biologischen Auswirkungen habe. Schließlich betrage die Leistung eines Mikrowellenherds, mit dem man in einer Minute einen Becher Wasser zum Kochen bringen kann, 1.000 Watt, die Leistung eines Handys aber liege weit unter einem Watt. Deshalb eine Wirkung auszuschließen sei aber falsch, da die biologische Wirkung von Handy-Strahlung nichts mit der Leistung zu tun habe, sondern mit der Ungleichmäßigkeit des Signals. Dadurch könnten, wie die Professorin erläuterte, die Resonanz und die DNA-Reparatur gestört werden.

Weiter führte sie aus, dass bei der Analyse der Wirkung von Handy-Strahlung viele Faktoren zu berücksichtigen seien. Der Sachverhalt sei so komplex, dass er nicht so leicht in das herkömmliche Schema der Toxikologie passe, wo die Stärke der Reaktion von der Dosis abhängt. Bei der Handy-Strahlung sei es vielmehr der periodische und unregelmäßige Charakter des Signals, der biologisch am bedeutsamsten sei. Ein schwaches, aber beispielsweise klopfendes Signal könne schädlicher sein als ein andauerndes gleichmäßiges Signal. Zur Veranschaulichung führte die Professorin an, dass wir beim gleichmäßigen Rauschen des Regens gut schlafen könnten, doch sobald der Donner kommt und uns erschreckt, sei unser Schlaf gestört. *„Wir befinden uns in einem natürlichen Zustand der Homöostase (Selbstregulation von Systemen) und Resonanz. Alles, was unsere Resonanz stört, kann biologisch bedeutsam sein"*, so ein Zitat aus einer Übersetzung des Vortrags.

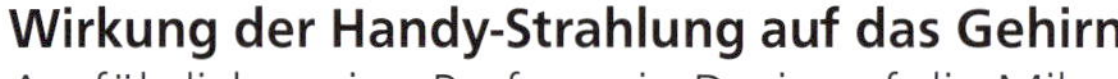

Wirkung der Handy-Strahlung auf das Gehirn

Ausführlicher ging Professorin Davis auf die Mikrowellen-Exposition des Gehirns ein und im Speziellen auf die Gefahren, die für Föten, Babys und Kleinkinder damit verbunden seien. So würde bei einem Fötus nahezu der ganze Kopf von der Strahlung durchdrungen werden. Auch bei erwachsenen Personen dringe in das Gehirn besonders viel Handy-Strahlung ein, in den Schädel oder die Hüfte, die aus Knochen bestehen, dagegen weniger.

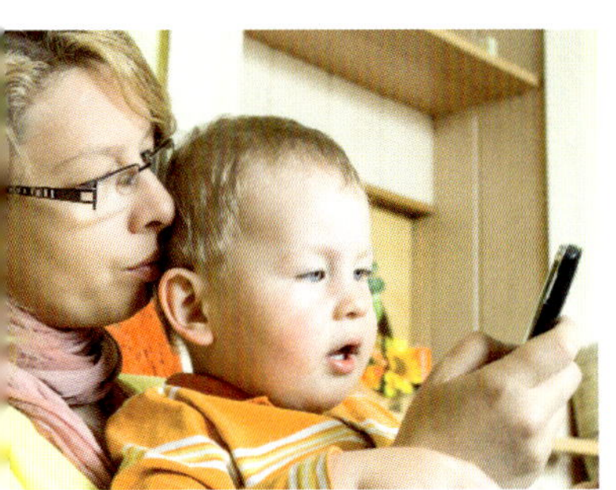

Abb. 5.2:
Die Epidemiologin Professorin Devra Davis ging in ihrem Vortrag über die internationalen Forschungsergebnisse zu den biologischen Wirkungen der Mobilfunkstrahlung ausführlich auf die Gefahren ein, die für heranwachsendes Leben mit der Handy-Strahlung verbunden sind.

Wirkung von Handys, die direkt am Körper getragen werden

Sehr aufnahmebereit für die Strahlung seien auch die Brüste, der Brustkorb und die Gonaden. Professorin Davis führte in diesem Zusammenhang Studien an, die belegen, dass die Mobilfunkstrahlung von Handys eine Auswirkung auf Spermien hat, insbesondere wenn die Handys in der Hosentasche getragen werden. Weiterhin stellte sie das Risiko dar, dem Frauen ausgesetzt sind, die das Handy im Büstenhalter deponieren. So berichtete sie unter anderem von einer 39-jährigen Amerikanerin, die über sieben Jahre hinweg jeweils vier Stunden am Tag ihr Handy im BH trug. Direkt unter der Stelle, an der sich ihr Handy befand, entwickelten sich mehrere Primärtumore.

Handy-Strahlung und Alzheimer

Auch auf einen möglichen Zusammenhang zwischen Handy-Strahlung und Alzheimer wies die Professorin hin. Alzheimer werde auch als „Hirn-Diabetes" bezeichnet, da die Krankheit eine Zunahme des Glukose-Stoffwechsels im Gehirn bewirke. Wie es sich gezeigt habe, komme es auch dann zu einem deutlich erhöhten Glukose-Stoffwechsel im Gehirn, wenn man ein eingeschaltetes Handy 50 Minuten lang direkt an das Ohr hält. Die Erklärung: Da das Handy alle paar Sekunden das Signal vom Sendemast sucht, ändert sich die Bestrahlungsintensität, was wiederum dazu führe, dass der Glukose-Stoffwechsel im Gehirn deutlich zunimmt.

Krebserregende Wirkung der Handy-Strahlung

Weiterhin berichtete Devra Davis von einer aktuellen Forschungsarbeit des von ihr mitgegründeten Environmental Health Trust: In Zusammenarbeit mit dem staatlichen Krebsinstitut der Slowakei und der medizinischen Universität in Wien werde derzeit erforscht, ob Handy-Strahlung als epigenetischer Krebserreger die Reparatur von DNA-Doppelstrangbrüchen in primären menschlichen Lymphozyten hemmt.

Die Fakten häufen sich

Wie Davis betonte, war es ihr im Rahmen ihres Vortrags nur möglich, über einen Teil der wissenschaftlichen Befunde zu sprechen, da inzwischen zu viele Fakten, vor allem aus skandinavischen Ländern, die am längsten Mobiltelefone nutzen, vorliegen.

Der Einfluss der Mobilfunkindustrie auf die Forschung

Auch auf die Beeinflussbarkeit der Wissenschaft durch Wirtschaft und Industrie kam die Professorin zu sprechen und verwies in diesem Zusammenhang auf die Ergebnisse von Henry Lai aus dem Jahr 2006. Lai hatte 308 Studien über elektromagnetische Auswirkungen, die seit 1994 publiziert worden waren, verglichen und war zu dem Ergebnis gekommen, dass nur 29 Prozent der von der Industrie geförderten Studien Auswirkungen auf den Organismus fanden, jedoch 68 Prozent der unabhängig finanzierten Studien.

Handy-Hersteller kennen die Risiken

Dabei scheinen den Handy-Herstellern die Risiken, die mit der Mobilfunkstrahlung verbunden sind, durchaus bewusst zu sein. Wie die Professorin berichtete, steht beispielsweise beim iPhone im Kleingedruckten die Warnung, dass beim Betrieb am Körper die Normen der Federal Communications Commission (FCC) überschritten werden, wenn das Gerät weniger als 15 Millimeter vom Körper entfernt gehalten, also zum Beispiel in der Hosentasche getragen wird. Dem Blackberry-Handy wiederum liege ein deutlicher Warnhinweis bei, das Mobiltelefon nicht in die Nähe des Unterleibs von Schwangeren oder Teenagern zu halten.

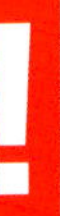

Fazit: Wir stehen vor einem großen Problem

Wie aus einer Übersetzung des Vortrags hervorgeht, meinte Professorin Devra Davis abschließend: *„Die Tatsache ist, dass wir hier Informationen haben, die darauf hinweisen, dass wir ein großes Problem haben. Wir müssen herausfinden, wie wir es besser erforschen können und wie wir zugleich auf verantwortungsbewusste politische Entscheidungen hinarbeiten."*

5.2 Grund zur Hoffnung: Der Ernst der Lage wird erkannt – einige internationale Beispiele

Wie die obigen Ausführungen darlegen, werden die Warnungen internationaler Institutionen vor den gesundheitlichen Risiken, die von Elektrosmog und insbesondere von Mobilfunkstrahlung ausgehen, immer lauter. Dass sie gelegentlich auch auf Gehör stoßen und die erschreckenden Studienergebnisse ernst genommen werden, zeigen die folgenden Beispiele.

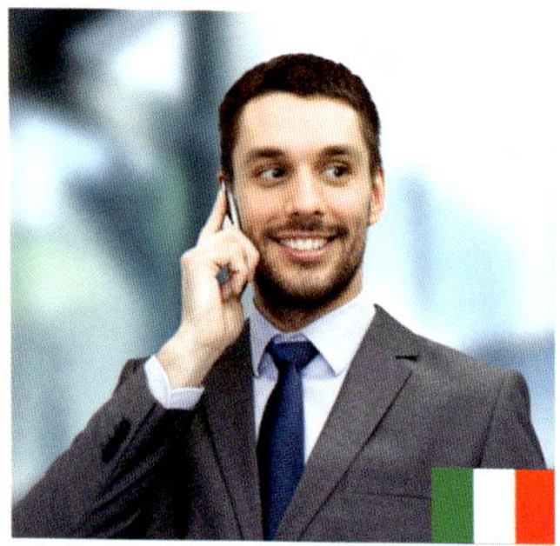

Abb. 5.3: Der Zusammenhang zwischen intensiver Nutzung eines Mobiltelefons über viele Jahre hinweg und der Entwicklung eines Gehirntumors bei einem Geschäftsmann wurde vom obersten italienischen Gericht in Brescia anerkannt.

2012
Oberster Gerichtshof in Italien bestätigt Kausalzusammenhang zwischen Hirntumor und intensiver Handy-Nutzung

Im Oktober 2012 bestätigte das Oberste italienische Gericht in Brescia den kausalen Zusammenhang zwischen starker Handy-Nutzung und der Erkrankung an einem Gehirntumor. Ein italienischer Geschäftsmann, der über zwölf Jahre hinweg täglich bis zu sechs Stunden mobil telefoniert hatte, war an einem Gehirntumor erkrankt. Der Tumor entwickelte sich exakt an der Kopfseite, an deren Ohr er beim Telefonieren das Handy gehalten hatte. Mit seiner Klage bei Gericht verfolgte der Geschäftsmann das Ziel, dass der ursächliche Zusammenhang zwischen seiner Krankheit und dem Gebrauch des Mobiltelefons aufgezeigt wird. Diesen hat der Oberste Gerichtshof in Italien mit seinem Urteil bestätigt. Das Urteil stützt sich insbesondere auf die Ergebnisse der Hardell-Studien, die einen Zusammenhang zwischen Handy-Nutzung und bösartigen Hirntumoren aufzeigen. Nach diesem Urteil sind Arbeitgeber für die Folgeschäden berufsbedingter Handy-Nutzung ihrer Arbeitnehmer voll haftbar. Statt Handys können Angestellte schnurgebundene Telefone einfordern.

Medien leugnen die Beweislage

Über dieses Urteil des Obersten Gerichtshofs in Italien wurde in den Medien vielfach berichtet. Erstaunlicherweise hieß es in den Berichterstattungen jedoch teilweise, es gebe bislang keine Studien, die einen Zusammenhang zwischen Mobilfunkstrahlung und Hirntumoren belegten. Anstatt das Urteil als Auslöser für eine Warnung vor den möglichen Folgen der Mobilfunkstrahlung zu nehmen, wurde die Beweislage für das Urteil in Zweifel gezogen.

2017
Weiteres Urteil in Italien

Ein regionales Gericht in Nord-Italien urteilte im April 2017, dass der Hirntumor eines Angestellten bei der Telecom Italia mit höchster Wahrscheinlichkeit auf seiner intensiven Handy-Benutzung zurückzuführen sei. Roberto Romeo, Alter 57, erklärte, dass er wegen der Art seiner Arbeiten in den letzten 15 Jahren drei bis vier Stunden täglich mit seinem Handy telefonieren musste. Ab 2010 entwickelte sich ein gutartiger Tumor genau bei dem Ohr das er beim Telefonieren verwendete. Weil der Hörnerv operativ entfernt werden musste war er fortan taub auf diesem Ohr.

Romeo wollte seine Firma nicht verklagen, dagegen forderte er eine Behindertenrente wegen Taubheit. Diese wurde ihm vom Gericht gestattet (Muditalab 2017).

2013
Elektrosensible Frau in Frankreich kann nicht mehr in der Stadt leben und erhält eine Behindertenrente

Seit ihrer Kindheit war Marine Richard elektrosensibel und spürte zum Beispiel die Signale von Radio und Fernsehen. Als sie aufwuchs wurde ihr Leben zunehmend durch den wachsenden allgegenwärtigen Elektrosmog in der Stadt schwerer. So musste sie die Stadt verlassen und zog in eine einfache Hütte in den Bergen ohne Elektrizität. Daraufhin beantragte sie eine Behindertenrente bei der zuständigen französischen Behörde (MDPSH: Maison Départementale des Personnes en Situation de Handicap).

Weil Elektrohypersensibilität (EHS) in Frankreich (wie auch in anderen Ländern) nicht als eine Behinderung anerkannt ist, musste sie ihren Fall ausführlich darlegen. Sie konnte die Jury persönlich überzeugen und erhielt eine Rente von € 800 monatlich.

Sie ist davon überzeugt, dass EHS nicht psychologisch, sondern real und physikalisch ist. Aufgrund dessen meinte sie auch, dass es Methoden geben müsse die EHS in den Griff zu bekommen. Solche konnte sie entwickeln und bei sich selber anwenden. Heute ist sie weitgehend symptomfrei und hilft anderen Betroffenen. Dazu führt sie eine Website, wo sie Fragen beantwortet und Beratungen anbietet (Richard 2019).

2018
Ohnmachtsanfall eines elektrosensiblen Arbeitnehmers in Frankreich als Arbeitsunfall anerkannt

Mit Urteil vom 27. September 2018 entschied das Sozialversicherungsgericht von Versailles in Frankreich, dass ein Ohnmachtsanfall, der bei einem elektrosensiblen Arbeitnehmer auftrat, als Arbeitsunfall anerkannt werden muss. Beim Kläger wurde bereits im Jahr 2011 eine Elektrohypersensibilität diagnostiziert. Trotzdem wurde er weiterhin an seinem Arbeitsplatz ohne Anpassungen belassen, obwohl es von arbeitsmedizinischer Seite Empfehlungen gab, einen Wechsel zu einem Arbeitsplatz mit weniger Elektrosmog vorzunehmen. November 2013 kam es zum besagten Ohnmachtsanfall.

Sophie Pelletier, Präsidentin des französischen Antielektrosmog-Vereins PRIARTEM: *„Wir begrüßen diesen Präzedenzfall als einen weiteren Schritt auf dem Weg zur Anerkennung von Elektrohypersensibilität und allgemeiner zu den Auswirkungen von elektromagnetischen Wellen auf die Gesundheit. Wieder ist die Justiz der Politik und dem Gesetzgeber voraus, deren schuldhafte Untätigkeit uns dazu zwingt, mühsame und kostspielige Verfahren zu durchlaufen, um zu unserem Recht zu kommen. Dennoch ist heute genug bekannt, um das Vorsorgeprinzip umzusetzen und die Exposition der gesamten Bevölkerung, im Alltag und bei der Arbeit, zu verringern. Dabei sind ebenfalls die Personen mit Anzeichen einer Hypersensibilität zu berücksichtigen".*

PRIARTEM steht für: Pour Rassembler, Informer et Agir sur les Risques liés aux Technologies ElectroMagnétiques (Verein zur Datensammlung, Information und Aktion betreffend den Risiken der elektromagnetischen Technologien) (Priartem 2018).

2016
Oberster Gerichtshof in Spanien bestätigt Elektrohypersensibilität als Arbeitskrankheit

Im Juli 2016 wurde in einem Urteil des Obersten Gerichtshofs von Madrid bestätigt, dass ein Telekommunikationsingenieur (dessen Name unbekannt blieb) dauerhaft behindert ist und aufgrund seines Elektrosensibilitätssyndroms nicht in seinem Beruf arbeiten kann. Er litt an einer Reihe von Symptomen wie Kopfschmerzen, Schlafstörungen und Muskelschmerzen.

Seine Symptome verstärkten sich als er an Stellen arbeiten musste, wo die Belastung durch elektromagnetische Felder erhöht war.

Der Gerichtshof bestätigte, dass er nicht weiter als Telekommunikationsingenieur arbeiten könne, und riet ihm, den Beruf zu wechseln, so dass er nicht weiter eng mit elektronischen Feldern verbunden ist. Seine Elektrohypersensibilität wurde in die Gruppe der nicht-spezifischen Allergien eingeordnet (Muditalab 2017).

2012 bis 2018
Vorgänge in Israel

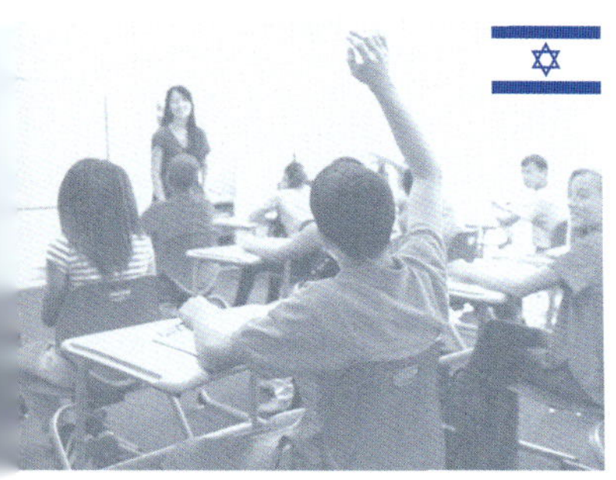

Abb. 5.4

Untersuchung zu Elektrosensibilität bei Kindern

Im November 2012 wandte sich die elektrosensible Anwältin Dafna Tachover gemeinsam mit einer Elterninitiative und zwei Kindern als Kläger mit der Forderung nach einem WLAN-Verbot an Schulen an den Obersten Gerichtshof in Israel. In dem Verfahren fällten die Richter im August 2013 einen Entschluss: Sie ordneten eine Untersuchung über Elektrosensibilität bei Kindern an und machten damit deutlich, dass sie davon ausgehen, dass es Elektrosensibilität als Erkrankung bei Kindern gibt.

Individuelle Maßnahmen reichen nicht aus

Im vorgerichtlichen Briefwechsel trug die Regierung des Staates Israel vor, man werde „individuelle Lösungen" finden, falls ein Kind an Elektrosensibilität erkranken sollte. Im Verfahren gab die israelische Regierung dann an, man werde in den jeweiligen Schulen WLAN abstellen, falls ein Kind elektrosensibel sei. Dieser Standpunkt der Regierung sei sowohl unprofessionell als auch zumindest fahrlässig, trug die Anwältin Dafna Tachover bei Gericht vor.

Dafna Tachover
Dafna Tachover ist Rechtsanwältin und sowohl in New York als auch in Israel tätig. Sie kann auf eine vielfältige internationale juristische und geschäftliche Karriere zurückblicken. Als Chefin des Rechenzentrums im Hauptquartier der Israelischen Armee erlangte sie ein technisches Verständnis für drahtlose Netzwerke.

Im Jahr 2009 zeigten sich bei ihr die ersten Symptome der Elektrosensibilität. Seitdem widmet sie sich der Aufklärung von Behörden und der Öffentlichkeit bezüglich der durch diese Technologien sich ausbreitenden Krankheitssymptome. Im Mai 2018 sprach sie im Komitee für Energiepolitik des Bundesstaates Michigan in den USA über die Gefahren der neuen 5G-Technologie. Zu diesen Themen unterhält sie die Website https://wearetheevidence.org (Tachover 2018).

Maya Elhalal
Maya Elhalal ist eine weitere Mahnerin im Bereich der 5G-Technologie. Sie ist spezialisiert auf das Gebiet der technologischen Innovation im Bereich der Gesundheit und der Medizin. Sie ist eine bekannte Persönlichkeit in Israel und hat viele Kongresse organisiert. Seit 2017 leidet sie ernsthaft an den Einwirkungen elektromagnetischer Strahlung. Im November 2018 hat sie das Israelische Parlament über die gesundheitlichen Auswirkungen von Strahlung unterrichtet (Elhalal 2018).

ORT Holon
Die Schule „ORT Holon" ist eine Highschool für Schüler von 12 bis 18 Jahren in der Stadt Holon, Israel. 1995 wurde in nur 20 Metern Distanz von der Schule ein Mobilfunkmast errichtet. Mit den Jahren wuchs der Datenverkehr, und die Intensität der Funkmastabstrahlung nahm zu, und immer mehr Schüler bekamen unerklärliche Symptome. Die besorgten Eltern starteten 2017 eine Umfrage, um mehr über die Krankheitssymptome ihrer Kinder herauszufinden. Es zeigte sich, dass 59% der Schüler verschiedenste Beschwerden hatten und 19% der Schüler aus diesem Grunde bereits einen Arzt aufsuchen mussten.

Daraufhin nahmen die Eltern als erste Maßnahme und Druckmittel ihre Kinder von der Schule. Die Behörden ließen dann eine Strahlungsabschirmung vor den Fenstern installieren. Als diese Abhilfe die Krankheitssymptome nicht besserte, wurden im Dezember 2018 die drei Sender abmontiert, die in Richtung Schule strahlten. Messungen zeigten danach aber immer noch eine hohe Belastung für die Kinder, sodass nun die restlichen Sender auch entfernt werden (Norad 2018).

5.3 Erschreckend: Trotz fundierter Beweislage unterbleiben erforderliche Reaktionen – drei Beispiele

Anders als die eben dargestellten Beispiele sind die Fälle, in denen die Warnungen überhört werden, alarmierend. Auch hierzu werden im Folgenden Beispiele genannt, die diesmal aus den USA und Deutschland stammen.

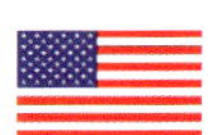

2000
Amerikanische Behörde verschweigt alarmierende Ergebnisse zur Mobilfunkstrahlung

Nicht nur in Deutschland, sondern auch in den USA – und vermutlich in weiteren Ländern – wurde die Mobilfunktechnologie eingeführt, ohne zuvor die gesundheitlichen Auswirkungen auf den Organismus zu prüfen. Diese Nachlässigkeit ist für die USA besonders erstaunlich, da beispielsweise therapeutische Geräte vor ihrer Einführung von der „Food and Drug Administration" (behördliche Lebensmittelüberwachungs- und Arzneimittelzulassungsbehörde, kurz: FDA) vor ihrer Zulassung einer akribischen Prüfung unterzogen werden; bei der Mobilfunktechnologie hingegen unterblieb im Vorfeld jegliche Kontrolle. Zu einer Untersuchung der gesundheitlichen Risiken kam es erst, nachdem sich im Jahr 1993 die ersten schlechten Nachrichten gehäuft hatten und dadurch sowohl die Öffentlichkeit als auch die Industrie aufgeschreckt wurden.

CNN-Talkshow alarmiert die Öffentlichkeit
Im Januar 1993 widmete der berühmte CNN-Talkmaster Larry King eine komplette Sendung einem Witwer, der gegen die Mobilfunkindustrie eine Klage eingereicht hatte. Der Mann machte die Strahlung eines Mobiltelefons dafür verantwortlich, dass seine Frau an einem Gehirntumor gestorben war. Eine Woche nach der Sendung fielen die Aktien der Mobilfunkfirmen um fünf bis zehn Prozent.

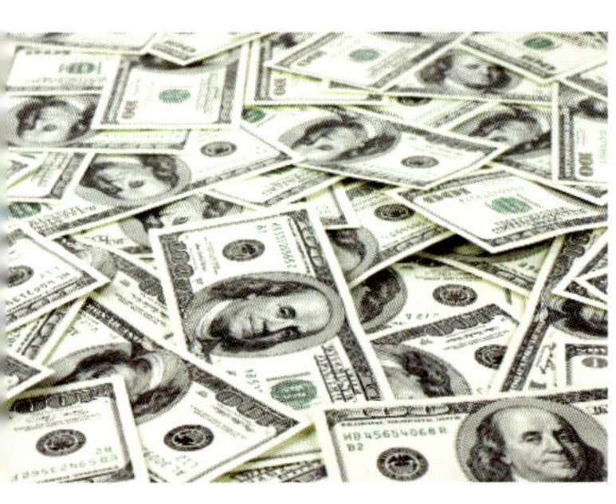

Abb. 5.5: In den USA stellte eine Vereinigung von Behörden und Unternehmen 25 Millionen Dollar für eine Studie zur Verfügung. Es sollte die Sicherheit des Mobilfunks unter Beweis gestellt werden. Das Ergebnis war allerdings ganz anders als erwartet.

Dies wiederum war für die Industrie der Appell zu handeln. Um die Öffentlichkeit zu beruhigen, initiierte die „Telecommunications Industry Association" (TIA), eine Vereinigung von Behörden und Unternehmen aus den Branchen Datentechnik und Telekommunikation, eine Studie, die die Sicherheit des Mobilfunks unter Beweis stellen sollte. Mit der Durchführung dieser auf fünf Jahre angelegten Studie, für die Forschungsgelder in Höhe von 25 Millionen Dollar bereitgestellt wurden, wurde der Epidemiologe Dr. George Carlos beauftragt.

Die Ergebnisse der 25-Millionen-Dollar-Studie
In den ersten Jahren schien die Studie ihren Zweck zu erfüllen, denn die Forschungsarbeiten brachten keine gesundheitlichen Auswirkungen der Mobilfunkstrahlung ans Licht; entsprechend genoss Dr. Carlos das Wohlwollen seiner Auftraggeber. Ende des Jahres 1998 führte dann aber ein verbessertes Studiendesign zu zwei alarmierenden Ergebnissen.

Erstens: Es wurden genetische Schäden an roten Blutzellen festgestellt. Diese äußerten sich in einer Erhöhung der sogenannten Mikrokerne um 300 Prozent. Mikrokerne sind Anhäufungen kleiner Mengen DNA, die als Anzeichen dafür gewertet werden, dass die Zelle nicht mehr in der Lage ist, DNA-Schäden korrekt zu reparieren. Diese verminderte Reparaturfähigkeit wird als Vorstufe von Krebs betrachtet.

Zweitens: Es zeigte sich eine statistisch signifikante Erhöhung der Wahrscheinlichkeit für die Entstehung von Gehirntumoren an der Kopfseite, an die das Mobiltelefon gehalten wird.

Dr. Carlos trug diese Ergebnisse in verschiedenen Gremien vor und informierte auch die FDA über diese Befunde. Doch die Ergebnisse wurden nicht ernst genommen.

Die erschreckenden Befunde werden geleugnet

Kurze Zeit später, im Sommer 2000, widmete Larry King dem Thema erneut eine Sendung. Zu Gast war diesmal ein Arzt, der ebenfalls eine Klage gegen einen Mobiltelefonhersteller führte, weil sich genau an der Stelle, an die er immer sein Handy hielt, ein Gehirntumor entwickelt hatte. Zudem war ein Experte von der FDA geladen. Dieser FDA-Experte schien Dr. Carlos' erschreckende Ergebnisse mittlerweile vergessen zu haben, denn er machte die Talkrunde und die Fernsehzuschauer glauben, dass es für die Behauptung, Mobilfunk könnte eine Gefahr für die Anwender darstellen, keinen Grund gebe; zu dieser Schlussfolgerung sei die FDA nach Überprüfung aller relevanten Studien gekommen.

Dr. Carlos gerät in Misskredit

Spätestens nach dieser Sendung war das gute Verhältnis, das zwischen Dr. Carlos und seinen Auftraggebern einst bestanden hatte, Geschichte. Seinen letzten Vortrag hielt er im Rahmen einer großen Mobilfunktagung vor dem Vorstand der CTIA – The Wireless Association®. Als er auf dem Tagungsgelände ankam, wurde er von Leibwächtern empfangen und zum Vortragsraum begleitet. Doch dies war kein Zeichen der persönlichen Anerkennung, sondern vielmehr der Diskreditierung. Denn nachdem er seinen Vortrag beendet hatte, wurde er vom Vorstandsvorsitzenden mit einem schlichten „Vielen Dank" nach Hause geschickt und von den Leibwächtern zum Taxi eskortiert. Das war das unschöne vorzeitige Ende seines 25-Millionen-Dollar-Forschungsauftrags.

Dr. Carlos macht seine Befunde und seine Diskreditierung publik

Dr. George Carlos ließ die Schmach jedoch nicht auf sich sitzen und fand sich auch nicht damit ab, dass seine Ergebnisse einfach unter den Tisch gekehrt werden sollten. Deshalb machte er seine Erfahrungen und seine Befunde in seinem Buch *„Handys, unsichtbare Gefahren im drahtlosen Zeitalter – Die alarmierenden Erkenntnisse eines Insiders über Krebs und genetische Schäden"* publik (Originaltitel: *„Cell Phones: Invisible Hazards in the Wireless Age: An Insider's Alarming Discoveries about Cancer and Genetic Damage")*. In diesem Buch stellt Dr. Carlos nicht nur seine aufrüttelnde Einschätzung der Gefahren dar, die von der durch Mobilfunkantennen erzeugten Mikrowellenstrahlung ausgehen; er wirft auch ernsthafte Fragen nach der Integrität der Mobilfunkindustrie und der FDA auf.

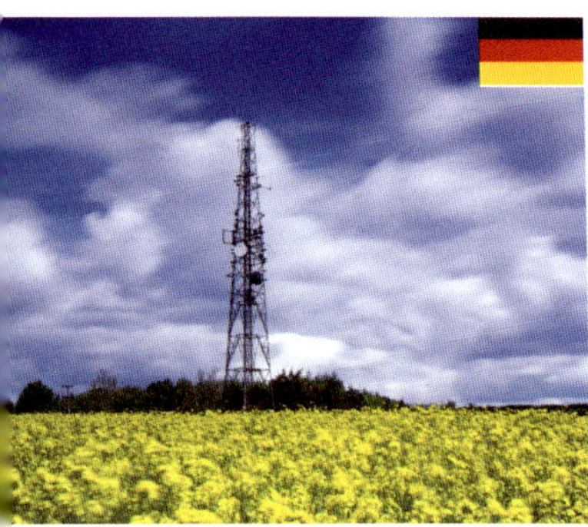

Abb. 5.6: LTE wurde eingeführt, obwohl im Abschlussbericht des Deutschen Mobilfunk Forschungsprogramms stand: *„... nicht abschließend zu klären ist die Frage nach Langzeitwirkungen am Menschen ..."*

2010 Die Deutsche Bundesregierung ignoriert bei der LTE-Einführung die eigene Warnung

Im Jahr 2010 wurde in Deutschland der Mobilfunkstandard LTE eingeführt. Der erste LTE-Sendemast wurde am 30. August 2010 im Landkreis Ostprignitz-Ruppin in Betrieb genommen. Insgesamt haben die deutschen Netzbetreiber 4,4 Milliarden Euro für die Nutzung der für LTE geplanten Frequenzlizenzen ausgegeben. Die Versteigerung startete am 12. April 2010 und wurde Ende Mai 2010 beendet.

Am 11. Mai 2010, also noch während der Versteigerung, fragte die Bundestagsfraktion Bündnis 90/Die Grünen bei der Bundesregierung an, welche wissenschaftlichen Studien zur Gesundheitsverträglichkeit von LTE vorlägen (Bundestagsdruck- sache 17/1709). Die Antwort der Bundesregierung: Derzeit lägen keine konkreten Studien zu LTE vor; anhand des Deutschen Mobilfunk Forschungsprogramms (DMF) sei allerdings eine erste gesundheitliche Bewertung möglich, da die Parameter von LTE, soweit diese bislang bekannt seien, dem UMTS-Standard sehr ähnlich seien. In diesem Zusammenhang behauptete die Bundesregierung, das in den Jahren 2002 bis 2008 durchgeführte DMF habe die Unschädlichkeit der Mobilfunkstrahlung bewiesen. Doch in Wirklichkeit stand im Abschlussbericht: *„... nicht abschließend zu klären ist die Frage nach Langzeitwirkungen am Menschen, v. a. über einen Zeithorizont von 10 Jahren hinaus, sowohl für Erwachsene als auch für Kinder"*.

Unzutreffende Vergleichswerte, unbeachtete Fakten

Wie LTE wurde auch UMTS eingeführt, ohne zunächst die Auswirkungen zu erforschen. Das gentoxische Potenzial von UMTS wurde mittlerweile in unabhängigen Studien nachgewiesen. Doch über diese Ergebnisse sieht die Bundesregierung hinweg, bleibt bei der Behauptung der Unschädlichkeit und überträgt diese ignorante Einstellung auf den LTE-Standard mit folgendem Argument: *„Da diese Frequenzbänder eng bei den derzeit für den Mobilfunk und für andere Funktechnologien genutzten Frequenzbereichen liegen, ist nicht zu erwarten, dass sich ihre biologisch-medizinischen Wirkungen grundsätzlich unterscheiden."* Faktisch bedeutet diese Aussage: Stünde die Bundesregierung zu dem inzwischen festgestellten Gefährdungspotenzial der UMTS-Strahlung, so würde sie mit dieser Äußerung eingestehen, dass bei LTE mit ähnlichen gesundheitsschädigenden Effekten zu rechnen ist. Aber nicht nur die bereits erwiesenen möglichen Gesundheitsschädigungen vernachlässigt die Bundesregierung, sondern auch das Wissen, dass jede Frequenz andere Wirkungen haben kann.

Steigende Strahlenbelastung wird wider besseres Wissen hingenommen

Weiterhin fragte die Bundestagsfraktion Bündnis 90/Die Grünen bei der Bundesregierung an, welche Strahlenminimierungskonzepte oder Konzepte, die die Zunahme nicht-ionisierender Strahlung zumindest begrenzen, in Zusammenhang mit der Versteigerung neuer Frequenzen bei der Ausschreibung von Bedeutung waren. Auch die Antwort auf diese Anfrage war inhaltsleer, obwohl die Bundesregierung selbst von einer Erhöhung der Strahlenbelastung aufgrund der Lizenzversteigerung für neue Frequenzbereiche in Verbindung mit dem weiteren Ausbau der Mobilfunknetze ausgeht. Sie scheint somit ihre eigene Warnung nicht gehört zu haben, die da lautete: *„Die Bundesregierung empfiehlt allgemein, die persönliche Strahlenexposition durch hochfrequente elektromagnetische Felder so gering wie möglich zu halten, also herkömmliche Kabelverbindungen zu bevorzugen, wenn auf den Einsatz von funkgestützten Lösungen verzichtet werden kann."*

Kein Geld für die erforderlichen Maßnahmen
Im Ausblenden der Tatsachen konsequent, setzte die Bundesregierung die eingenommenen Gelder von knapp 4,4 Milliarden Euro auch nicht für Forschung, Strahlenminimierungsmaßnahmen oder den weiteren kabelgebundenen Netzausbau ein. Selbst für das Erforschen der Effekte der nicht-ionisierenden Strahlung auf Kinder und Jugendliche sowie der Langzeitauswirkungen scheinen diese Gelder nicht gedacht zu sein. Und das, obwohl die Bundestagsfraktion Bündnis 90/Die Grünen die Bundesregierung aufforderte, *„einen angemessenen Teil der Einnahmen für diese Forschung und für Emissionsminimierungsmaßnahmen zur Verfügung zu stellen"*.

2012
Nachweisbare Strahlenbelastung muss bis 2020 hingenommen werden

Im Oktober 2010 legten Vertreter der Gesamtkirchengemeinde Stuttgart und der Bürgerinitiative Mobilfunk Stuttgart-West in einem gemeinsamen Kommuniqué ihren Standpunkt zur Mobilfunkstrahlung dar. Ausgelöst wurde der Dialog zwischen der Gesamtkirchengemeinde und der Bürgerinitiative durch einen Sendemast, der in einer dicht besiedelten Wohngegend in Stuttgart-West auf einem Wohngebäude der Gesamtkirchengemeinde direkt bei der Pauluskirche und in der Nähe von Kindergärten errichtet wurde. Die Anwohner, die sich aufgrund des Sendemasts um gesundheitliche Beeinträchtigungen sorgten, schlossen sich zur Bürgerinitiative Mobilfunk Stuttgart-West zusammen, um eine Stilllegung des Funkmasts zu erreichen. Ihr Ansprechpartner war in der Funktion der Vermieterin die Gesamtkirchengemeinde Stuttgart.

Wiederholtes Bestreben um Vertragsausstieg
Der Vertrag, den die Gesamtkirchengemeinde mit dem Mobilfunkbetreiber geschlossen hatte, stammt aus dem Jahr 2000 und war auf 20 Jahre ausgelegt. Doch schon im Jahr 2005 hatte die Gesamtkirchengemeinde erstmals versucht, aus dem Vertrag auszusteigen. Das Bestreben blieb jedoch erfolglos. Aus Verantwortung für die Gesundheit der betroffenen Bürger und dem Bestreben nach Vorsorge und Risikominimierung unternahm die Gesamtkirchengemeinde 2010 dann gemeinsam mit der Bürgerinitiative Mobilfunk Stuttgart-West einen erneuten Anlauf, einen Vertragsausstieg zu erreichen. Ihr Ansinnen stützten die Gesamtkirchengemeinde und die Bürgerinitiative auf eine Vielzahl auch öffentlicher Verlautbarungen wie:

- eine Stellungnahme der Landesärztekammer Baden-Württemberg vom 16. Dezember 2009, die besagt, dass über die Langzeitgefahren von Mobilfunktelefonen noch wenig bekannt sei, und daher rät, beim Gebrauch von Handys vorsichtig zu sein.
- eine Aussage, die Wolfram König, Präsident des Bundesamts für Strahlenschutz, bereits im Jahr 2001 gemacht hat. In einem Interview mit der Berliner Zeitung vertrat er die Ansicht, dass es tabu sein sollte, in der näheren Umgebung von Kindergärten, Schulen und Krankenhäusern Sendemasten zu errichten. Im April 2009 bestätigte auch das Europäische Parlament diese Auffassung.

- eine von der Wissenschaftskommission des europäischen Parlaments im Jahr 2001 veröffentlichte Studie, die darlegt, dass die Wahrscheinlichkeit besteht, dass Funkwellen eine gefürchtete Krankheit wie Krebs verursachen können.
- die Tatsache, dass der im Jahr 2008 veröffentlichte Abschlussbericht des Deutschen Mobilfunk Forschungsprogramms (DMF) mögliche Langzeitwirkungen über einen Zeitraum von zehn Jahren hinaus – als nicht abschließend zu klären – offenlässt. Die Strahlenschutzkommission weist im Jahr 2008 in einem Bericht an den Bundestag ebenfalls darauf hin, dass Fragen nach der Exposition von Föten und Kindern sowie nach den potenziellen Auswirkungen auf Kognition, Befindlichkeit und Schlaf offen seien.
- die Warnung des Bunds für Umwelt und Naturschutz Deutschland vor absehbaren kurz- und langfristigen Schädigungen, die sich vor allem in der nächsten Generation manifestieren würden, falls nicht politisch verantwortlich und unverzüglich gehandelt wird. Der Bund für Umwelt und Naturschutz Deutschland fordert in seinem Positionspapier den Umstieg auf zukunftsfähige Funktechnologien.

Neben der konkreten Problemlösung im Fall des Sendemasts auf dem Wohngebäude der Gesamtkirchengemeinde war es das Bestreben der Gesamtkirchengemeinde Stuttgart und der Bürgerinitiative Mobilfunk Stuttgart-West, mit ihrer gemeinsamen Aktion auf die Gefahren des Mobilfunks für Mensch und Natur aufmerksam zu machen und einen kritischen Diskurs anzustoßen. Das gemeinsame Interesse galt zudem der Bitte an die Stadt Stuttgart, eine nachhaltige, Gefahren minimierende Netzstruktur für den Mobilfunk zu entwickeln. Dies war auch von einigen Bezirksbeiräten bereits gefordert worden.

Trotz umfangreicher Belege bisher ohne Erfolg

Doch obwohl ein Gutachter an besagtem Sendemast im Jahr 2012 eine deutlich erhöhte Strahlung von bis zu 5,17 Volt pro Meter anstatt der vereinbarten drei Volt pro Meter feststellte, gelang der gewünschte Vertragsausstieg bisher nicht. Spätestens wenn im Jahr 2020 der letzte Vertrag mit Mobilfunkbetreibern ausläuft, soll es jedoch auf den Gebäuden der Kirche keine Antennen mehr geben. Auch die katholische Kirche kündigte an, die sieben Antennen, die sie in Stuttgart auf Gebäuden hat, in Zukunft abzubauen (Stuttg Nachr 2013).

5.4 Im Dienst der Mobilfunkindustrie: der jahrelange Versuch, wissenschaftliche Belege über die Wirkung von Mobilfunkstrahlung als ungültig darzustellen

Die mittelweile vielfältigen Studienergebnisse, die eine Gesundheitsgefährdung durch Mobilfunkstrahlung belegen, werden aber nicht nur ignoriert, wie die vorangegangenen Beispiele zeigen, sondern teilweise auch heftig bestritten. Eines der prominentesten Beispiele ist die REFLEX-Studie (REFLEX-Studie 2004), deren Resultate schon seit vielen Jahren von Professor Dr. Alexander Lerchl, Mitglied der deutschen Strahlenschutzkommission von 2009 bis 2012, immer wieder infrage gestellt werden. Im Folgenden werden sein „Amoklauf" gegen die REFLEX-Studie sowie der Schlagabtausch mit Professor Dr. Franz Adlkofer, Leiter und Organisator der REFLEX-Studie, ausführlich dargestellt. Aus diesen Ausführungen wird auch deutlich, in welchem Umfang die Mobilfunkindustrie die Debatte beeinflusst.

Die REFLEX-Studie

Die REFLEX-Studie ist ein von der Europäischen Union (EU) im 5. Rahmenprogramm gefördertes Forschungsvorhaben, das in den Jahren 2000 bis 2004 durchgeführt wurde. Sie zielte darauf ab, mögliche Schädigungen des Erbguts durch hochfrequente elektromagnetische Felder, wie sie beispielsweise bei der Mobilfunktechnologie verwendet werden, zu erforschen. Entsprechend steht der Name REFLEX für „**R**isk **E**valuation of Potential Environmental Hazards **F**rom **L**ow energy **E**lectromagnetic Field E**x**posure using sensitive in vitro methods" (Risikobewertung potenzieller Umweltgefahren aufgrund der Exposition niederfrequenter elektromagnetischer Felder mittels sensibler In-vitro-Methoden).

Geplant, organisiert und koordiniert wurde die REFLEX-Studie von der Stiftung für Verhalten und Umwelt, kurz VERUM, die seit 1992 die Erforschung von Verhaltens- und Umwelteinflüssen auf die menschliche Gesundheit fördert. Insgesamt zwölf Forschergruppen aus sieben europäischen Ländern waren am REFLEX-Projekt beteiligt:

1. das STUK – Nuclear Radiation and Safety Authority (Amt für Strahlen- und Kernsicherheit), Helsinki,
2. das Institut für Pflanzengenetik, Gatersleben,
3. das INSALUD (Instituto National de la Salud, eine Unterorganisation des Gesundheitsministeriums), Madrid,
4. das DKFZ/Deutsches Krebsforschungszentrum (RZPD/Deutsches Ressourcenzentrum für Genomforschung), Heidelberg,
5. die Stiftung VERUM, München,
6. die Freie Universität Berlin,
7. die Universität Hannover,
8. die Universität Wien,
9. die Universität Bordeaux,
10. die Universität Bologna,
11. die Universität Mailand und
12. die ETH Zürich (Eidgenössische Technische Hochschule Zürich).

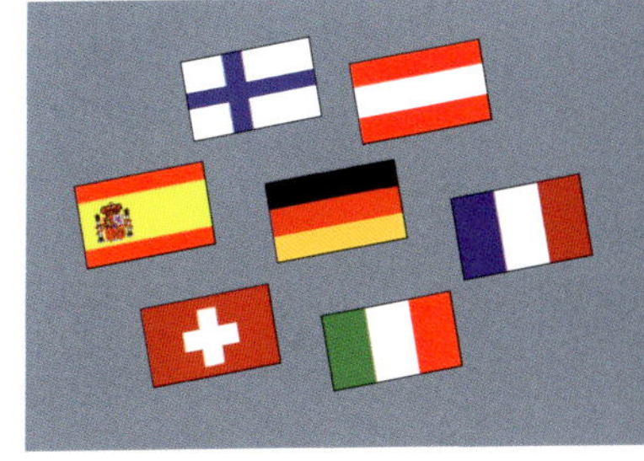

Abb. 5.7: Zwölf Forschergruppen aus sieben europäischen Ländern waren am REFLEX-Projekt beteiligt.

Für die Forschungsergebnisse sind insbesondere zwei der zwölf Arbeitsgruppen verantwortlich: die Arbeitsgruppe von Professor Rudolf Tauber an der Freien Universität Berlin und die Arbeitsgruppe von Professor Hugo Rüdiger an der Universität in Wien. Am REFLEX-Projekt war kein Unternehmen aus der Industrie beteiligt.

Aus den Zellstudien ergibt sich, dass hochfrequente elektromagnetische Felder, wie sie bei der Mobilfunktechnologie zur Anwendung kommen, auch unterhalb der geltenden Sicherheitsgrenzen fähig sind, in bestimmten, aber keineswegs allen, lebenden Zellen DNA-Strangbrüche zu erzeugen und die Anzahl der Micronuclei und der Chromosomenabweichungen zu erhöhen. Auf Grundlage dieser Befunde ist anzunehmen, dass diese Strahlung auf verschiedene Zellsysteme eine gentoxische Wirkung ausübt.

Aus den Zellstudien ergibt sich ferner, dass diese Strahlung unterhalb der geltenden Sicherheitsgrenzen fähig ist, in verschiedenen Zellsystemen die Gen- und Proteinexpression zu modifizieren. Das Ausmaß der Zellantwort ist offensichtlich abhängig vom genetischen Hintergrund.

Juni 2013
Berliner Arbeitsgruppe zieht die REFLEX-Studie in Zweifel

Hochfrequenzstrahlung, wie sie beispielsweise bei der Mobilfunktechnologie auftritt, kann demnach zur Schädigung der Erbsubstanz führen: Zu diesem Ergebnis kam die in den Jahren 2000 bis 2004 durchgeführte REFLEX-Studie. Neun Jahre später wird dieses Ergebnis in einer Publikation von Professor Günter Speit, Dr. Richard Gminski und Dr. Rudolf Tauber nicht nur angezweifelt, sondern für ungültig erklärt. Unter dem Titel *„Gentoxische Wirkungen nach Exposition gegenüber hochfrequenten elektromagnetischen Feldern sind in HL-60-Zellen nicht reproduzierbar"* (Speit 2013) legt diese Publikation mit dieser kategorischen Feststellung nahe, dass die an der Freien Universität Berlin im Rahmen der REFLEX-Studie erhaltenen Forschungsergebnisse unzutreffend seien – ein Ergebnis, das den Interessen der Mobilfunkindustrie, für die die REFLEX-Studie eine nennenswerte Bedrohung darstellt, sehr entgegenkommt. Auch mit den REFLEX-Ergebnissen der Arbeitsgruppe an der Medizinischen Universität Wien (MUW) wird in der Publikation ähnlich verfahren – was verwundern mag: Die Autoren dieser Publikation, allen voran Professor Speit, haben einst selbst zur REFLEX-Studie beigetragen.

Professor Adlkofer, Leiter der REXLEX-Studie, entkräftet die Einwände
In seiner Stellungnahme zur Publikation von Speit et al. stellt Professor Dr. Franz Adlkofer, Leiter und Koordinator des REFLEX-Projekts, dar, dass die Untersuchung, die diese Berliner Arbeitsgruppe zur gentoxischen Wirkung hochfrequenter elektromagnetischer Felder auf menschliche Fibroblasten durchgeführt hat, ohne Bezug zu den Forschungsergebnissen der Wiener Arbeitsgruppe sei (Adlkofer 2013). Dies liege unter anderem daran, dass die Strahlung, die in beiden Untersuchungen verwendet wurde, nicht verglichen werden könne. An den Forschungsergebnissen der Berliner Arbeitsgruppe der REFLEX-Studie lasse die Untersuchung von Speit et al. zwar Zweifel aufkommen, könne diese aber nicht widerlegen. Professor Adlkofer schreibt dazu:

„Da die Bevölkerung vor allem der Mobilfunkstrahlung, also den modulierten Hochfrequenzsignalen, ausgesetzt ist, kann getrost festgestellt werden, dass die Untersuchung der unmodulierten 1.800-MHz-Trägerfrequenz durch Speit und die Berliner Arbeitsgruppe wohl mehr von theoretischem Interesse als von praktischer Bedeutung ist."

Wer ist Professor Dr. Franz Adlkofer?

Professor Dr. Franz Adlkofer ist ein deutscher Mediziner und Hochschullehrer. Er promovierte am Max-Planck-Institut für Biochemie in München und habilitierte sich 1974 an der Freien Universität Berlin für das Fach Innere Medizin. Dort lehrte er bis 2004. Von 2000 bis 2004 leitete Professor Adlkofer das REFLEX-Projekt, aus dem die REFLEX-Studie entstand (Adlkofer 2004). Auch das im Februar 2008 beantragte Folgeprojekt MOPHORAD wird von ihm betreut.

Haltloser Fälschungsvorwurf

Weiter legte Professor Adlkofer in seiner Stellungnahme dar, dass die Behauptung, die REFLEX-Ergebnisse seien Produkte des Zufalls und nicht der wissenschaftlichen Forschung, insbesondere den Ergebnissen einer Doktorarbeit widerspreche, die im selben Forschungslabor wie die REFLEX-Studie, aber unabhängig von dieser durchgeführt wurde – und zwar unter der Verantwortung von Rudolf Tauber, einem der Mitautoren der Publikation von Speit. Im Jahr 2011 sei diese Arbeit von einem, wie Professor Adlkofer annimmt, mobilfunkindustriehörigen Wissenschaftler als gefälscht verleumdet worden. Infolgedessen sei die Arbeit zunächst aus der im Internet zugänglichen Liste aller an der Freien Universität Berlin abgeschlossenen Doktorarbeiten entfernt worden. Nachdem sich der Fälschungsvorwurf als haltlos erwiesen hatte, sei die Arbeit nach geringfügiger Modifikation jedoch wieder in die Liste aufgenommen worden (Khubnazar 2006).

Von der Mobilfunkindustrie beeinflusst

In seiner Schlussfolgerung schreibt Professor Adlkofer:
„Die Publikation von Speit et al., mit dem ich einst die Zusammenarbeit suchte, weil ich von seiner Qualifikation als Wissenschaftler überzeugt war, muss wohl als Unterstützung für die von der Mobilfunkindustrie eingenommene Position angesehen werden. Dass dem Autor im Verlauf der Jahre die Ausgewogenheit abhandengekommen ist, ergibt sich bereits aus seinem ersten Zitat, welches sich auf eine Übersichtsarbeit bezieht, die an Einseitigkeit kaum zu überbieten ist. Die darin vorgenommene Auswertung von Studien stammt von Wissenschaftlern, die in der Mehrzahl seit Jahren offen oder verdeckt mit der Mobilfunkindustrie eng zusammenarbeiten und die mögliche gesundheitliche Risiken der Hochfrequenzstrahlung leugnen oder zumindest verharmlosen. Dass sich Speit diesen Zuarbeitern der Mobilfunkindustrie inzwischen zugesellt hat, zeigt er auch damit, dass er die Arbeiten unabhängiger Autoren, die solchen Vorstellungen widersprechen, schlichtweg ignoriert. Was wundert es dann noch, wenn er sich zur Absicherung seiner Position sogar auf den Beitrag eines ganz besonderen ‚Experten' beruft, der sich bei der Mobilfunkindustrie durch verharmlosende Pseudoforschung im Deutschen Mobilfunk (sic!)-Forschungsprogramm und Verleumdung mobilfunkkritischer Wissenschaftler große Verdienste erworben hat?"

„Experte" im Dienst der Mobilfunkindustrie

Dieser „besondere Experte", von dem Professor Adlkofer in seiner Stellungnahme spricht, ist Professor Dr. Alexander Lerchl, der bereits seit Jahren gegen die REFLEX-Studie anrennt. Lerchl vermittelte auch Speits Gegendarstellung im IZgMF (Informationszentrum gegen Mobilfunk), in der sich Speit unter anderem davon distanzierte, Verbindungen zur Mobilfunkindustrie zu haben, und beteuerte, dass weder er noch die diskutierten Studien von der Mobilfunkindustrie finanziell unterstützt werden. Welche Position das IZgMF selbst einnimmt, wird deutlich, wenn man sich vor Augen hält, dass dessen Betreiber im Jahr 2010 wegen Verleumdung des Koordinators der REFLEX-Studie (Professor Adlkofer) rechtskräftig verurteilt wurden.

Wer ist Professor Dr. Alexander Lerchl?

Professor Dr. Alexander Lerchl, Biologe an der privaten Jacobs University in Bremen, war von 2009 bis 2012 Mitglied der deutschen Strahlenschutzkommission und Vorsitzender des Ausschusses nicht-ionisierende Strahlung. Damit war er im Mobilfunkbereich der höchstrangige deutsche Strahlenschutzbeauftragte, Berater der Bundesregierung und Repräsentant des deutschen Staates in internationalen Gremien.

Im Herbst 2010 ereignete sich etwas Außergewöhnliches: Die WHO lehnte Professor Lerchls Aufnahme in eine Kommission der IARC (International Agency for Research on Cancer) ab. Der Grund: seine engen Verbindungen zur Industrie. Auf den Einspruch von Professor Lerchl bekräftigte die WHO ihre Entscheidung mit noch härteren Argumenten: Einseitigkeit und Zweifel an seiner fachlichen Qualifikation.

Ein neuer, erfolgloser Angriff von Professor Lerchl auf die REFLEX-Studie

Als Antwort auf die von Professor Lerchl vermittelte Gegendarstellung wies Professor Adlkofer darauf hin, dass sich alle Bemühungen um eine Verleumdung, die Professor Lerchl – als besonderer „Experte" im Dienst der Mobilfunkindustrie und Politik – bisher unternommen habe, als erfolglos gezeigt hätten. Ihr Ziel, die Ergebnisse der Wiener Forschergruppe aus der Welt zu schaffen, hätten sie damit verfehlt. Neun Jahre nach Beendigung der REFLEX-Studie werde nun unter Bezug auf die Publikation von Speit ein weiterer Versuch unternommen, auf scheinbar soliderer Basis dieses Ziel doch noch zu erreichen. Die gewählten Mittel seien jedoch wiederum untauglich. Denn, so schreibt Professor Adlkofer:

„Speit ist bis heute entgangen, dass unmodulierte Continuous-Wave (CW)-Signale, deren Wirkung er untersuchte, sich von GSM-Signalen, deren Wirkung in Wien untersucht wurde, in Form und Wirkung wesentlich unterscheiden. (...) Was Speits eigene Untersuchungsergebnisse angeht, gibt es für mich trotz seiner Einstellung der REFLEX-Studie gegenüber keinerlei Grund, an der Richtigkeit zu zweifeln. Auch möchte ich Speit nicht unterstellen, dass er die Mobilfunkindustrie bei der Verteidigung ihrer Interessen eines persönlichen Vorteils wegen absichtlich unterstützt. Viel wahrscheinlicher ist es, dass Speits Voreingenommenheit gegenüber der REFLEX-Studie und sein Unverständnis der Zusammenhänge von der Mobilfunkindustrie und ihren Zuarbeitern aus der Wissenschaft rigoros für ihre Zwecke benutzt werden."

Erste Fälschungsvorwürfe bereits im Sommer 2007

Mit seinen Versuchen, die REFLEX-Studie zu Fall zu bringen, startete Professor Lerchl bereits im Sommer 2007, also drei Jahre, nachdem die Studie abgeschlossen war. Damals kam er angeblich zu der Erkenntnis, dass die auf eine gentoxische Wirkung der Mobilfunkstrahlung hinweisenden Ergebnisse gefälscht sein könnten, und informierte den Rektor der Medizinischen Universität Wien (MUW), Professor Wolfgang Schütz, über diesen schwerwiegenden Verdacht. Gegen eine weitere Arbeit aus dem gleichen Labor, die Anfang 2008 veröffentlicht wurde, erhob er kurz darauf denselben Vorwurf.

Die beiden Ziele, die Professor Lerchl mit seinen Anstrengungen verfolgte: Er wollte erstens, wie er selbst sagt, erreichen, dass die entsprechenden Publikationen aus der wissenschaftlichen Literatur zurückgezogen werden. Zweitens wollte er mit seinen Unterstellungen wohl verhindern, dass das Folgeprojekt der REFLEX-Studie, das bei der Begutachtung eine hohe Wertung erhalten hatte und zu diesem Zeitpunkt zur Entscheidung anstand, wie die REFLEX-Studie von der Europäischen Union gefördert wird.

Fälschungsverdacht zunächst vom Rat für Wissenschaftsethik bestätigt

Mit der Klärung des Verdachts beauftragte Professor Schütz im Frühjahr 2008 den neu berufenen Rat für Wissenschaftsethik der MUW, der aus drei Personen seines Vertrauens bestand. Bereits nach der ersten Sitzung im Mai 2008 bestätigte der Rat – ohne die Anschuldigung eingehend geprüft zu haben – den Vorwurf der gefälschten Daten. Infolgedessen verlangte Professor Schütz von den Autoren, ihre Publikationen umgehend zurückzuziehen, und von den Herausgebern, die Studien wegen eines mutmaßlich gravierenden wissenschaftlichen Betrugs aus ihren Fachzeitschriften zu entfernen. Der mutmaßliche Fälschungsskandal wurde durch eine erste Pressemitteilung von Professor Schütz und einen Bericht im Nachrichtenmagazin „Der Spiegel" unverzüglich publik gemacht.

Vorsitzender des Rats unter dem Verdacht der Befangenheit

Durch Zufall stellte sich jedoch kurz nach der Entscheidung des Rats der Ethikkommission heraus, dass der Jurist, den Professor Schütz zum Vorsitzenden berufen hatte, ein Angestellter der österreichischen Mobilfunkindustrie ist. Professor Hugo Rüdiger, ehemaliger Leiter der Klinischen Abteilung für Arbeitsmedizin und korrespondierender Autor für beide Publikationen, forderte daraufhin wegen des Verdachts der Befangenheit die sofortige Abberufung dieses Vorsitzenden. Entsprechend den Statuten des Rates hätte er gar nicht in diese Position berufen werden dürfen. Weiterhin zog Professor Rüdiger seine Unterschrift zurück, die er auf die ihm vorgelegten Briefe an die Herausgeber der Fachzeitschriften geleistet hatte. In den Briefen hatte er seine Bereitschaft zur Zurücknahme der Publikationen erklärt.

So wie Professor Rüdiger reagierte auch eine Mitarbeiterin, gegen die der Verdacht der Datenfälschung ausgesprochen worden war. Sie und Professor Rüdiger schlossen sich mit dieser Reaktion dem Beispiel von Professor Adlkofer und Professor Niels Kuster an, die sich als zwei vom Rektor der MUW unabhängige Mitautoren der REFLEX-Studie von Anfang an strikt geweigert hatten, der Aufforderung der Professoren Lerchl und Schütz nachzukommen.

Fälschungsvorwurf unter neuem Vorsitzenden zurückgenommen

Nachdem Professor Schütz den Vorsitzenden, gegen den der Verdacht der Befangenheit aufgekommen war, gegen einen nun tatsächlich unabhängigen hochrangigen Verwaltungsjuristen ausgewechselt hatte, fanden von Juni bis November 2008 weitere Sitzungen des Rats für Wissenschaftsethik statt. Unter der Leitung des neuen Vorsitzenden kam der Rat zu der Entscheidung, dass der Fälschungsverdacht nicht bewiesen werden kann. Diese Entlastung der Beschuldigten wurde ausdrücklich protokollarisch festgehalten und ausführlich begründet.

Anders als der Fälschungsvorwurf, der sofort und massiv an die Öffentlichkeit gebracht wurde, hielt man die Widerlegung jedoch geheim. Das entsprechende Protokoll wurde von Professor Schütz zum Geheimdokument erklärt.

Kampagne gegen die REFLEX-Studie geht dennoch weiter

Die Entscheidung des Rats für Wissenschaftsethik bedeutete aber keineswegs, dass die Fälschungsvorwürfe nun vom Tisch waren. Vielmehr erneuerte Professor Schütz in einer zweiten Pressemitteilung die alten Vorwürfe, als hätte es diese Entscheidung nie gegeben. Und auch Lerchl setzte seine Kampagne gegen die REFLEX-Studie unbeirrt fort. Die Verleumdungen und Unterstellungen, die dabei erhoben wurden, zeigten immer mehr die Tendenz, sich nicht nur gegen die in der REFLEX-Studie erhobenen Daten zu richten, sondern auch gegen die wissenschaftliche und persönliche Reputation der beiden Senior-Autoren Professor Adlkofer und Professor Rüdiger. In einem weiteren „Spiegel"-Artikel wurden die Wiener Forscher nahezu diffamiert.

Aber auch an den Zuständen in der MWU wurde generelle Kritik geübt und Professor Schütz zumindest indirekt Mauschelei unterstellt. Vermutlich als Rechtfertigungsversuch trat Professor Schütz deshalb ein drittes Mal vor die Presse und wiederholte alle seine Fälschungsvorwürfe. Erst im April 2009 erfuhr die Öffentlichkeit durch den vom Rat für Wissenschaftsethik publizierten Abschlussbericht, dass für die unterstellte Datenfälschung keine Beweise gefunden werden konnten. Mit fadenscheinigen Argumenten versuchte dieser Bericht, wohl im Interesse von Professor Schütz als Rektor der MUW, allerdings auch, eine Erklärung dafür zu liefern, warum es überhaupt zur Vermutung einer Fälschung kommen konnte.

Auch zweite Kommission widerspricht dem Fälschungsvorwurf

Für Professor Lerchl und Professor Schütz war die Zurückweisung der Fälschungsbehauptungen im veröffentlichten Abschussbericht des Rats für Wissenschaftsethik bei Weitem kein Grund, ihre Kampagne gegen die REXLEX-Studie zu beenden. Selbst die Tatsache, dass seit Mitte 2009 mindestens sechs Arbeiten von internationalen Forschungsteams die Wiener Ergebnisse bestätigt und an der gentoxischen Wirkung von Mobilfunkstrahlung alle Zweifel ausgeräumt hatten, konnte die beiden nicht in ihrem Ansinnen bremsen. Und so wurde eine weitere Kommission, die Ende 2008 gegründete Österreichische Agentur für Integrität in der Wissenschaft (OeAWI), damit beauftragt, ein abschließendes Urteil in Bezug auf die Fälschungsvorwürfe zu fällen. Aber auch die OeAWI sprach die Wiener Forscher in ihrem Ende 2010 veröffentlichten Abschlussbericht von den Fälschungsvorwürfen frei.

Auffällig ist jedoch, dass die OeAWI, wie zuvor der Rat für Wissenschaftsethik, heftige, aber ebenso unhaltbare Kritik an der Qualität der Publikationen übte.

Das Markante daran: Diese Kritik stimmte teilweise nahezu wörtlich mit jener der Mobilfunkindustrie überein, was Zweifel an der Unabhängigkeit auch dieser Kommission aufkommen lässt.

Professor Lerchl ignorierte auch diese Entscheidung
Obwohl also zwei Ethikkommissionen den Fälschungsverdacht nicht bestätigen konnten, blieb Professor Lerchl bei seinen Unterstellungen und Angriffen gegen die REFLEX-Studie. In einem Video-Interview auf YouTube, das das Informationszentrum gegen Mobilfunk (IZgMF), bei dem Professor Lerchl Mitglied ist, mit ihm geführt hat, behauptete er sogar, die von ihm vermuteten Fälschungsversuche hätten sich als zutreffend erwiesen (Lerchl).

Hinsichtlich der Begründungen, die Professor Lerchl in dem Video für seine Angriffe nennt, kam Professor Adlkofer in einer Stellungnahme zu dem Schluss, dass diese in starkem Widerspruch zur Wirklichkeit stehe. Er schreibt: *„In Wirklichkeit beruht seine Argumentation ausnahmslos auf Ereignissen, die wie von ihm berichtet nie stattgefunden haben. Lerchl"*, so Professor Adlkofer weiter, *„fühle sich wohl mehr für den Schutz der Strahlen verantwortlich als für den der Menschen."*

Auch unabhängige Gutachter finden keine Beweise
In seiner Stellungnahme schreibt Adlkofer auch, Professor Lerchl habe aus seiner anfänglichen Vermutung im Laufe der Jahre eine Gewissheit gemacht – und das, obwohl zwei Ethikkommissionen und eine Reihe von Gutachtern für die Anschuldigungen keine Beweise finden konnten. Seine Versuche, mit denen er im August 2007 und erneut im März 2010 erreichen wollte, dass die im Jahr 2005 erschienenen Publikationen zurückgenommen werden, seien dann auch daran gescheitert, dass zwei vom Herausgeber ernannte unabhängige Gutachter keinen Grund dafür hätten finden können, dieser Forderung nachzukommen. Vergleichbare Erfahrungen mit Professor Lerchl habe laut Adlkofer auch der Herausgeber der Fachzeitschrift mit der 2008 publizierten REFLEX-Ergänzungsarbeit gemacht. Er stellt fest:

„Beiden Herausgebern dürfte dabei nicht entgangen sein, dass sie offensichtlich von Lerchl zur Wahrung der Interessen der Mobilfunkindustrie missbraucht werden sollten."

Mobilfunkindustrie baut auf Professor Lerchl
Zu Lerchls Beteuerung, frei von Interessenkonflikten zu sein, meint Adlkofer: *„Dies verwundert jedoch nicht, da Interessenkonflikte zu erkennen Charaktersache ist. Lerchl verdankt seine Karriere als Professor an der privaten Jacobs Universität Bremen und als Mitglied der Strahlenschutzkommission offensichtlich nicht seiner wissenschaftlichen Qualifikation, sondern seiner ‚richtigen' Meinung. Die Mobilfunkindustrie, mit der er seit vielen Jahren eng zusammenarbeitet, ließ sich – wie es aussieht – die Chance nicht entgehen, diesen Mann, der seit Jahren landauf, landab als Strahlenschützer im Sinn des Wortes die Harmlosigkeit der Mobilfunkstrahlung verkündet und Kollegen, die die Mobilfunkstrahlung als mögliches Gesundheitsrisiko ansehen, um ihren Ruf bringt, mithilfe der Politik in Amt und Würden zu bringen."*

Professor Lerchl dehnt seinen Kampf auf die Hardell-Studien aus
In besagtem Video-Interview gab Professor Lerchl auch eine Begründung für seinen erbitterten Kampf gegen die mit den Ergebnissen der REFLEX-Studie in Verbindung stehenden Publikationen an. Sein Argument:

„Dies waren zwei Studien, die im Jahr 2005 beziehungsweise 2008 veröffentlicht worden sind und angeblich gezeigt haben, dass die Erbsubstanz, die DNA-Moleküle, von auch menschlichen Zellen durch die Exposition zu Mobilfunkstrahlung zerstört werden. Das wäre natürlich ein dramatisches Signal, wenn es denn wahr wäre, denn die Zerstörung von DNA-Molekülen ist die Vorstufe von Krebs. Und wenn das so gewesen wäre, dass tatsächlich diese Ergebnisse hätten reproduziert werden können, also wiederholt werden können, in unabhängigen Untersuchungen, dann wäre dies in der Tat das Ende der Mobilfunktechnologie gewesen, denn wer will schon ein Gerät benutzen, das letztlich dazu führt, dass man Tumore bekommt. Das war also die Brisanz dieser Studien."

Zu Recht weist Professor Lerchl in dieser Aussage darauf hin, dass die gentoxischen Wirkungen der Mobilfunkstrahlung, wie sie in der REFLEX-Studie gefunden wurden, in Zusammenhang mit der Entstehung von Krebs stehen. Im Einzelnen verstärkte die gentoxische Wirkung auch den Verdacht, dass der Anstieg des Hirntumorrisikos bei Langzeitnutzern des Mobiltelefons, wie er beispielsweise in den epidemiologischen Studien von Professor Lennart Hardell von der Örebro Universität in Schweden beobachtet wurde, tatsächlich auf die Mobilfunkstrahlung zurückzuführen ist.

Die Befunde, zu denen Hardell bei seinen Forschungen kam, trugen ganz wesentlich dazu bei, dass das Krebsforschungsinstitut der WHO (IARC) im Jahr 2011 die Hochfrequenzstrahlung als „möglicherweise krebserregend" eingestuft hat (siehe Kapitel 4.1) und dass das höchste italienische Gericht im Jahr 2012 einem Mobiltelefonnutzer wegen eines Hirntumors eine Entschädigung zugesprochen hat (siehe Kapitel 5.2) – beides Entscheidungen, die die Reputation Hardells als Wissenschaftler unterstreichen.

Unter diesen Gesichtspunkten verwundert es jedoch nicht, dass Professor Lerchl seinen Kampf im Interesse der Mobilfunkindustrie auch auf die Arbeiten von Professor Lennart Hardell ausweitet. Das Forum, das er dafür insbesondere nutzt, ist wiederum das IZgMF.

Die Auslöser für Lerchls Angriffe

Wie die schwedische Journalistin Mona Nilsson im Jahr 2013 aufgezeigt hat, wendet sich Lerchl jedoch nicht erst in jüngster Zeit gegen die Arbeiten von Professor Hardell (Nilsson 2013). Vielmehr konnte die Journalistin bis ins Jahr 2002 zurückreichende, eindeutige zeitliche Parallelen zwischen einschneidenden Ereignissen zum Thema „Mobilfunk und Hirntumorrisiko" und Professor Lerchls Schmähkampagnen feststellen. So verklagte Dr. Christopher Newman im Jahr 2002 die Mobilfunkfirmen aufgrund eines Hirntumors, den er letztlich nicht überlebte. Als der Prozess 2002 in die kritische Phase ging, startete Professor Lerchl mit seinen verleumderischen Aktionen gegen Hardell. Im Jahr 2011 löste dann die IARC-Einstufung des Mobilfunks als möglicherweise krebserregend die Angriffe auf Professor Hardell aus und im Jahr 2012 das Urteil des Obersten Gerichtshofs in Italien, das einen kausalen Zusammenhang zwischen starker Handy-Nutzung und Gehirntumor bestätigte.

Als Fazit ihrer Recherchen schreibt Mona Nilsson:
„Dies macht deutlich, wie sich Politik und Mobilfunkindustrie zum Schutze ihrer Interessen der Wissenschaft bedienen. Lobbyisten werden zunächst in gesellschaftlich anspruchsvolle Positionen gebracht, von wo aus sie ihr schmutziges

Geschäft mit guter Aussicht auf Erfolg betreiben können – wie zum Beispiel Lerchl als Dekan für Lebenswissenschaften und Inhaber des Lehrstuhls für Biologie an der privaten Jacobs Universität Bremen, als assoziiertes Mitglied des Komitees für Publikationsethik in London (COPE) und bis zum 31. Dezember 2012 als Mitglied der Strahlenschutzkommission in Deutschland (SSK). Weil dies so ist, steht zu befürchten, dass die unter der Hochfrequenzstrahlung Leidenden und die Unzähligen, die mit großer Wahrscheinlichkeit noch hinzukommen werden, noch lange auf Schutzmaßnahmen warten müssen, es sei denn, sie helfen sich selbst. Die Möglichkeit dazu besteht unter anderem in der Unterstützung des laufenden Forschungsvorhabens von Lennart Hardell, dessen Ergebnisse den Zeitpunkt der Wahrheitsfindung vorverlegen können."

Professor Lerchls Kampf gleicht einem Amoklauf

Ein weiteres Beispiel für Professor Lerchls Timing bei seinen Kampagnen ist ein offener Brief an Professor Niels Kuster, Mitautor der REFLEX-Studie, in dem Lerchl seine Behauptung der gefälschten REXLEX-Ergebnisse wiederholt (Lerchl 2013). Der Auslöser war in diesem Fall, dass das Landgericht Hamburg kurz zuvor in der Klage von Professor Adlkofer gegen die „Süddeutsche Zeitung" (SZ) entschieden hatte, dass die Ergebnisse der REFLEX-Studie durch eine Reihe anderer Untersuchungen als bestätigt angesehen werden müssten (Az.: 324 O 255/12). Professor Adlkofer schrieb hierzu:

„Dass sich die SZ überhaupt auf diesen Prozess einließ, ist allein Lerchl zuzuschreiben, der sie mit unzutreffenden Informationen versorgte. Das Fehlverhalten der SZ bestand lediglich darin, dass sie sich 2011 an Lerchls deutschlandweiter Pressekampagne gegen die REFLEX-Studie (sic!) beteiligte, ohne den Wahrheitsgehalt seiner Aussagen überprüft zu haben. Lerchls neuer Angriff, der jetzt Niels Kuster veranlasste, die erfolgreiche Reproduktion der REFLEX-Ergebnisse zu bestätigen, hat den Charakter eines Amoklaufs."

Weitere alarmierende Ergebnisse der Arbeitsgruppe von Professor Hardell:

Anstieg des Hirntumorrisikos durch Mobilfunkstrahlung wird durch neue Forschungsergebnisse bestätigt

Erst vor Kurzem schloss die Arbeitsgruppe von Professor Lennart Hardell an der Örebro-Universität in Schweden ein Forschungsvorhaben ab, das die frühere Arbeit fortsetzte, in der Hinweise auf ein erhöhtes Hirntumorrisiko bei Langzeitnutzern von Mobil- und Schnurlostelefonen erhalten worden waren (Hardell 2013 a, b, c). In der neuen Untersuchung kamen die Forscher zu dem Ergebnis, dass die Mobilfunkstrahlung als Ursache für den Anstieg der Gliom- und Akustikusneurinom-Häufigkeit anzusehen sei. Entsprechend dem Stufenplan der IARC sei die Mobilfunkstrahlung daher in die Gruppe 1 der „für Menschen karzinogenen Agentien" einzuordnen. Die Einstufung in die Gruppe 2B „als möglicherweise karzinogen für Menschen", die im Mai 2011 vorgenommen wurde, sei dringend revisionsbedürftig.

5.5 Information oder Meinungsmache? Die unterschiedliche Darstellung der Gefährdung durch Elektrosmog in den Medien

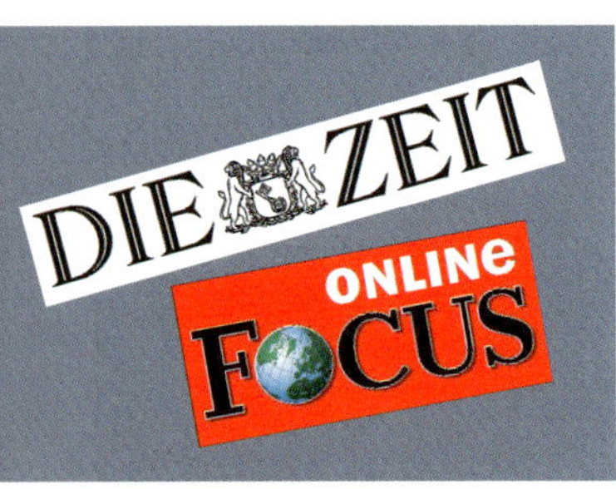

Abb. 5.8: Medien liefern der Bevölkerung kontroverse Informationen zum Thema der möglichen Gefährdung durch Mobilfunkstrahlung.

Immer wieder klang in diesem Kapitel bereits an, wie die Medien den Informationsstand der Bevölkerung zum Thema Elektrosmog-Belastung beeinflussen. Die folgenden Ausführungen schildern konkret die kontroversen Ausführungen, die im Jahr 2013 im Abstand von nur knapp drei Wochen auf „Focus-Online" und in der Wochenzeitschrift „Die Zeit" zu lesen waren.

Ein Thema, zwei Darstellungen: „Focus-Online" und „Die Zeit"
Auf „Focus-Online" erschien am 9. August 2013 und in der Wochenzeitschrift „Die Zeit" am 29. August 2013 jeweils ein großer Bericht, der die mögliche Gefährdung durch Mobilfunkstrahlung thematisierte. Der Titel der Focus-Berichterstattung: *„Neue Studien erhärten alten Verdacht – Krebs durch Handy-Strahlung? Forscher finden alarmierende Spuren im Speichel"*. „Die Zeit" nannte ihren Bericht *„Verstrahlt – Wir leben inmitten von elektromagnetischen Feldern. Das macht vielen Menschen Angst. Alles Einbildung? Wissenschaftliche Studien liefern dazu überraschende Erkenntnisse."*

Ein Vergleich der beiden Berichte zeigt, wie unterschiedlich ein und dieselbe Thematik in den Medien dargestellt werden kann. Denn während „Focus-Online" neutrale und sachlich fundierte Informationen liefert, gleicht die Berichterstattung in „Der Zeit" mehr einer Meinungsmache, die die Risiken der Mobilfunknutzung gezielt herunterspielt. Der unterschiedliche Tenor der beiden Berichte lässt sich schon an deren Titeln erkennen. So spricht „Focus-Online" wahrheitsgemäß davon, dass neue alarmierende Studienergebnisse den Verdacht eines Kausalzusammenhangs zwischen Handy-Strahlung und der Entstehung von Krebs erhärten. „Die Zeit" dagegen lässt bereits im Titel anklingen, dass die Angst vor Elektrosmog auf bloßer Einbildung beruhen könnte. Im Verlauf der Berichte untermauern beide Berichterstattungen, was sie mit dem Titel nahegelegt haben.

Sachlich fundierte Information durch „Focus-Online"
„Focus-Online" nennt zahlreiche neuere internationale Studien, die eine Schädlichkeit der Handy-Strahlung aufweisen – beispielsweise eine Studie unter der Leitung des israelischen Mediziners Yaniv Hamzany von der Universität Tel Aviv, in der Veränderungen des Speichels untersucht und gefunden wurden (Hamzany 2013). Auch auf oxidativen Stress als Wirkmechanismus der Krebsentstehung wird in dem Artikel eingegangen. Ebenso wird verdeutlicht, dass LTE eingeführt wurde, ohne zuvor Untersuchungen über mögliche Auswirkungen durchzuführen. *„Verbraucherschützer sehen uns einem unkontrollierten Feldversuch mit ständig steigender Strahlenbelastung ausgesetzt"*, heißt es daher in den ersten Zeilen des Artikels.

Zu Wort kommt im Bericht von „Focus-Online" insbesondere die renommierte Epidemiologin Devra Davis, die sich inzwischen dafür einsetzt, die Einstufung der Gefährdung laut IARC nicht bei „möglicherweise krebserregend" zu belassen, sondern aufgrund der jüngsten Erkenntnisse von Professor Hardell aus Schweden auf „wahrscheinlich krebserregend" zu erhöhen. Laut Professorin Davis und ihren Kollegen habe kein anderes Umweltkarzinogen eine derartige Risikoerhöhung in nur einem Jahrzehnt gezeigt. Dabei seien Hirntumore nur die Spitze des Eisbergs; der restliche Körper reagiere mit anderen Symptomen auf die allgegenwärtige Strahlung. In diesem Zusammenhang nennt „Focus-Online" auch das Urteil, mit dem der Oberste Gerichtshof in Italien einen ursächlichen Zusammenhang zwischen Handy-Strahlung und einem Hirntumor anerkannte.

Weiterhin verweist „Focus-Online" auf den „BioInitiative Report 2012", der von rund 1.800 veröffentlichten Analysen berichtet, die auch bei deutlichem Unterschreiten der Grenzwerte Effekte aufzeigen. Und ebenso schildert „Focus-Online" die Befürchtungen der Verbraucherschutzorganisation „Diagnose-Funk", die davon ausgeht, dass die Strahlenflut insbesondere durch die neue Mobilfunktechnologie LTE noch weiter steigen und sich voraussichtlich verdoppeln wird. Allein durch ein einziges LTE-Netz sei die Strahlenbelastung nach Ansicht von „Diagnose-Funk" im Durchschnitt um 40 Prozent gestiegen. Der Ausbau öffentlicher WLAN-Netze treibe die Strahlendosis noch weiter in die Höhe.

Verharmlosende Information durch „Die Zeit"

„Die Zeit" hingegen beruft sich in ihrer Berichterstattung auf Professor Dr. Alexander Lerchl als Experten, der erwartungsgemäß auch diese Möglichkeit nutzt, um die Gefährlichkeit der Handy-Strahlung zu verneinen und die wissenschaftlichen Belege, die es dafür gibt, abzustreiten. Und so gibt „Die Zeit" auch zu den Studien, denen zufolge Handy-Strahlung oxidativen Zellstress verursacht, die Anschauung von Professor Lerchl wieder, der diese allesamt für *„Mumpitz"* hält. Diese Ansicht untermauert „Die Zeit" mit einem Hinweis auf das Robert-Koch-Institut (RKI), das im Jahr 2008 das Resümee gezogen habe, es sei nicht mehr als eine *„Arbeitshypothese"*, dass oxidativer Stress wirklich Krankheiten verursacht; trotz jahrzehntelanger Forschung gebe es dafür keine Beweise.

Sofern „Die Zeit" überhaupt auf die wissenschaftliche Forschung eingeht, dann auf veraltete Studien. Die aktuellen Erkenntnisse und die wichtigsten wissenschaftlichen Fakten hingegen fallen unter den Tisch. Statistiken und Untersuchungen, die auf eine Gefährdung durch Elektrosmog hinweisen, werden einfach in Zweifel gezogen: Es könne schließlich auch andere Ursachen für die Erkrankung geben. Und Elektrosensibilität, also Krankwerden durch Elektrosmog, ist für „Die Zeit" nur ein psychisches Problem, was angeblich auch viele Mediziner so sähen. Krankheitsursache sei nicht der Elektrosmog selbst, sondern vielmehr die Angst vor ihm: *„Denn schon die Angst vor elektromagnetischen Feldern kann krank machen, wenn man nur fest genug daran glaubt"*, schreibt „Die Zeit". Der Ratschlag, den sie diesen Ängstlichen mit den Worten des Psychologen Peter Wiedemann erteilt: *„Zuerst Ehrlichkeit gegen sich selbst: Ist es wirklich meine Gesundheit, um die ich mich sorge? Oder ist es vielleicht die Befürchtung, dass mein Haus weniger wert ist, wenn in der Nähe ein Sende- oder Hochspannungsmast steht?"*

Dass Vieltelefonierer einem erhöhten Krebsrisiko ausgesetzt sind, stellt „Die Zeit" als wissenschaftlich nicht belegt dar. Vielmehr nennt „Die Zeit" ein Ergebnis aus der in den Jahren 2000 bis 2004 durchgeführten Interphone-Studie, das aufgrund falscher Auswertungen nahelegt, dass Vieltelefonierer sogar weniger oft an Hirntumoren erkranken würden als Personen, die kein Handy nutzen. Doch auf dieses Ergebnis beruft sich heute nicht einmal mehr die Mobilfunkindustrie, da die Fehlerhaftigkeit zweifelsfrei belegt wurde. „Die Zeit" wiederum stützt sich in diesem Zusammenhang auf die Epidemiologin Maria Blettner von der Universitätsklinik Mainz, die die Einstellung vertritt: *„Menschen, die an einem Hirntumor erkrankt sind, schätzen im Nachhinein meist falsch ein, wie oft sie tatsächlich telefoniert haben."*

Das Fazit, das „Die Zeit" zieht: *„Keine Zahlen, keine Gewissheit"*; der aktuelle Forschungsstand liefere keine Hinweise auf einen Verdacht der krank machenden Wirkung der Handy-Strahlung. Dazu schreibt „Die Zeit": *„Ein entsprechender Wirkungszusammenhang ist bislang nicht bekannt. Da diese Mikrowellen zur nicht ionisierenden Strahlung zählen, droht keine Gefahr wie etwa beim Röntgen. Die thermische Wirkung ist vernachlässigbar: Innerhalb der Grenzwerte erwärmt Handy-Strahlung menschliches Gewebe kaum."* Und die biologisch noch viel bedeutsameren nicht-thermischen Effekte spielt „Die Zeit" herunter, sofern sie diese nicht ganz verschweigt.

Was erstaunlich ist: „Die Zeit" hätte die Tatsachen zu den Risiken, die mit Elektrosmog und insbesondere Mobilfunkstrahlung einhergehen, nachweislich besser kennen müssen, denn die Verbraucherschutzorganisation „Diagnose-Funk" hat die Autoren des Berichts wochenlang mit fundierten Informationen bei der Recherche unterstützt.

Die Stellungnahme von „Diagnose-Funk"
Die Verbraucherschutzorganisation „Diagnose-Funk" schreibt in ihrer Stellungnahme: *„Diagnose-Funk e.V. stand über sechs Wochen in Kontakt mit den Autoren und lieferte Dutzende wissenschaftliche Original-Dokumente für deren Recherche. Wir wiesen auf bedeutende Gremien hin, die den Mobilfunk auf Grund der Studienlage als Risikotechnologie betrachten und eine Vorsorgepolitik einfordern: Europaparlament, Europarat, die Europäische Umweltagentur, die BioInitiative Working Group, der Bund für Umwelt und Naturschutz (BUND), die Österreichische Ärztekammer. Deren Argumente, basierend auf der Forschungslage, werden in der ZEIT ignoriert."*

Aus einer Arbeitshypothese wurde Erkenntnis
Insbesondere zu der Aussage, eine Schädigung durch oxidativen Stress sei laut dem Robert-Koch-Institut (RKI) *„nicht mehr als eine Arbeitshypothese"*, klärt „Diagnose-Funk" auf, indem die Verbraucherschutzorganisation die komplette Passage aus der Stellungnahme des RKI zitiert. Dort heißt es:

„Die Zahl der wissenschaftlichen Arbeiten, die sich mit dem Thema ‚oxidativer Stress' befassen, wächst stetig. Reaktive Sauerstoff- und Stickstoffspezies (ROS/RNS), die im Falle ihrer übermäßigen Bildung den Zustand des ‚oxidativen Stresses' hervorbringen können, werden sowohl im menschlichen Körper gebildet als auch von außen aufgenommen und können körpereigene Moleküle schädigen. Aufgrund von Daten, die eine Assoziation der Bildung von ROS/RNS mit zahlreichen Erkrankungen (Krebs-, Herz-/Kreislauf-, neurodegenerative Erkrankungen sowie Diabetes mellitus, altersbedingte Makuladegeneration der Netzhaut) gezeigt haben, wird vermutet, dass ROS/RNS bei der Entstehung und Entwicklung dieser Krankheitsbilder eine wichtige Rolle spielen. Auch im Zusammenhang mit Umweltbelastungen wird in letzter Zeit die Beteiligung von oxidativem Stress diskutiert. Die Vermutung eines ursächlichen Zusammenhangs ist jedoch noch immer lediglich eine wissenschaftliche Arbeitshypothese, denn trotz jahrzehntelanger Forschung gibt es wenige verlässliche Aussagen zu den genauen molekularen Mechanismen, die der Bildung von ROS/RNS im Verlauf der genannten Erkrankungen sowie einer möglichen ursächlichen Beziehung

zugrunde liegen. Es ist weiterhin unklar, welche der zahlreichen reaktiven Spezies, die sehr unterschiedliche chemische Eigenschaften besitzen, und welche der noch diverseren potenziellen Antioxidantien unter welchen Bedingungen von Relevanz für die Entstehung oder den Verlauf der jeweiligen Erkrankung sind."

Mit dieser im Jahr 2008 im Bundesgesetzblatt veröffentlichten Stellungnahme sei, wie „Diagnose-Funk" darstellt, der Schädigungsmechanismus, der in der Schulmedizin bis dato nur wenig Beachtung fand, offiziell auf die Agenda gesetzt worden, um die Arbeitshypothese zu verwerfen oder zu bestätigen. Mittlerweile sei sie durch zahlreiche Studien gerade in der Mobilfunkforschung bis hin zum Wirkungsmechanismus belegt: *„Aus der Arbeitshypothese wurde eine Erkenntnis"*, schreibt „Diagnose-Funk"

Psychologisierung elektrosensibler Menschen
Auch zur Psychologisierung elektrosensibler Menschen nimmt „Diagnose-Funk" Stellung und merkt an, „Die Zeit" bleibe mit ihrer Berichterstattung selbst hinter der Beschlusslage politischer Institutionen zurück. So erwähne „Die Zeit" weder die Leitlinien zur Elektrohypersensibilität der Österreichischen Ärztekammer noch die Forderung des Europaparlaments im Jahr 2009 an die Mitgliedsstaaten, *„dem Beispiel Schwedens zu folgen und Menschen, die an Elektrohypersensibilität leiden, als behindert anzuerkennen, um ihnen einen angemessenen Schutz und Chancengleichheit zu bieten"*. Auch die Forderung des Europarats im Jahr 2011 sei nicht thematisiert worden; er forderte *„besondere Aufmerksamkeit, elektrosensiblen Personen (zu) widmen, die an einem Syndrom aus Intoleranz gegenüber elektromagnetischen Feldern leiden, und hierbei die Einführung spezieller Maßnahmen zu veranlassen, um diese Personen zu schützen, einschließlich der Errichtung strahlungsfreier Gebiete, die nicht durch das drahtlose Netzwerk abgedeckt sind"*. Ebenso wenig sei „Die Zeit" darauf eingegangen, dass die europäische Umweltagentur die Mobiltelefonie im Januar 2013 als neue Risikotechnologie eingruppierte. Und selbst die Empfehlungen des Bundesamts für Strahlenschutz zum sorgsamen Umgang mit der Mobilfunktechnik würden in der Berichterstattung fehlen.

Meinungsmache?
Auf den Punkt gebracht: Indem „Die Zeit" veraltete und widerlegte Forschungsergebnisse veröffentlicht und aktuelle, aufrüttelnde Befunde weglässt, verfälscht sie mit ihrer Berichterstattung das Bild von der tatsächlich bestehenden Gefährdung durch die Elektrosmog-Belastung. Wenn sich bei einer Befragung herausstellen würde, dass die Leser der Wochenzeitschrift „Die Zeit" das Risiko einer Gesundheitsgefährdung anders einschätzen als die Leser von „Focus-Online", würde das wohl kaum verwundern.

5.6 Schluss mit der Grenzwertdiskussion: Es muss gehandelt werden!

Wie die bisherigen Ausführungen zeigen, gibt es für eine Gesundheitsgefährdung durch Elektrosmog schon seit vielen Jahren hinreichend Belege. Was allerdings bis heute noch nicht in allen Einzelheiten geklärt ist, ist die Frage nach dem Wirkungsmechanismus, der zur Krankheitsentstehung aufgrund der Belastung durch elektromagnetische Felder führt. Das wiederum nutzt die Industrie für sich aus, denn ihr kurzsichtiger und auf wirtschaftliche Interessen ausgerichteter Leitsatz lautet: Wir kennen keinen Wirkungsmechanismus, also kann es auch keinen Effekt geben. Damit wird in verantwortungsloser Weise das mit Elektrosmog und insbesondere Mobilfunkstrahlung verbundene Gefahrenpotenzial negiert.

Glücklicherweise distanzieren sich nicht nur wirtschaftsunabhängige Wissenschaftler von dieser Sichtweise, sondern zunehmend auch entscheidende Institutionen in der Politik. Und so setzt sich die für unsere Gesundheit unentbehrliche Anschauung, dass Phänomene existieren können, obwohl wir sie noch nicht grundlegend verstanden haben, immer weiter durch. Doch ganz ausgeräumt ist die Sichtweise der Wirtschaft noch nicht, wie die gesellschaftspolitische Diskussion der vergangenen Jahre und insbesondere die bis heute fortdauernde Debatte um die Angemessenheit der Grenzwerte zeigen.

Eine inakzeptable, arrogante Sichtweise

Zugegeben, die nicht-thermischen Wirkungen elektromagnetischer Strahlung sind nicht gerade leicht zu erklären, dennoch sind sie vorhanden. So heißt es zum Beispiel auch in einem Statement der Internationalen Kommission für den Schutz vor nichtionisierender Strahlung (ICNIRP) aus dem Jahr 2009: *„In Bezug auf nicht-thermische Wechselwirkungen ist es im Prinzip unmöglich, ihre mögliche Existenz zu widerlegen, aber die Plausibilität der unterschiedlichen vorgeschlagenen nicht-thermischen Mechanismen ist sehr niedrig."* Seit dieser Zeit sind viele neue Arbeiten an Zellkulturen veröffentlicht worden, die die Existenz dieser Phänomene bestätigen. In Kapitel 3 sind einige davon zu finden.

Aus mangelnder Plausibilität die Existenz von Phänomenen abzustreiten ist aber nicht nur seltsam, sondern auch arrogant und inakzeptabel. Es entspricht in etwa dem, als hätte die Sonne bis zum Jahr 1935 nicht existieren dürfen, da bis dahin nicht plausibel war, wie sie ihre Energie erzeugt – nach dem Motto: Wir sehen die Sonne zwar, aber es gibt sie nicht, weil wir nicht wissen, wie sie funktioniert.

Welchen Einfluss hat die ICNIRP auf die Grenzwertdiskussion?

Die ICNIRP wurde 1992 als unabhängige Kommission zum Schutz vor nichtionisierender Strahlung gegründet. Sie ist keine Unterorganisation einer anderen internationalen Organisation oder einer Regierung, jedoch von der Weltgesundheitsorganisation (WHO) und der Europäischen Union anerkannt. Die ICNIRP gibt Grenzwertempfehlungen und Richtlinien heraus, von denen die ICNIRP-Guidelines von 1998 die bekanntesten sind.
Die empfohlenen Grenzwerte sind zur Grundlage einiger EU-Richtlinien geworden.

Kritik an den Grenzwertempfehlungen der ICNIRP

Die ICNIRP wird bei der Festlegung der Grenzwerte einerseits als das maßgebliche Institut gesehen, andererseits durch ihre Nähe zur Industrie auch kritisiert. Einer ihrer Tadler ist Dr. Neil Cherry von der University of Canterbury, Neuseeland, der im Jahr 1999 eine umfangreiche Kritik an deren Richtlinien veröffentlichte, die seit 1999 auch nicht erneuert wurden! Er schrieb: ***„Die ICNIRP-Richtlinien (aus dem Jahr1998) wurden als ernsthaft fehlerbehaftet befunden. Sie enthalten ein Muster von Voreingenommenheiten, bedeutenden Fehlern, Weglassungen und absichtlichen Verdrehungen. Falls sie angenommen werden, verfehlen sie den öffentlichen Gesundheitsschutz."***

Eine neuere Kritik ist in einem Bericht des Europarats vom Jahr 2011 zu finden. Dort heißt es: *„Es ist höchst merkwürdig, dass die anwendbaren Grenzwerte von der ICNIRP stammen, einer Organisation, deren Ursprung und Struktur nicht allzu deutlich sind und die im Verdacht steht, enge Verbindungen zur Industrie zu besitzen."*

In seinem Bericht kommt der Europarat zu dem Schluss: *„Das Prinzip zur Vorbeugung sollte respektiert und die heutigen Grenzwerte angepasst werden."*

ICNIRP scheint unbelehrbar

Während sich der Europarat in der Grenzwertdebatte somit einsichtig zeigt, bleibt die ICNIRP vorerst stur. Dies zeigt sich insbesondere an ihrer kritischen Reaktion auf die im Jahr 2011 erfolgte IARC-Einstufung hochfrequenter elektromagnetischer Felder als „möglicherweise krebserregend". In einer Notiz vom 31. Mai 2011 heißt es: *„ICNIRP wartet mit Interesse auf die Argumente zur Rechtfertigung der Entscheidung der IARC, die EM-Felder in die Kategorie der ‚möglicherweise krebsverursachenden Gefahren' einzuteilen."*

Trotz aller wissenschaftlichen Belege scheint die ICNIRP unbelehrbar, denn die Schlussfolgerung des ICNIRP Reviews zur Mobiltelefonie vom 1. Juli 2011 lautet:

„Obwohl eine gewisse Unsicherheit bleibt, gibt es im wachsenden Beweismaterial einen zunehmenden Trend gegen die Hypothese, dass der Gebrauch von Mobiltelefonen Hirntumore bei Erwachsenen verursachen könnte."

Höchste Zeit, international verantwortungsbewusst zu handeln!

Auf diese Schlussfolgerung ließe sich in Anlehnung an die Worte der ICNIRP leicht antworten: „Wir warten mit Interesse auf die Argumente zur Rechtfertigung dieses angeblichen Trends", denn tatsächlich liefert die unabhängige wissenschaftliche Forschung ein ganz anderes Bild. Und dieses Bild ist erschreckend! Deshalb ist es höchste Zeit, die Diskussion zu beenden und endlich zu handeln!

Andere Länder, wie Italien, Israel und Schweden, haben aus der sich erhärtenden Beweislage bereits gelernt. Bleibt nur zu hoffen, dass sich weitere Staaten und insbesondere Deutschland der kritischen Einstellung gegenüber künstlicher elektromagnetischer Strahlung anschließen und zum Schutz der Gesundheit der Bevölkerung – möglichst unverzüglich – entsprechende (Vorsorge-)Maßnahmen ergreifen.

6. Kapitel

Weitere Konsequenzen der Mobilfunknutzung und Schutzmaßnahmen

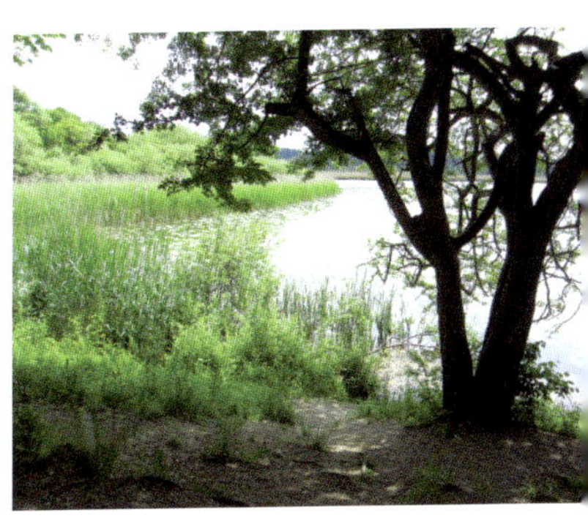

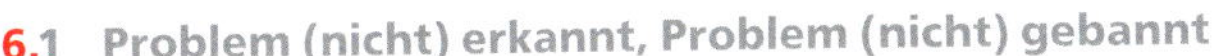

6.1 Problem (nicht) erkannt, Problem (nicht) gebannt

6.2 Unser Organismus braucht Unterstützung

6.3 Die Bedeutung des gesunden Schlafens

6.4 Handy-Nutzung und Kinder

6.5 Jugendliche und die „digitale Sucht"

6.6 Die digitale Revolution: Sackgasse für die Jugend?

6.7 Elektrosmog-Quellen und Schutzmaßnahmen

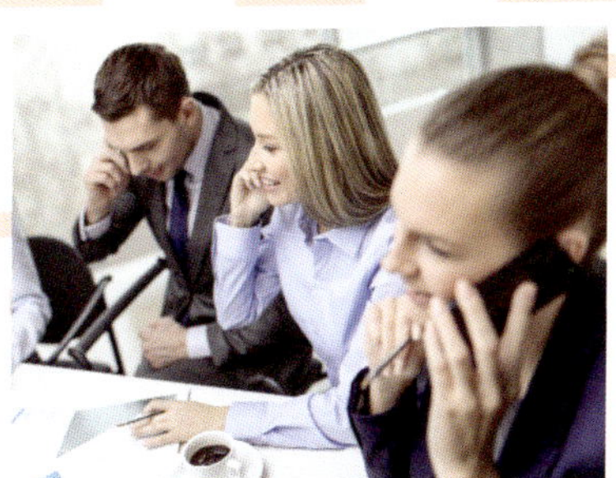

Weitere Konsequenzen der Mobilfunknutzung und Schutzmaßnahmen

Das Leben auf der Erde hat sich vor etwa 2,5 Milliarden Jahren unter sehr unwirtlichen Bedingungen entwickelt und jede Art von Katastrophen überstanden. So wurde die Erde regelmäßig von großen Gesteinsbrocken aus dem All getroffen, die in weitem Umkreis alles Leben töteten und die Atmosphäre derart mit Staub verschmutzten, dass diese über Jahre hinweg stark abkühlte. Die Lebensbedingungen verschlechterten sich für alle Lebewesen von einem Tag auf den anderen extrem, sodass ganze Arten ausstarben. Immer wieder auftretende gigantische Vulkanausbrüche hatten einen ähnlichen Effekt. Dazu Eiszeiten im Wechsel mit Perioden großer Hitze und extremer Trockenheit: Die Liste der Naturkatastrophen ließe sich noch leicht verlängern.

Organismen sind anpassungsfähig

Doch Leben ist sehr anpassungsfähig und erfinderisch. Wenn es nur unregelmäßig Wasser gibt, entwickelt es eben Methoden, Wasser zu speichern. Wenn es nur unregelmäßig Nahrung gibt, entwickelt es Methoden, Nahrung zu speichern. So entstanden auch Lebensformen, die darauf spezialisiert sind, bei großer Kälte zu überleben, und andere überleben bei sehr hohen Temperaturen.

Eine Anpassung gab es also immer wieder, auch im Bereich der natürlichen Umgebungsstrahlung – insbesondere an die großen Frequenzvariationen elektromagnetischer Strahlung und an die Konzentrationsänderungen elektrisch geladener Teilchen in der Atmosphäre sowie an die jeweils natürlich vorkommende Radioaktivität.

Doch Anpassung dauert ihre Zeit

Es ist daher davon auszugehen, dass sich alle Lebensformen auch an die durch Elektrosmog veränderten Strahlungsbedingungen anpassen werden. Doch wie diese Anpassungen genau aussehen werden und wie lange es dauern kann, das heißt, wie viele Generationen es braucht, bis alle biologischen Systeme ohne Probleme mit den veränderten Bedingungen umgehen können, ist unbestimmt.

Für die heutige und die nachfolgenden Generationen ist der Gedanke an die in ferner Zukunft mögliche Anpassung somit kein Trost. Denn heute kann die Belastung durch Elektrosmog fatale Folgen haben. Dementsprechend gilt es, entsprechende Maßnahmen zu ergreifen und Therapiemöglichkeiten zu nutzen.

6.1 Problem (nicht) erkannt, Problem (nicht) gebannt

Elektrosmog ist für den Organismus immer eine Belastung, und mit der Zeit wird er zu Stress. Die Einwirkung von Elektrosmog über einen längeren Zeitraum ist somit ein Stressfaktor, der zu den anderen Stressfaktoren im Leben hinzukommt.

Wie die Belastung durch Stressfaktoren von einer Person empfunden wird, ist individuell sehr unterschiedlich. So haben manche Menschen beispielsweise große Probleme mit Amalgam im Mund, andere nicht. Manche Menschen sind psychisch sehr belastbar, andere wiederum nicht. Manche reagieren allergisch auf bestimmte Stoffe, andere nicht. Eine zuträgliche Menge an Belastung, die jeder verträgt, gibt es nicht. Das gilt auch für den Elektrosmog: Manche Menschen sind hochgradig elektrosensibel, andere weniger. Allerdings ist zu erwarten, dass die Zahl der elektrosensiblen Personen zunehmen wird, wie dies beispielsweise auch bei der Zahl der Allergiker oder der Zahl der verhaltensgestörten Kinder heutzutage der Fall ist.

Ganz unabhängig davon, ob eine Person hochgradig elektrosensibel ist oder nur wenig empfindlich: Der Elektrosmog trägt zur Gesamtbelastung des Körpers bei. Und generell lässt sich sagen, dass die Kompensationsfähigkeit des Menschen, mit Stressbelastungen umzugehen, immer mehr ausgereizt wird.

Das allgemeine Anpassungssyndrom

Auf längere Sicht führt Dauerstress zur Erschöpfung und zur Verschlechterung der vegetativen Anpassung (= unbewusste, unwillkürliche Anpassung). Der bekannte Stress-Physiologe Hans Selye hat das nach ihm benannte Adaptationssyndrom (allgemeines Anpassungssyndrom, Selye-Syndrom) ausführlich erforscht. Er unterscheidet die Stadien Alarmreaktion, Widerstandsstadium und Erschöpfungsstadium. Das heißt: Irgendwann ist der Körper erschöpft und kann nicht mehr adäquat reagieren; es kommt zu krankhaften Zuständen. Welche Zustände das sind, hängt wiederum von der individuellen Veranlagung ab (siehe oben) und von der jeweiligen Art der Belastung.

Man muss nur draufkommen

Wie in den vorhergehenden Kapiteln gezeigt wurde, gibt es eine ganze Reihe von gesundheitlichen Symptomen, die letztendlich auf eine Elektrosmog-Belastung zurückzuführen sein können. In Kapitel 3.7 wurden die folgenden Symptome aufgelistet:

- Schlafstörungen, Schlaflosigkeit
- Konzentrationsschwäche
- chronische Müdigkeit
- Unwohlsein
- Verlust an Merkfähigkeit
- Kopfschmerzen
- Libidoverlust

- Depressionen
- gesteigerte Stressanfälligkeit
- Fruchtbarkeitsstörungen
- gesteigerte Infektanfälligkeit durch Abwehrschwäche
- Hypertonie
- Hypotonie
- Arrhythmien
- Veränderung der Mikrozirkulation
- Veränderungen des Blutbilds

Auch von ständiger Unruhe, Nervosität, Gereiztheit, Angstzuständen, Herzbeschwerden, Ziehen am Hinterkopf, Muskelverspannungen, Schwindel, verschleiertem Sehen, Tinnitus und Antriebsschwäche berichten Betroffene.

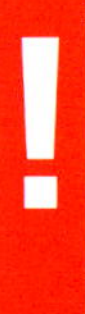

Leider wissen Schulmediziner in der Regel über die Elektrosmog-Materie nicht Bescheid. Sie können die Symptome des Patienten daher nicht korrekt einstufen und führen aus diesem Grund im Allgemeinen nur eine Symptombekämpfung mit Allopathika (= schulmedizinische Behandlungsmethoden) durch. Die häufige Folge ist, dass es dem Patienten aufgrund der medikamentösen Nebenwirkungen eher noch schlechter als besser geht.

Und wenn man nicht draufkommt

Wird die Ursache für die Beschwerden auf längere Zeit nicht erkannt und korrigiert, und werden die Symptome fälschlich behandelt, so können durch die Elektrosmog-Belastung auf Dauer größere gesundheitliche Probleme und Schäden entstehen, wie sie zum Beispiel von der BioInitiave aufgeführt werden (siehe Kapitel 4.2):

- Leukämie in der Kindheit und bei Erwachsenen
- Hirntumore bei Kindern und Erwachsenen
- erhöhtes Risiko der neurodegenerativen Erkrankungen, Alzheimer und Amyotrophe Lateralsklerose (ALS)
- genotoxische Effekte (DNA-Schaden, Chromatin-Kondensation, Micronuclea, pathologische Beeinträchtigung der Blut-Hirn-Schranke)
- veränderte Immunfunktion einschließlich der erhöhten allergischen und entzündlichen Reaktionen
- Fehlgeburten
- Herz-Kreislauf-Effekte
- Schlafstörungen
- erhöhtes Risiko von Brustkrebs bei Männern und Frauen
- kurzfristige Auswirkungen auf Kognition, Gedächtnis und Lernen, Verhalten, Reaktionszeit, Aufmerksamkeit und Konzentration, veränderte Gehirnströme (EEG)

Veränderung der Hirnstromaktivitäten
Sicher nachgewiesen sind zum Beispiel veränderte Signale im Hirnstoffwechsel und ein verändertes EEG, siehe u.a. (Huber 2002), (Curcio 2005) und (Vecchio 2012). Infolge eines zehnminütigen Handy-Telefonats zeigt sich auch Stunden später noch immer ein verändertes EEG. Bereits 1993 untersuchte Dr. rer. nat. Lebrecht von Klitzing den Einfluss gepulster Funksignale, wie sie auch beim GSM-Mobilfunk verwendet werden, auf die Hirnstromaktivitäten von Menschen. Im Frequenzbereich der Alphawellen entdeckte er eine auffallende Intensitätsänderung bei 10 Hertz, die nach Abschalten des Funksignals noch über geraume Zeit anhielt (Von Klitzing 1993).

Vermehrte Tumorbildung
Weiterhin hat sich gezeigt, dass Tumore, meist gutartige Neurinome, zunehmen und Formen zeigen, die den elektromagnetischen Wellen des Elektrosmogs entsprechen.

Veränderte Blutgefäßreaktion
Ein anderer Aspekt ist die veränderte Reaktion der Blutgefäße. Die damit verbundene Hypoxie (= Mangelversorgung mit Sauerstoff) führt zur vermehrten Ausschüttung von Stresshormonen und damit zu neuroendokrinem Stress bis hin zu hypothalamischer Über- oder Untersteuerung, was immunologisch immer nachteilig ist. Die Folge sind Autoimmunerkrankungen bis hin zu schweren degenerativen Veränderungen.

Öffnung der Blut-Hirn-Schranke
Darüber hinaus öffnet die Handystrahlung die Blut-Hirn-Schranke (siehe Kapitel 1.2) und lässt verschiedenste toxische Substanzen passieren, was wiederum verheerende Folgen hat.

Sympathikotonie
Durch HRV-Messungen (= Messungen der Herzfrequenzvariabilität) wurde weiterhin gezeigt, dass Stress durch Elektrosmog das Verhältnis zwischen Sympathikus und Parasympathikus verändert und zu einer Sympathikotonie führen kann, sodass schwere Erkrankungen wie Diabetes, Schlaganfall und Krebs entstehen.

Membranschädigungen
Ein anderes Thema ist die Schädigung der Membranen durch die veränderte Ladung. Die damit verbundenen vermehrten Ca-Influx-Situationen (= lokaler Kalziumeinstrom) haben vielfältige Auswirkungen auf das gesamte biologische System.

Gestörte Nachtruhe
Insbesondere infolge ihrer anregenden Wirkung ist WLAN-Strahlung ungünstig für die Nachtruhe.

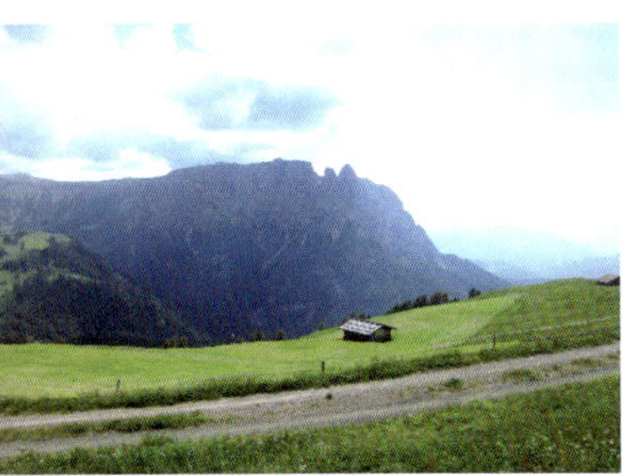

Abb. 6.1:
Längere Aufenthalte in der freien Natur sind eine wirksame Maßnahme, um einen Teil der Belastung durch Elektrosmog auszugleichen.

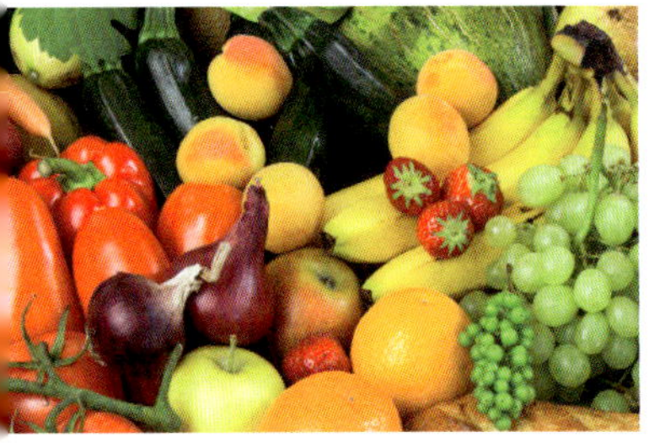

Abb. 6.2:
Eine vernünftige Ernährung mit viel frischem Obst und Gemüse sowie zusätzlichen orthomolekularen Substanzen kann dem Körper helfen, mit Belastungen fertigzuwerden.

6.2 Unser Organismus braucht Unterstützung

Entgegen vielen Meinungen umgibt der Elektrosmog unseren Körper so sehr, dass er durch die auf dem Markt befindlichen Abhilfemethoden kaum abzuschirmen oder „auszusperren" ist. Wenn wir uns einen Käfig bauen würden, um dem Elektrosmog zu entfliehen, dürften wir diesen, um geschützt zu bleiben, nicht mehr verlassen: eine Vorstellung, die nicht unbedingt einer hohen Lebensqualität entspricht. Folglich ist die empfehlenswertere Methode, um des Elektrosmogs Herr zu werden, den Körper darin zu unterstützen, mit dessen Einflüssen besser fertigzuwerden und wo immer möglich einen Ausgleich herzustellen.

Was können wir im Alltag tun?

Doch was kann jeder Mensch im Alltag tun? Welche Maßnahmen kann er ergreifen? Die Antwort ist einfach, die Durchführung etwas weniger einfach, aber durchaus machbar:

1) Belastung reduzieren. Jeder Mensch kann und sollte dringend darauf achten, die Elektrosmog-Belastung in seinem Umfeld so weit wie möglich zu reduzieren. Mögliche Maßnahmen werden in Kapitel 6.7 aufgezeigt.

2) Körper unterstützen.

Raus in die Natur
Zeitweilige Entlastung für Körper und Geist bietet die Bewegung in der freien Natur. Die körperliche Aktivität fördert die Durchblutung und damit die Sauerstoffzufuhr an entlegene Stellen und somit eine (leichte) Entgiftung. Sich aus der alltäglichen Lebenssphäre zu entfernen reduziert den privaten und beruflichen Stress. Dies ist eine generelle Maßnahme, die heute mehr denn je für jeden wichtig ist und sich zudem meist leicht verwirklichen lässt. Wie in diesem Buch erläutert wurde (siehe Kapitel 3.7), führt eine Belastung durch Elektrosmog zu Mangelzuständen an vitalen natürlichen Frequenzspektren. Auch hier bieten längere Aufenthalte in freier Natur, jenseits von Ballungsräumen, in Gegenden mit niedriger Elektrosmog-Belastung, Abhilfe.

Unterstützung durch orthomolekulare Substanzen
Zusätzlich sollte dem Körper geholfen werden, den Stress durch Elektrosmog zu bewältigen. Die Herausforderung liegt darin, das eigene System so stark zu machen, dass es der Mehrbelastung durch Elektrosmog standhält. Zu den Maßnahmen gehört die Deckung des Mehrbedarfes an Mineralien, Spurenelementen, Antioxidantien und anderen orthomolekularen Substanzen wie Niacin (Vitamin B3). Neben einer vernünftigen und ausgewogenen Ernährung ist es empfehlenswert, täglich ein entsprechend hochdosiertes Multivitaminpräparat einzunehmen.

Unterstützung durch Kräuter
Auch bestimmte Kräuter, die adaptogen wirken, können die Anpassungsfähigkeit des Körpers erhöhen. „Adaptogen" (Adaptogen = Anpassung erzeugend) ist eine Bezeichnung für Kräuter, die dem Organismus zum Beispiel helfen sollen, sich an Stresssituationen anzupassen und einen positiven Effekt bei stressinduzierten Krankheiten auszuüben. Dazu gehören beispielsweise Mumijo (Depuratus Mumijo), ein in Russland sehr bekanntes Mittel, Molinga oleifera (Meerrettichbaum), die

Aroniabeere, Ginseng, Morinda citrifolia (Noni), Shiitake, Maitake und Rosenwurz, aber auch Algen wie die Blutregenalge (Haematococcus pluvialis) und die AFA-Alge. Zusätzlich sind Leinöl und vor allem die Omega-3-Fettsäuren EPA und DHA veganen Ursprungs mit ihrer positiven Wirkung auf die Membran zu empfehlen.

Insbesondere Ginkgo biloba schützt vor oxidativem Stress, der durch Mobiltelefone ausgelöst wird, indem es die Aktivität von antioxidant wirkenden Enzymen (= Antioxidantien) im Gehirngewebe erhält (Ilhan 2004). Zusätzlich soll es die Mitochondrien-Membran stabilisieren und die Wiederherstellung mitochondrialer Funktionen fördern (Bäumler 2006).

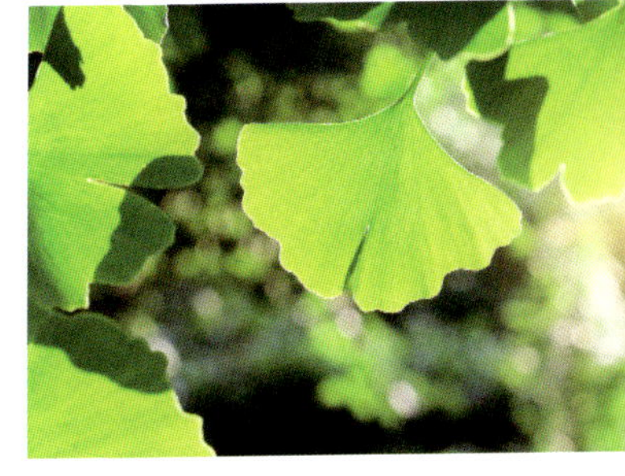

Abb. 6.3: Extrakte aus Ginkgo biloba sollen vor oxidativem Stress schützen, der unter anderem durch Mobiltelefone ausgelöst wird.

Insgesamt geht es also darum, Substanzen zu sich zu nehmen, die dem Organismus helfen, eine Anpassung (schneller) durchzuführen beziehungsweise aufrechtzuerhalten.

Therapeutische Abhilfe bei sehr sensiblen Personen

Bei elektrosensiblen Menschen ist vorrangig zu beachten, dass die eben dargestellten Empfehlungen nur greifen, wenn die Personen pro Tag nur eine sehr begrenzte Zeit (oder gar nicht) mit starken Feldern in Kontakt sind. Die Elektrosmog-Belastung im Umfeld so weit wie nur möglich zu minimieren ist gerade für diese Menschen besonders wichtig. Zudem sollten therapeutische Maßnahmen durchgeführt werden.

Entgiftung

Als Erstes empfiehlt es sich, eine allgemeine Entgiftung der betroffenen elektrosensiblen Patienten durchführen zu lassen – und zwar von einer Person, die in diesem Bereich wirklich kompetent ist. Bei vielen Patienten ist eine erhebliche toxische Belastung mit Umweltgiften und Schwermetallen vorhanden. Durch diese Grundbelastung sind die Kompensationsmechanismen des Körpers schon stark vermindert, wodurch die Empfindlichkeit für weitere Belastungen erhöht wird. Eine allgemeine Entgiftung kann bereits Wunder wirken. Um einer Zellschädigung durch Elektrosmog vorzubeugen, sollte zudem eine Behandlung mit orthomolekularen Substanzen, insbesondere Antioxidantien, erfolgen.

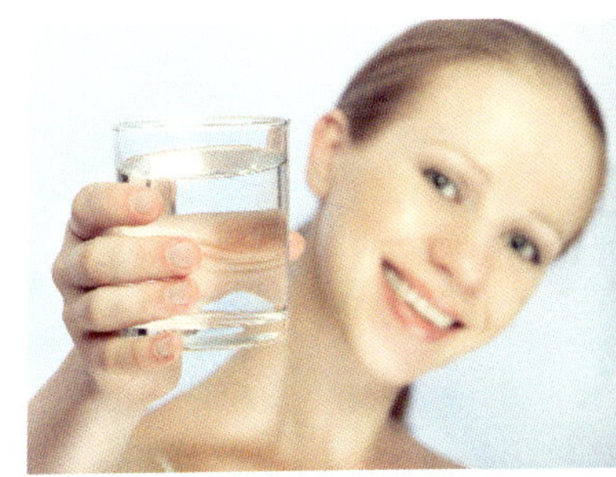

Abb. 6.4: Je nach Körpergewicht sollten 2 bis 3 Liter stilles Wasser täglich getrunken werden, damit der Körper entgiften kann.

Wichtig bei der Entgiftung: Nur wenn genügend Wasser getrunken wird, also etwa zwei bis drei Liter pro Tag, kann der Organismus seine Abfallprodukte ausscheiden.

Unterstützung durch Licht und Farben (1. atmosphärisches Fenster)

Licht und Farben sind für den Körper und die Seele des Menschen wohltuend. Farben wurden schon sehr früh zum Ausgleich und zur Heilung eingesetzt. Belege gibt es zum Beispiel in China, wo den Farben neben den fünf Elementen Meridian-Funktionskreise zugeordnet wurden. Zur Unterstützung des Organismus bei Elektrosmog-Belastung bieten sich Bestrahlungslampen entweder im Bereich des weißen Lichts oder spezielle Farbleuchten oder Leuchtdioden spezieller Frequenzen an. Vorteilhaft sind vor allem Geräte, die mit speziellen LEDs (Licht emittierende Dioden) bestückt sind, die ihre Intensität schnell wechseln können und so dem Organismus besondere Rhythmen zur Verfügung stellen. Dadurch werden unterschiedliche Ausgleichs- und Harmonisierungsmechanismen im Körper angesprochen.

Unterstützung durch Strahlung des 2. atmosphärischen Fensters
Auch die Frequenzen des 2. atmosphärischen Fenster werden schon lange in der Medizin eingesetzt. Bekannt sind Therapien mit tieffrequenten Magnetfeldern im Bereich von 1 Hertz bis zirka 1 Kilohertz. Diesen Methoden ist gemeinsam, dass sie mit Einzelfrequenzen arbeiten oder mit sehr schmalen Frequenzbereichen. In der Natur kommen aber, wie wir gesehen haben, keine Einzelfrequenzen und auch keine schmalen Frequenzbereiche vor!

Einzelfrequenzen sind nur kurz von Vorteil

Das Arbeiten mit elektromagnetischen Einzelfrequenzen ist vergleichbar mit einem einzigen akustischen Dauerton. Eine kurze Zeit mag ein solcher Ton angenehm klingen und von Vorteil sein, die Einwirkung über längere Zeit ist aber sehr unangenehm.

Aufgrund dessen können vor allem solche Geräte von Vorteil sein, die naturnahe elektromagnetische Signale im Bereich des zweiten atmosphärischen Fensters oder im Bereich der Atmospherics (siehe Kapitel 2.1) erzeugen und viele unterschiedliche Frequenzen geringster Intensität gleichzeitig über Antennensysteme an den menschlichen Körper applizieren. Die der Natur am besten nachempfundene und damit interessanteste Art der Bestrahlung besteht aus einem Spektrum, dass das zweite atmosphärische Fenster mitsamt den Atmospherics in einem Behandlungsprogramm möglichst weit abdeckt. D.h. solche Programme würden den ganzen Bereich von den tiefsten Frequenzen, wie z.B. den Schumannwellen bis zu den höchsten Frequenzen im Millimeterbereich umfassen und dabei mit Rhythmen moduliert sein, wie sie ebenfalls natürlicherweise vorkommen.

Schumannwellen und Infrarot-Signale zum Ausgleich von Elektrosmogbelastung

Infrarot-Strahlung
Seit Jahrmillionen werden unsere Zellen von der Sonne mit Infrarot-Licht bestrahlt. Diese Infrarot-Strahlung (IR) deckt einen großen Frequenzbereich der Natur ab und hatte daher einen entscheidenden Einfluss auf unsere körperliche Entwicklung und Anpassung. So erscheint es nur logisch, dass die IR-Abstrahlung eines menschlichen Körpers ebenfalls einen großen Bereich seiner eigenen Abstrahlung ausmacht, was heute mit einer IR-Kamera gemessen und dargestellt werden kann. Stress im Allgemeinen oder Stress ausgelöst durch Elektrosmog und Krankheit sind in der Lage, die IR-Abstrahlung des Körpers zu verändern.

In der Medizin ist die therapeutische Wirksamkeit von IR-Strahlung schon länger bekannt, beispielsweise zur Linderung von Schmerzen verschiedenster Herkunft.

Schumannwellen
Als Schumann-Resonanz bezeichnet man das Phänomen, dass elektromagnetische Wellen bestimmter Frequenzen entlang des Umfangs der Erde stehende Wellen bilden. Ungefähr 80 Kilometer über dem Erdboden beginnt die sogenannte Ionosphäre. Das ist die atmosphärische Schicht, in der die Sonnenstrahlung die

Moleküle der Luft ionisiert, also Elektronen aus der Hülle der Atome schlägt und sie so elektrisch leitfähig macht. Der Raum zwischen Ionosphäre und Erdboden wirkt wie ein Wellenleiter; die Ionosphäre reflektiert die Wellen, und sie können sich um die ganze Erde herum ausbreiten. Trifft die Welle nach einem Umlauf um die Erde wieder exakt auf ihren Ausgangspunkt, befindet sie sich also wieder in der gleichen Phase, kann sie sich selbst verstärken und eine stehende Welle bilden. Die Voraussetzung dafür ist, dass der Erdumfang ein ganzzahliges Vielfaches der Wellenlänge ist. Ist sie zu kurz oder zu lang, kommt es nicht zur Resonanz, und die Welle verschwindet. Der Physiker Winfried Otto Schumann hat in den 1950er-Jahren ausgerechnet, welche Frequenz nötig ist, damit es zur Resonanz kommt, und kam auf eine tiefste Resonanzfrequenz von 7,83 Hertz. Bei dieser Frequenz trifft eine Welle nach einer Runde um die Erde wieder genau auf ihren Ausgangspunkt.

Wie die IR-Strahlung sind auch die sogenannten „Schumannwellen" als wichtiger Faktor des körperlichen Wohlbefindens bekannt. Sie existieren bereits, seit es eine Ionosphäre gibt. Der menschliche Körper hat sich während seiner Entwicklung daran gewöhnt und benutzt sie, um den Organismus zu steuern: beispielsweise um sich zu entspannen oder einzuschlafen. Umgangssprachlich werden die Schumannwellen daher auch „Schönwetterfrequenzen" genannt. Durch fehlende Schumannwellen kann der Schlafrhythmus oder die Fähigkeit, sich körperlich zu entspannen, gestört werden.

Die Bedeutung der Schumannwellen für medizinische Zwecke ist längst erkannt. Bereits 1967 wurden mit Mitteln des Bundesministeriums in einer Studie am Max-Planck-Institut die Symptome fehlender Schumannwellen auf den menschlichen Körper nachgewiesen, wobei die Tatsache, dass auch das menschliche Gehirn im gesunden Zustand nachweislich auf 7,83 Hertz mitschwingt, untermauert wurde.

Was allerdings weniger bekannt ist, ist die Tatsache, dass sich Schumannwellen nicht nur auf der Frequenz von 7,83 Hertz bewegen, sondern zu ihrer vollständigen Wirksamkeit auch bestimmte höhere Frequenzen beinhalten. Nachdem diese Oberwellen eine „Individualität" haben, sodass sie nicht einfach nur errechnet werden können, liegt die Schwierigkeit darin, sie exakt zu messen beziehungsweise in den entsprechenden Frequenzbereichen zu finden, um den potenziellen Vorteil für den Körper daraus ziehen zu können.

Kombination

Da Elektrosmog den Körper stresst, können ihm Schumannwellen in seiner Fähigkeit helfen, sich zu entspannen.

Elektrosmog verändert ebenfalls die körpereigene Abstrahlung von IR-Signalen. Indem diese Abstrahlung gemessen und entsprechend korrigiert zurückgestrahlt wird, unterstützt dies den Körper darin, seine ihm eigene Abstrahlung wieder zu normalisieren.

Die Kombination dieser beiden Frequenzbereiche und deren Rhythmen in wechselnder Form mit eingefügten Ruhepausen können den negativen Auswirkungen von Elektrosmog auf den Körper entgegenwirken.

6.3 Die Bedeutung des gesunden Schlafens

Gesunder Schlaf ist essentiell für unser Wohlbefinden. Die Auswertung vieler elektrobiologischer Schlafplatzuntersuchungen hat gezeigt, dass nächtliche Belastungen durch technisch induzierte Felder und Wellen eine erheblich schädlichere Auswirkung aufweisen als Belastungen, die während des Tages auftreten. Bei einigen belasteten Patienten mit Elektrosmog-Quellen im Schlafzimmer konnten morgens bis zu 100 Volt Spannung direkt am Körper gemessen werden. Normalerweise ist keine Spannung messbar.

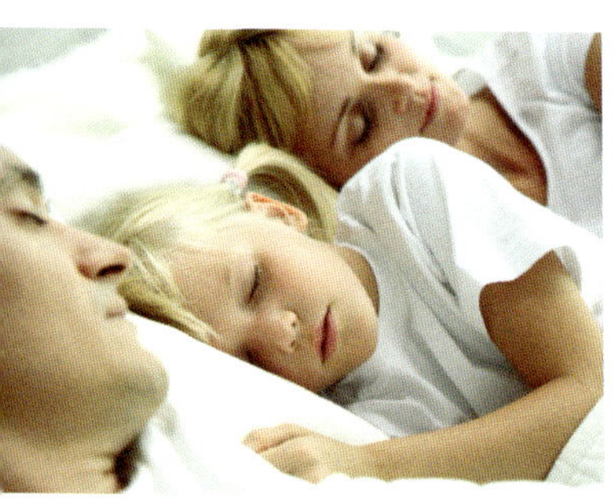

Abb. 6.5: Gerade in der Nacht wirkt die Belastung durch Elektrosmog besonders schädlich auf den Körper. Aus diesem Grund sollte man Elektrosmog aus dem Schlafzimmer so gut es geht aussperren.

Gehemmte Melatonin-Produktion im Schlaf

In unserem Körper existiert ein Hormon, das eine dominante Rolle bei der Regelung vieler Körpervorgänge spielt: das Melatonin, ein Hormon der Epiphyse (Zirbeldrüse). Melatonin wird normalerweise nur nachts ausgeschüttet. Tageslicht hemmt die Melatonin-Produktion in der Zirbeldrüse. Allerdings wird die Ausschüttung von Melatonin nicht nur durch Tageslicht (also sichtbare elektromagnetische Wellen) gehemmt, sondern auch durch unsichtbare, technisch induzierte Felder und elektromagnetische Wellen.

Elektrosmog kann somit den Tag-und-Nacht-Zyklus des Menschen verschieben, die Melatonin-Synthese hemmen und das Gleichgewicht von Neurotransmittern (Botenstoffe im Gehirn zur Steuerung verschiedenster Funktionen) verschieben.

Guter Schlaf verlängert die Lebenserwartung

Melatonin steuert nicht nur das Schlafverhalten, sondern es unterstützt auch sehr effizient die Hemmung von Krebswachstum. Fehlender Schlaf macht krank, dies ist eine altbekannte Weisheit. Schlechte Schläfer haben eine signifikant kürzere Lebenserwartung. Während bei gutem Schlafzustand mit einer statistischen Lebenserwartung von fast 80 Jahren gerechnet werden kann, haben Personen mit schlechtem Schlafzustand nur eine Lebenserwartung von rund 65 bis 70 Jahren.

Bedenkliche Positionierung des Betts

Da über 90 Prozent der Bevölkerung mit dem Kopf zur Wand ausgerichtet schlafen, wird dieser Körperteil – bedingt durch die Elektroinstallationen – den nächtlichen Feldbelastungen in der Regel am stärksten ausgesetzt. Der Kopf wirkt dabei wie eine Antenne sowohl für elektrische und magnetische Wechselfelder als auch für elektromagnetische Strahlung.

Kapazitive und induktive Wirkungen auf das Gehirn

Die Felder der einzelnen Nervenzellen interferieren und addieren sich zu Summenfeldern. Diese werden durch technische Störungen moduliert, wobei die Hauptfrequenz von 50 Hertz – die Wechselstromfrequenz – vorherrscht. Die Felder koppeln sich ins Gehirn entweder kapazitiv oder induktiv ein. Kapazitiv angekoppelte Felder wirken sich allein als Verschiebungsströme aus und sind entscheidend von den Potenzialverhältnissen des Körpers abhängig. Induktive Felder wirken direkt bis in die innersten Hirnbereiche und beeinflussen dort als Wirbelströme das Summenfeld des Gehirns. Sowohl die kapazitive als auch die induktive Beeinflussung des Gehirns durch die verschiedenen Felder haben also direkte biologische Auswirkungen.

Schutzmaßnahmen für gesundes Schlafen

Wie die bisherigen Ausführungen in diesem Buch verdeutlichen, ist es für einen gesunden erholsamen Schlaf unabdingbar, die Belastung durch Elektrosmog im Schlafzimmer so gering wie möglich zu halten. Folgende Schutzmaßnahmen bieten sich dafür unter anderem an (siehe auch Kapitel 6.6):

- Entfernen Sie alle elektrischen Geräte wie Radiowecker, Fernseher, schnurloses Telefon oder Handy aus dem Schlafzimmer.
- Stellen Sie das Bett nicht an eine Wand, hinter der sich eingeschaltete Geräte befinden (beispielsweise der Kühlschrank in der Küche); richten Sie das Kopfteil des Bettes besser zur Zimmermitte hin aus.
- Vermeiden Sie Metallteile im oder unter dem Bett (zum Beispiel Federkernmatratzen oder Bettgestelle aus Metall).
- Erden Sie Ihren Körper während der Schlafphase; dafür gibt es spezielle Erdungsmatten. Aber Achtung! Nur eine korrekte Erdung ist hilfreich; ansonsten kann sich die Situation sogar verschlechtern.

6.4 Handy-Nutzung und Kinder

Abb. 6.6:
Weil die Öffentlichkeit kaum über Risiken im Umgang mit mobilen Endgeräten informiert ist, legen Schwangere zum Beispiel einen Laptop auf den Bauch oder in die Nähe davon. Das ungeborene Kind wird dadurch der Mobilfunkstrahlung und zusätzlich der starken direkten Abstrahlung der elektronischen Bauteile ausgesetzt.

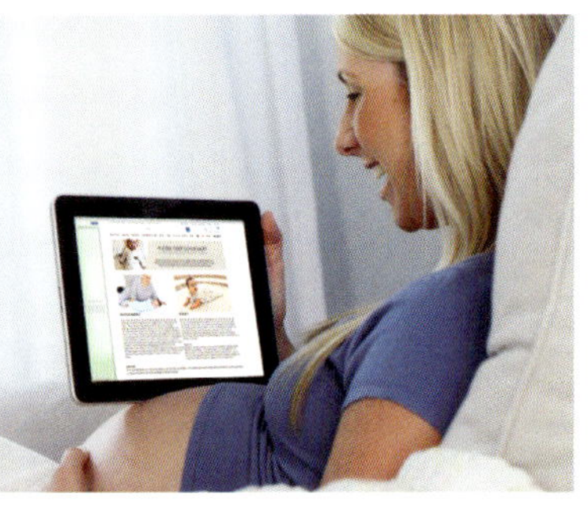

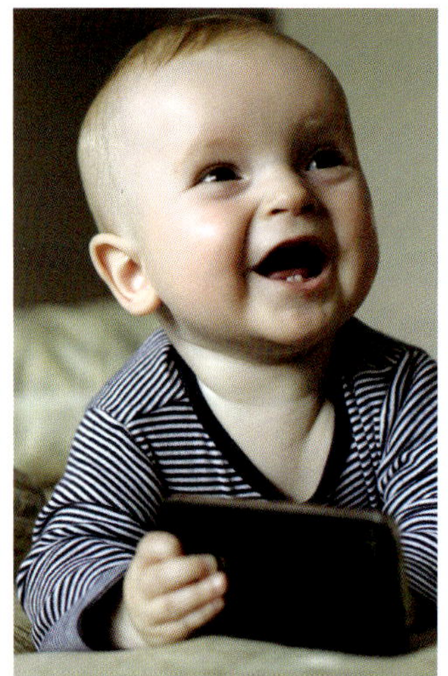

Abb. 6.7:
Mit dem Angebot spezieller Produkte für Babys und Kleinkinder lässt die Mobilfunkindustrie ahnungslose Eltern glauben, es wäre völlig sicher und sogar gut für ihr Kind, wenn es möglichst früh mit Mobiltelefonen spielt, von Handys in den Schlaf „gesungen" oder durch Baby-Apps mit der Technologie vertraut gemacht wird.

Wie etliche Untersuchungen belegen, sind Kinder gegenüber den gesundheitlichen Auswirkungen hochfrequenter Strahlung empfindlicher als Erwachsene (siehe zum Beispiel Gandhi 2012). Die Gründe dafür sind unter anderem folgende: Da die Mikrowellenstrahlen in hohem Maße in den ersten 10 Zentimetern des Körpergewebes absorbiert werden, ist bei einem Kind ein größerer Teil des kleineren Kopfes betroffen, das Nervensystem befindet sich in der Entwicklung, auch das Gewebe entwickelt sich noch, der Schädelknochen ist dünner als bei Erwachsenen und dient der Blutbildung, woraus sich ein mögliches erhöhtes Leukämierisiko ergibt, und das Immunsystem ist weniger robust.

Die weltweiten Warnungen und Appelle, auf die Gesundheit der nachfolgenden Generationen, der Babys, Kleinkinder und Jugendlichen, die von einer besonderen Gefährdung betroffen sind, Rücksicht zu nehmen, werden verharmlost oder ins Lächerliche gezogen. Die Bevölkerung wird über die gesundheitlichen Risiken, die mit Elektrosmog verbunden sein können, gar nicht oder nur im Sinne der Industrie informiert. Und so kommt es vor, dass unwissende Schwangere ihren Tablet-PC oder ihr Handy auf oder in die Nähe ihres Bauches legen und zum Beispiel im Internet surfen oder E-Mails und Kurznachrichten schreiben. Damit setzen sie das ungeborene Kind nicht nur der Mobilfunkstrahlung, sondern auch der im sogenannten Nahfeld des PCs besonders starken und direkten Abstrahlung der elektronischen Bauteile wie etwa Prozessoren oder Transformatoren aus. Gleiches passiert, wenn das Baby einmal geboren ist und die Mutter ihr schlafendes Kind im Arm hält und gleichzeitig ihr Smartphone oder einen Laptop nutzt.

Ganz erstaunlich in dieser Hinsicht ist die angebliche „Verbesserung", die seit 2016 im Krankenhaus Fatebenefratelli in Rom eingeführt wurde (NRC 2018). Zu früh geborene Babys verbringen eine geraume Zeit, manchmal mehrere Monate, in einem Brutkasten auf der Abteilung Neonatologie des Krankenhauses. In vielen Fällen können die Eltern nicht jeden Tag zu Besuch kommen. Um den Eltern jedoch die Gelegenheit zu bieten, die Entwicklung ihres Kindes aus der Nähe zu verfolgen, wird auf jeden Brutkasten ein Smartphone gelegt, das in Echtzeit Bilder des Babys zum Smartphone der Eltern schickt.

Wichtig
Allgemein gilt: In der Nähe von schwangeren Frauen, Babys oder Kleinkindern sollte am besten überhaupt kein Handy oder Gerät, das hochfrequente Strahlung abgibt, verwendet werden.

Wenn allerdings der Verbraucher von nichts weiß und einfach alles akzeptiert und kauft, was ihm die Industrie anbietet, kann es bei der Produktentwicklung und den damit verbundenen Werbemaßnahmen zu riskanten „Auswüchsen" kommen. Beispiele dafür sind die Werbung, die ein Babyrasselgehäuse für ein iPhone anbietet, oder auch die Reklame, die Handys propagiert, die Babys unter das Kopfkissen im Kinderbett gelegt werden sollen, was zur Folge hat, dass die Kinder über viele Stunden des Tages hinweg von der Mikrowellenstrahlung beeinflusst werden. Weitere Beispiele sind Apps (Kurzform für „Applikation" = Anwendungssoftware) für Babys, damit sie schon im jüngsten Alter mit Mobilfunkgeräten „spielen" können.

Wichtig
Um die Gesundheitsrisiken, die Kindern insbesondere durch die Handy-Nutzung drohen, möglichst gering zu halten, sollten Kinder und Jugendliche unter 16 Jahren jedoch nur mit dem Handy telefonieren, wenn es wirklich erforderlich ist; wenn überhaupt, nur sehr kurze Telefonate führen, und am besten ein Handy nur in einer Gefahrensituation nutzen.

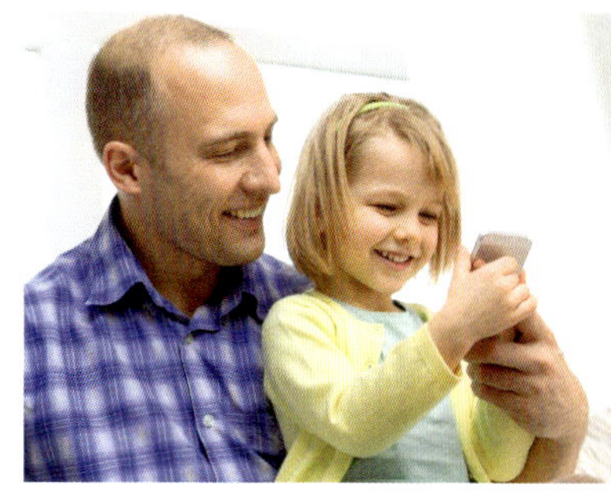

Abb. 6.8:
Kinder möchten nachahmen, was sie bei Erwachsenen sehen. Es liegt in der Verantwortung der Eltern, die Risiken zu erkennen und ihren Nachwuchs vor gesundheitlichen Schäden durch Mobiltelefone zu schützen.

Diese Empfehlungen haben sowohl das Gesundheitsministerium Großbritannien als auch das deutsche Bundesamt für Strahlenschutz, das Deutsche Krebsforschungszentrum und verschiedene Ärzteorganisationen schon vor mehr als 18 Jahren ausgesprochen. Sie gelten selbstverständlich mittlerweile nicht mehr nur für das Telefonieren mit dem Handy, sondern ganz allgemein für den Gebrauch von Mobilfunkgeräten wie Tablets, Laptops, Notebooks und speziell Smartphones, die mittels kabelloser Internetverbindungen und verschiedenster Apps ortsunabhängig schier grenzenlose Nutzungsmöglichkeiten bieten. Viele der Apps – wie Chats, Nachrichtensysteme und Spiele – sind gerade für Kinder und Jugendliche interessant, doch aufgrund der Abstrahlung der Mobilfunkgeräte für deren Gesundheit riskant.

6.5 Jugendliche und die „digitale Sucht"

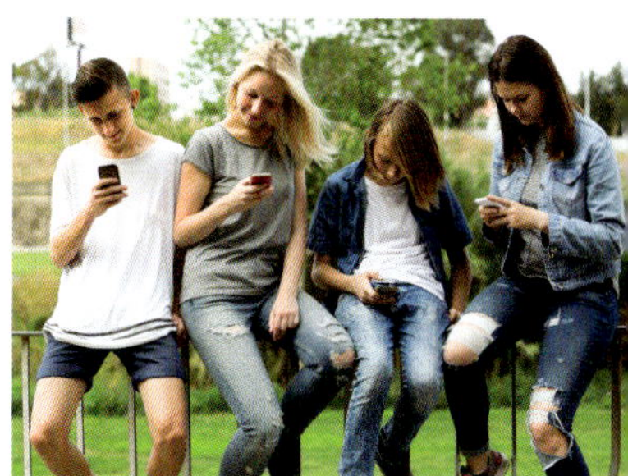

Abb. 6.9:
Ein gewohntes Bild: Anstatt miteinander zu sprechen oder gemeinsam etwas zu unternehmen, beschäftigen sich Kinder und Jugendliche mit ihren Smartphones.

Die negativen Auswirkungen von Smartphones und digitalen Geräten im Allgemeinen beschränken sich nicht nur auf den Einfluss der elektromagnetischen Strahlung auf den Körper des Nutzers. Die dauerhafte Verwendung von digitalen Medien hat weitere negative Auswirkungen, sowohl auf den menschlichen Organismus als auch auf den menschlichen Verstand.

Hiervon sind vor allem unsere Kinder und die Jugendlichen betroffen:
Denn Umfragen belegen, dass die Zeit, die sie vor Bildschirmen und insbesondere am Smartphone verbringen, unaufhörlich weiter zunimmt.

Aus Umfragen geht hervor (IZI 2018), dass Jugendliche sowohl in den USA als auch in manchen europäischen Ländern acht Stunden und mehr am Tag mit digitalen Medien beschäftigt sind, wobei das Smartphone inzwischen der nahezu unangefochtene Spitzenreiter ist. Das sind mehr Stunden, als die Jugendlichen vergleichsweise mit Schlafen verbringen – von der Unterrichtszeit in der Schule und der Zeit für Hausaufgaben ganz zu schweigen. Bei diesem Ausmaß ist es berechtigt, bei der Nutzung der digitalen Medien von einer Sucht zu sprechen, was aus mehreren Gründen besorgniserregend ist.

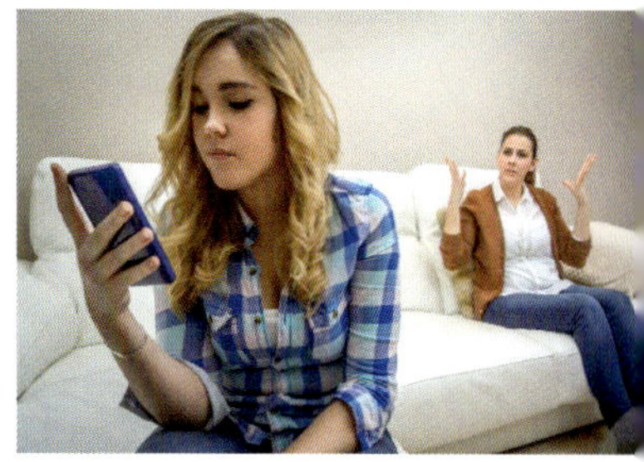

Abb. 6.10:
Eltern fühlen sich machtlos ...

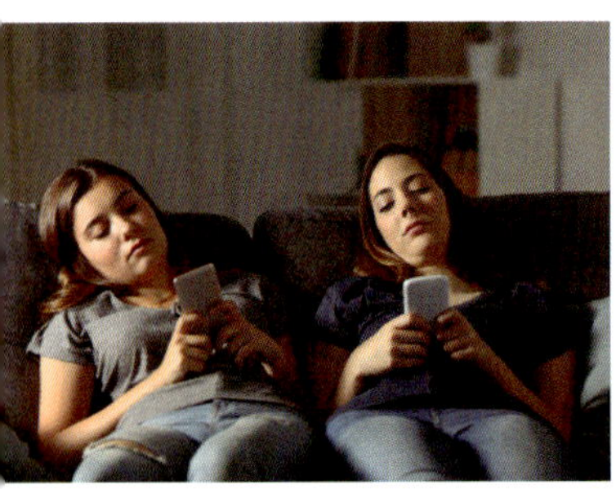

Abb. 6.11: Durch übermäßige Beschäftigung mit dem Smartphone fehlt Zeit für Sport und Spiel im Freien.

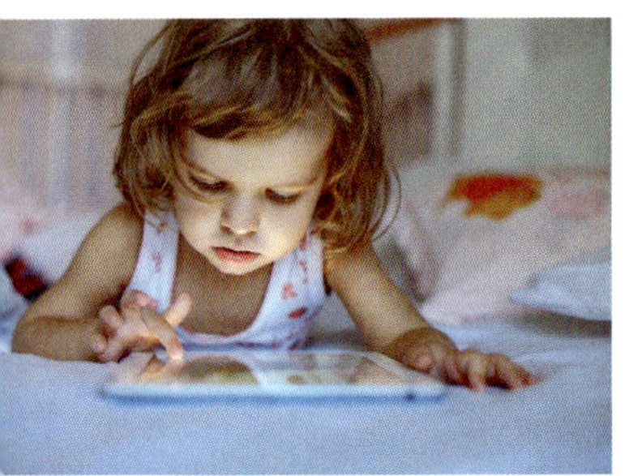

Abb. 6.12: Kleinkinder sind oft sehr nahe am Bildschirm.

Bewegungsmangel

Die Rechnung ist schnell aufgestellt: Die genannten acht Stunden am Bildschirm stehen für andere Aktivitäten nicht mehr zur Verfügung. Das führt zwangsläufig zu Bewegungsmangel, verbunden mit der Gefahr von Haltungsschäden und Übergewicht. Was besonders bedenklich ist: Übergewicht in der Jugendzeit führt oft zu lebenslangem Übergewicht, was wiederum die Wahrscheinlichkeit der Entstehung von chronischen Krankheiten erhöht. Zudem bleibt weniger oder gar keine Zeit mehr für Aufenthalte in der freien Natur, die erwiesenermaßen auf Körper und Seele eine wohltuende Wirkung haben.

Kurzsichtigkeit

Vor allem bei Kleinkindern ist oft zu beobachten, dass sie sich bei iPads und Smartphones extrem dicht vor dem Bildschirm befinden – manchmal in einer Distanz von weniger als 20 Zentimetern. Auch wenn der Abstand zum Bildschirm mit zunehmendem Kindesalter und insbesondere bei Jugendlichen ein wenig zunimmt, bleibt als Tatsache bestehen: Vor dem Bildschirm müssen die Augen – täglich oft über viele Stunden hinweg – auf ganz kurze Distanz fokussiert sein. Das führt dazu, dass sie sich an diese Distanz gewöhnen und die Kinder und Jugendlichen langfristig zunehmend kurzsichtig werden.

Heute liegt die Zahl bei etwa 30% Kurzsichtigen für Jugendliche in Europa, Tendenz steigend. Spitzenreiter ist offensichtlich Südkorea mit 95% Kurzsichtigen bei Jugendlichen bis zum Alter von 20 Jahren (Morgan 2012). Es wird wohl kein Zufall sein, dass Südkorea eines der Länder mit der stärksten Smartphone-Nutzung ist.

Blaues Licht

Bildschirme strahlen überdurchschnittlich viel Blaulicht aus. Eine Überdosis Blaulicht ist aber nicht ganz ungefährlich. Die Retina (Netzhaut) kann durch zu viel Blaulicht geschädigt werden. Heute geht man davon aus, dass die Makuladegeneration (Makula ist ein Teil der Netzhaut, auch gelber Fleck genannt) eine Folge von chronischer Einwirkung des blauen Anteil des Lichts ist (Nolan 2009). Wenn Kinder ganz dicht vor dem Bildschirm sitzen, stellt dies eine extra Gefährdung der Augen dar, deren Auswirkung sich aber gewöhnlich erst nach einigen Jahren zeigen wird.

Schlafstörungen

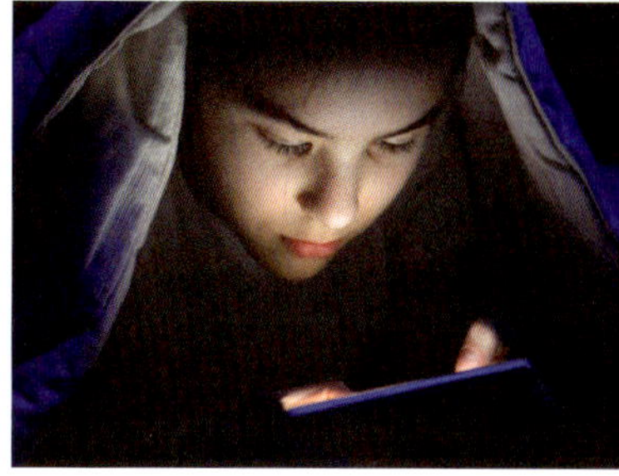

Abb. 6.13:
Im Dunkeln sind die Pupillen weiter geöffnet – so dass das Blaulicht des Bildschirms die Ausschüttung des Schlafhormons Melatonin in verstärktem Maße unterbindet. Das Einschlafen verzögert sich dadurch.

Es ist aber gerade der Blaulichtanteil im Tageslicht, der den Schlaf-Wach-Rhythmus reguliert. Bei fehlendem Blaulicht wird die Ausschüttung des Schlafhormons Melatonin angeregt. Wenn man vor dem Schlafengehen eine Weile das Smartphone benutzt, führt dies zu einer Verschiebung der Melatoninausschüttung und deshalb zu einer Verschiebung des Einschlafens. Der Effekt ist umso stärker, wenn im Schlafzimmer keine weitere Lichtquelle an ist oder wenn das Smartphone unter der Bettdecke angeschaut wird, weil dann die Augenpupillen weiter geöffnet sind.

Dazu kommen noch die weiteren Suchtphänomene: Man geht sowieso später schlafen, als vernünftig wäre, und die Unruhe, die mit den konsumierten Inhalten einhergeht, vertreibt oft zusätzlich die Ruhe, um entspannt einschlafen zu können. Stetiger Schlafmangel führt nicht nur bei heranwachsenden Jugendlichen auf Dauer zu körperlichen und geistigen Beschwerden.

Verschlechterung der schulischen Leistungen

Fehlen Zeit und Schlaf, ist es nur logisch, dass auch die schulischen Leistungen leiden. Denn auch die zur Verfügung stehende Energie und Aufmerksamkeit sind dann schnell erschöpft.

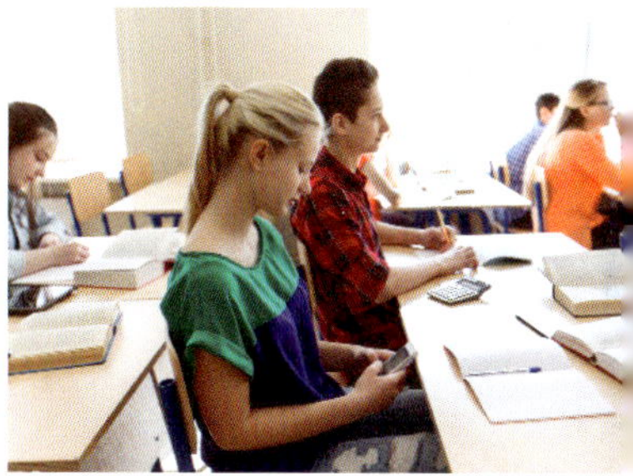

Abb. 6.14:
Auch wenn Ablenkung durch Smartphones während des Unterrichts vom Lehrer unterbunden wird, bleibt der „Stress", möglichst schnell wieder auf neue Nachrichten zu reagieren.

Einen weiteren Grund zur Besorgnis geben die in die Schule mitgebrachten Smartphones, selbst wenn sie im Klassenraum ausgeschaltet sind oder sogar abgegeben werden müssen. In den Pausen besteht eine Art Zwang, die inzwischen eingetroffenen Informationen schnell abzurufen, zu bearbeiten und zu beantworten.

Eine Studie an englischen Schulen hat den negativen Effekt der Mobiltelefone bereits im Jahr 2015 statistisch belegt (Beland 2015). Nachdem an den Schulen ein Handy-Verbot eingeführt wurde, stiegen die Leistungen der Schüler an. Was zudem auffallend war: Die Leistungssteigerung, die durchschnittlich festgestellt werden konnte, kam fast ausschließlich aus der Gruppe der leistungsschwächeren Schüler. Bei den leistungsstärkeren Schülern war keine signifikante Leistungszunahme zu verzeichnen. Die Autoren der Studie kommen entsprechend auch zu dem Schluss, dass ein Handy-Verbot an Schulen eine kostengünstige Methode sei, um ungleiche Chancen bei der Ausbildung zu reduzieren.

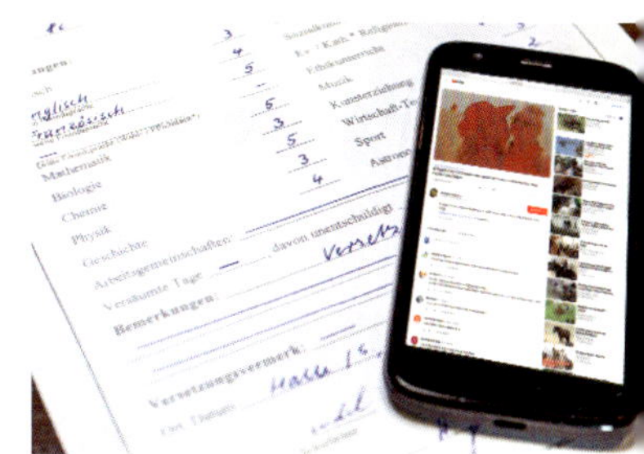

Abb. 6.15:
Nachdem in englischen Schulen Mobiltelefone untersagt wurden, stiegen die Leistungen der Schüler an.

Doch Mobilfunkgeräte werden nicht nur von den Schülern in die Schule mitgebracht – digitale Medien werden auch gezielt im Unterricht eingesetzt. Allerdings wird inzwischen mehr und mehr angezweifelt, ob die Verwendung der digitalen Medien überhaupt zur erwarteten Qualitätssteigerung des Unterrichts und der Leistungen der Schüler geführt hat. Kapitel 6.6 beschäftigt sich mit diesem Thema ausführlicher.

6.6 Die digitale Revolution: Sackgasse für die Jugend?

Entgegen den hohen Erwartungen führt die viel gepriesene digitale Revolution an den Schulen doch nicht zum angestrebten Aufschwung. Die Auswertung der Ergebnissen der PISA-Tests, die über neun Jahre mit Schülern aus sechzig Ländern durchgeführt wurden, sind durchaus ernüchternd.

PISA (Abkürzung für „Programme for International Student Assessment") bezeichnet internationale Schulleistungsuntersuchungen, die seit dem Jahr 2000 in einem Turnus von drei Jahren in vielen Staaten durchgeführt werden. Zielsetzung der Studien ist es, alltags- und berufsrelevante Kenntnisse und Fähigkeiten 15-jähriger Schüler zu messen. Einer der Untersuchungsschwerpunkte ist dabei die Mathematik.

In einer Veröffentlichung der OECD (Schirmherr des PISA-Programms) wird der zeitliche Verlauf der Mathematikleistungen zwischen 2003 und 2012 mit den Ausgaben für Computer in diesen 60 Ländern verglichen (OECD 2015). Der Zusammenhang ist negativ. Das heißt, je mehr in einem Land pro Schüler in Computer und weitere digitale Mittel investiert wurde, desto mehr verschlechterten sich die Leistungen. Auffällig ist in diesem Zusammenhang Finnland, das jahrelang bei den Investitionen in digitale Medien ganz vorne lag, nun aber dafür deutlich weniger ausgibt.

Im Jahr 2014 lief in den Niederlanden ein Experiment mit sogenannten „iPad-Schulen" an (IPAD 2018). Die Schulen wurden so bezeichnet, weil alle Schülerinnen und Schüler ab fünf Jahren ein iPad erhielten, das sie als ständiger Begleiter, permanenter Lehrer und Coach durch die Lernprozesse führen sollte. Vier Jahre später, Anfang 2018, war das Experiment größtenteils schon wieder gescheitert. Die eigens dafür gegründete Organisation war pleite, zwei neu gegründete iPad-Schulen mussten schließen, viele weitere Schulen stiegen aus. Offensichtlich gab es zu viele praktische und organisatorische Probleme – und das Wichtigste: Die Leistungen der Schüler waren hinter den Erwartungen zurückgeblieben.

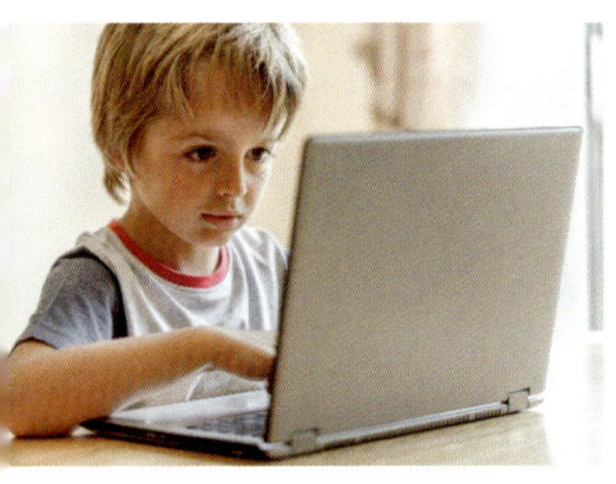

Abb. 6.16: Noch vor einigen Jahren hatten Pädagogen die Idee, dass mit der Einführung von Computern an Grundschulen eine Verbesserung der schulischen Leistungen einhergehen würde. Statistiken zeigen etwas anderes.

Das sind nur einige praktische Erfahrungen. Es gibt aber auch grundlegende wissenschaftliche Argumente aus dem Bereich der Neurowissenschaften, die belegen, warum Lernen am Bildschirm für Jugendliche – deren Gehirn und Verstand sich noch in der Entwicklung befindet (!) – negative Auswirkungen hat. Die Gehirnforscherin Professorin Dr. Gertraud Teuchert-Noodt von der Universität Bielefeld warnt eindringlich in einem Interview, das im März-Heft 2017 der Zeitschrift Umwelt-Medizin-Gesellschaft veröffentlicht wurde. Dort spricht sie von einer „Cyberattacke" auf die Nervennetze des Gehirns.

Kinder brauchen die körperliche Bewegung, um Erfahrungen im Raum und in der Zeit im Gehirn beziehungsweise im Verstand verankern zu können. Je mehr Bewegungsaktivitäten in den Kinderjahren stattfinden, desto größer ist die Wirkung auf die Reifung mentaler Funktionen. Die menschliche Evolution ist darauf ausgerichtet gewesen, bei wachsendem Hirnvolumen mehr individuelle Lernfähigkeit, Planungsfähigkeit und Kreativität zu entwickeln. Die digitalen Medien – als extreme Beschleunigungsakteure – würden dagegen kontraproduktiv auf die reifenden Funktionssysteme des Kortex (Großhirnrinde) einwirken.

Teuchert-Noodt meint: *„Natürliche Kognition kann nicht durch die kognitive Informatik und durch Big Data ersetzt werden. Wenn wir uns nicht erfolgreich dagegen zur Wehr setzen, dann werden digitale Medien uns die Selbstbestimmung und die menschliche Würde nehmen und vermutlich ganze Gesellschaften ins Chaos stürzen."*

Sie empfiehlt: *„Am vernünftigsten ist es, wenn Eltern ihre Kinder dazu bringen können, ganz und gar auf jegliche Elektronik zu verzichten, und wenn digitale Medien aus Kitas und Grundschulen vollkommen verschwinden."*

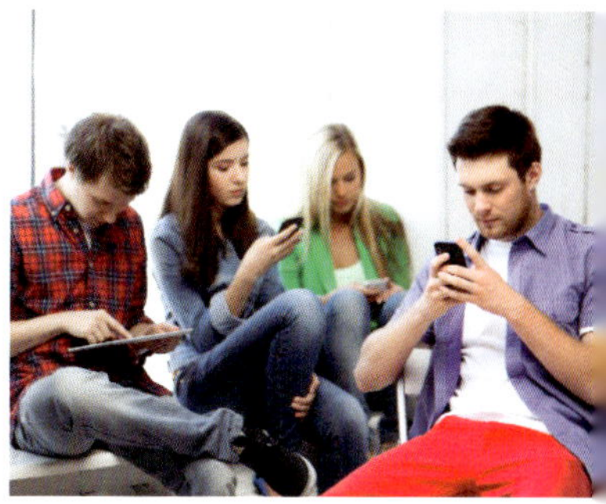

Abb. 6.18: Smartphone-Epidemie ...

Professor Dr. Dr. Manfred Spitzer, Leiter des Transferzentrums für Neurowissenschaften und Lernen in Ulm, hat mehrere Bücher zu dieser Thematik geschrieben:

- *Digitale Demenz. Wie wir uns und unsere Kinder um den Verstand bringen* (2012, Platz 1 der Spiegel-Bestsellerliste vom 27. August bis zum 9. September 2012).
- *Cyberkrank! Wie das digitalisierte Leben unsere Gesundheit ruiniert* (2015).
- *Die Smartphone-Epidemie. Gefahren für Gesundheit, Bildung und Gesellschaft* (2018).

Wie nicht anders zu erwarten, stoßen seine Arbeiten allerdings auf viel Kritik, und seine Bücher werden kontrovers diskutiert.
Im Vorwort des Buches „Die Smartphone-Epidemie" kontert er wie folgt:

„Es geht also in diesem Buch nicht um Angstmacherei, sondern darum, die in Fachblättern wie Science und Nature publizierten Erkenntnisse vieler unabhängiger Wissenschaftler zusammenfassend darzustellen und die Wahrheit über die Auswirkungen von Smartphones für jedermann verständlich auf den Punkt zu bringen."

Diese erwiesenen Wahrheiten sind sogar bis ins Silicon Valley, die Hochburg der digitalen Industrie in den USA, durchgedrungen. Überraschenderweise sind es gerade die hoch ausgebildeten Mitarbeiter dieser Industrie, die als Eltern vor der Bildschirmgefahr für Kinder und Jugendliche warnen. Eine Reihe von Artikeln, die am 26. Oktober 2018 in der New York Times erschienen, dokumentiert dies ausführlich (Bowles 2018). In den USA verbringen Jugendliche aus wohlhabenden Familien heute täglich über zwei Stunden weniger an Bildschirmen als Kinder aus weniger wohlhabenden Familien. Diese zwei zusätzlichen Stunden vor dem Bildschirm sind darauf zurückzuführen, dass in den weniger wohlhabenden Familien im Durchschnitt weniger alternative, sinnvollere Freizeitbeschäftigungen angeboten werden. Das ist ein Teufelskreis, der, wie Spitzer sagt, zur „digitalen Demenz" führt.

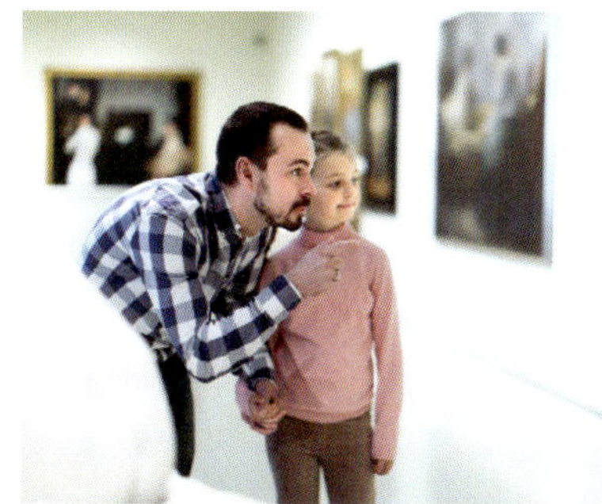

Abb. 6.19: Kindern aus wohlhabenden Familien (mit höherem Bildungsstand der Eltern) wird mehr sinnvolle Freizeitbeschäftigung angeboten als den Kindern weniger wohlhabender Eltern, so dass diese täglich im Durchschnitt zwei Stunden mehr vor dem Bildschirm verbringen.

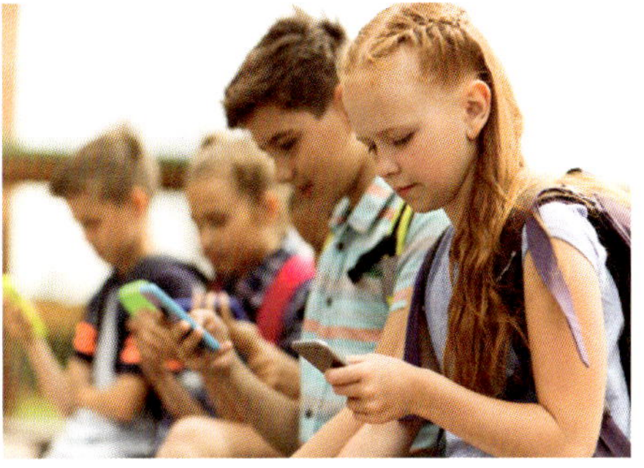

Abb. 6.17: Auch kleine Kinder stehen bereits unter dem „gesellschaftlichen Druck", ein Smartphone besitzen zu müssen, um nicht als Außenseiter zu gelten.

Wachsende Chancenungleichheit

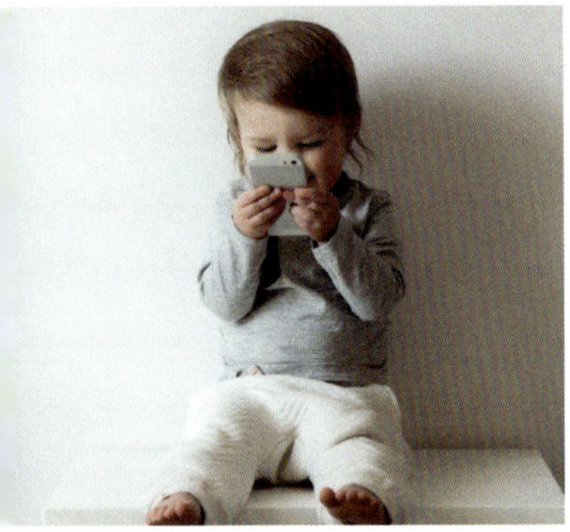

Vor nicht allzu langer Zeit war es noch die größte Sorge, dass Kinder aus wohlhabenden Familien früher mit dem Internet in Kontakt kommen und dadurch einen Wissens- und auch sozialen Vorsprung gegenüber weniger wohlhabenden Kindern aufbauen könnten. Befürchtet wurde sozusagen eine Verstärkung der gesellschaftlichen Zweiteilung aufgrund des Zugangs zu digitalen Medien. Heute wird diese Situation zunehmend vollständig anders bewertet: Gerade weil Kinder aus weniger wohlhabenden und weniger hoch ausgebildeten Familien mehr Zeit vor dem Bildschirm sitzen, würden ihre gesellschaftlichen Chancen sinken.

Abb. 6.20:
Eltern aus der Hightech-Industrie in den USA möchten durch spezielle Babysitter-Verträge verhindern, dass ihre Kinder während ihrer Abwesenheit vor dem Bildschirm sitzen oder mit dem Smartphone spielen.

Eine große Babysitter-Organisation (Bowles 2018) in den USA bestätigt, dass Eltern, die in der Hightech-Industrie arbeiten, über die Auswirkung der digitalen Medien auf ihre Kinder am meisten besorgt sind. In der letzten Zeit werden sogenannte „zero-tolerance-Verträge" mit den Babysittern abgeschlossen, das heißt: keine Bildschirmzeit für die Kinder, und die Babysitter dürfen ihre Smartphones ebenfalls nicht verwenden. Während die staatlichen Schulen weiterhin mit iPads werben, schicken die wohlhabenden Familien ihren Nachwuchs bevorzugt auf bildschirmfreie Schulen. Überspitzt ausgedrückt, könnte die weitere Entwicklung im Silicon Valley so aussehen, dass die Kinder der Elite bald wieder mit Holzklötzchen spielen, während die anderen weiterhin vor dem Bildschirm erzogen werden.

Zunehmende soziale Isolation

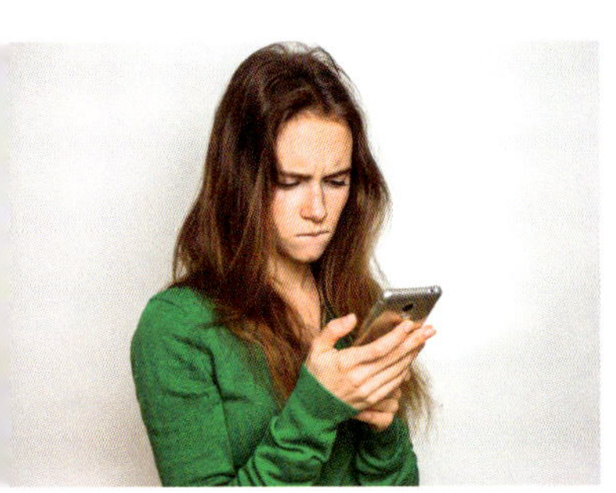

Abb. 6.21:
Menschen, die feststellen, dass über sie in sozialen Netzwerken Verleumdungen oder einfach nur Hänseleien verbreitet werden, sind oft völlig machtlos. Selbst ein Umzug reicht nicht aus, um einmal verbreitete Gerüchte oder Bilder wirkungslos zu machen.

Digitale Medien sollen Menschen grundsätzlich verbinden – was positiv gewertet werden kann. Doch wie kommt es dann, dass der Anteil der Jugendlichen, die sich sozial isoliert fühlen, wächst? Und zwar nicht deshalb, weil sie kein Smartphone haben, sondern gerade deshalb, weil sie eines haben?

Das ist offensichtlich die Kehrseite davon, dass alles miteinander verknüpft ist. Denn die digitalen Medien können nicht nur genutzt werden, um freundschaftliche Beziehungen zu pflegen, sondern genauso gut dafür, Menschen, die das gar nicht wollen, zu kontaktieren, sie zu beleidigen, anzugreifen und auf diesem Weg zu isolieren. Das Internet ist eben auch ein Tummelplatz für anonyme Teilnehmer, die meist nichts Gutes im Sinn haben. Getarnt durch falsche und künstliche Identitäten (Avatare) und Deckadressen können Fake News und betrügerische Informationen verteilt sowie regelrechte Angriffe gestartet und Cyber-Mobbing betrieben werden. Wer persönlich betroffen ist oder sich auch nur betroffen fühlt, wird dadurch leicht in die Isolation, Depression oder gar in einen Suizid getrieben.

Im Juli 2017 wurden im American Journal of Preventive Medicine die Ergebnisse einer Befragung von 1.787 jungen Erwachsenen im Alter zwischen 19 und 32 Jahren veröffentlicht (Primack 2017).

Es stellte sich heraus, dass sich diejenigen, die am meisten in den sozialen Medien zu finden waren, sich besonders stark sozial isoliert fühlten. Die Autoren schreiben: „Die Ergebnisse dieser Studie erinnern uns daran, dass die Verwendung sozialer Medien im Großen und Ganzen mit einer erhöhten und eben nicht verminderten sozialen Isolation verbunden ist."

Ausgerechnet die sozialen Medien, die virtuelle Kontakte und Freunde vermitteln sowie dazu dienen sollten, am Leben anderer teilzuhaben, fördern also das Gefühl der Einsamkeit.

6.7 Elektrosmog-Quellen und Schutzmaßnahmen

Tag für Tag sind wir in unseren Wohn- und Schlafbereichen, am Arbeitsplatz, im Auto und oft auch im Freien, insbesondere in Stadt- und Industriegebieten, zahlreichen Elektrosmog-Quellen ausgesetzt. Die folgende Auflistung gibt einen Überblick über mögliche Quellen, die elektrische und magnetische Wechselfelder abgeben.

Elektrische Wechselfelder sind möglich durch:

- ungeschirmte Leitungen, Kabel und Geräte, die unter Spannung stehen
- ungeschirmte Verlängerungskabel und Tischverteiler; bei metallenen Tischgestellen kann sich das elektrische Wechselfeld zudem einkoppeln und dadurch weiterverschleppen
- ungeschirmte Leuchten beziehungsweise Leuchten-Anschlusskabel; insbesondere wenn sie „falsch" im Sinne von „einpolig" abgeschaltet werden, können sie auch im abgeschalteten Zustand hohe elektrische Wechselfelder abgeben
- Elektroinstallationen mit Stegleitungen und Einzeldrähten ohne Schutzleiter
- Geräte- und Leuchtenanschlusskabel mit Euroflachstecker oder Konturenstecker, da diese keinen Schutzleiter besitzen

Elektrische und magnetische Felder sind möglich durch:

- Kompaktleuchtstofflampen (sogenannte „Energiesparlampen") und zum Teil auch LED-Birnen mit elektronischen Vorschaltgeräten (Schaltwandler) im sogenannten Fußteil
- elektrische Fußbodenheizungen, Nachtspeicheröfen und Heizdecken ohne Kompensationsmaßnahmen
- Ausgleichsströme auf Datenkabeln, Schutzleitern, Wasserleitungen, Fernwärmerohren etc.; Ausgleichsströme sind parallele Ströme, die vom Verbraucher zum Trafo zurückführen, der zum Beispiel einen Stadt- oder Ortsteil versorgt
- Hochspannungsleitungen, Bahnstromanlagen, bestimmte Trafos und Dachständerüberspannungen mit Einzelleitungen
- Elektromotoren beispielsweise von Aquariumpumpen, Overhead-Projektoren, elektrischen Uhren und Kompressorkühlgeräten
- allgemein Trafos, Ladegeräte; Netzteile in Radios, Radiowecker, CD-Player, TV-Geräte, Rechenmaschinen, elektrische Schreibmaschinen, Aktivboxen, feldintensive Kopf- und Telefonhörer sowie bestimmte Elektroherde, insbesondere Induktionsherde
- interne und externe Netzteile von PCs, Laptops, Tablet-PCs und Mobiltelefonen
- schnurlose Telefone nach DECT-Standard (DECT: Digital Enhanced Cordless Telecomminications)
- Mobilfunksendeanlagen und Mobiltelefone
- WLAN-Netzwerke

- Powerline-Netzwerke; bei Powerline werden über Elektroinstallationen Signale im Kilohertz- oder Megahertz-Bereich übertragen; dies führt zu hohen Abstrahlungen von Elektroinstallationen und -geräten

Hausgemachter Elektrosmog

Der Arbeitskreis Elektro-Biologie e.V. (AEB) stellte fest, dass 70 bis 80 Prozent des Elektrosmogs „hausgemacht" sind. Durch Sanierung der eigenen Wohnung von Feldemittenten – vom Radiowecker bis zum Schnurlostelefon – konnte bereits unzähligen Betroffenen geholfen werden. Auch für einen anhaltenden Therapieerfolg von belasteten Patienten ist es unerlässlich, die Elektrosmog-Quellen in der Umgebung zu reduzieren. Manchmal ist ein Gespräch mit den Nachbarn unumgänglich.

Empfehlungen für Schutzmaßnahmen

Folgende Maßnahmen sind empfehlenswert, um die Belastung durch Elektrosmog zu reduzieren:

- Nicht nur Elektroinstallationen und Elektrogeräte etc. tragen in Ihrem Zuhause oder an Ihrem Arbeitsplatz zur Belastung durch Elektrosmog bei. Sie entsteht auch dadurch, dass magnetische Wechselfelder alle üblichen Baustoffe wie beispielsweise Stahlbeton oder Ziegel durchdringen. Verschaffen Sie sich einen Überblick über die Elektrosmog-Belastung in Ihrer häuslichen Umgebung, indem Sie Ihre Wohnung oder Ihr Haus – zumindest aber den Schlafbereich – von einem erfahrenen Elektrobiologen, der zertifizierte Messgeräte verwendet, ausmessen lassen. So erkennen Sie, wie groß der Handlungsbedarf im jeweiligen Raum ist.
- Lassen Sie von einem Fachmann überprüfen, ob die Hauserdung inklusive der Potenzialausgleichschiene in Ordnung ist.
- Schaffen Sie sich spezielle Vorhänge und/oder Tapeten an, die von Metallfäden durchzogen sind und den von außen kommenden Elektrosmog abschirmen. Bei starken äußeren Feldern empfiehlt sich ein Putz der Firma Magment (magment.de).
- Lassen Sie Elektroinstallationen vorzugsweise mit geschirmten Mantelleitungen und geschirmten Installations- und Hohlraumdosen ausführen. Das ist besonders bei Leicht- und Holzbauweisen sowie Aufputzinstallationen wichtig.
- Halten Sie – wo immer möglich – ausreichend Abstand zu starken elektrischen und magnetischen Wechselfeldquellen. **Diese sind häufig auch in der Wohnung des Nachbarn zu finden.** Insbesondere der Schlafplatz sollte dann so gewählt werden, dass die störende Quelle möglichst weit entfernt ist. Manchmal hilft allerdings nur ein Wohnungswechsel.
- Verzichten Sie zu Hause und eventuell auch an Ihrem Arbeitsplatz auf alle nicht erforderlichen Quellen elektrischer und/oder magnetischer Wechselfelder.
- Stellen Sie Geräte ohne gelb-grünen Schutzleiter abseits von Daueraufenthaltsplätzen auf; halten Sie diese eventuell mit einem geschirmten Verlängerungskabel auf Distanz.

- Ersetzen Sie bisherige Geräte, Kabel und Anschlüsse wo möglich durch neue, die weniger Elektrosmog-Belastung verursachen.
- Verwenden Sie keine schnurlosen Telefone, deren Feststation ständig sendet und damit permanent gepulste Mikrowellenstrahlung verursacht, zum Beispiel Geräte nach DECT-Standard (besser Eco-Dect). Das Mobilteil von Geräten nach DECT-Standard führt insbesondere zu einer hohen Strahlenbelastung des Kopfs.
- Verzichten Sie auch auf ein Babyphone oder eine Babyüberwachungskamera auf Funk- und insbesondere DECT- und WLAN-Basis.
- Falls Sie doch mit einem Schnurlostelefon nach DECT-Standard telefonieren oder ein Mobiltelefon nutzen: Halten Sie das Gespräch möglichst kurz.
- Achten Sie darauf, Ihr Handy wirklich nur für wichtige, dringende und in diesem Sinn unvermeidliche Gespräche zu nutzen.
- Vermeiden Sie möglichst das Telefonieren/Surfen im Auto und in öffentlichen Verkehrsmitteln wie Eisenbahn, U-Bahn sowie im Flugzeug.
- Verwenden Sie für Ihr Mobiltelefon ein Headset, damit Sie das Gerät nicht direkt an Ihren Kopf halten. **Achtung:** Die meisten Headsets strahlen die Mobilfunkfrequenzen über die gesamte Kabellänge wieder ab und sind daher nicht brauchbar!
- Tragen Sie Ihr Mobiltelefon nicht am Körper, da auch im Stand-by-Modus Pulse abgestrahlt werden.
- Verwenden Sie für DSL-Anschlüsse besser ein Kabel anstatt WLAN. Drahtlose Computernetzwerke nach WLAN-Standard senden ständig gepulste Mikrowellenstrahlung aus.
- Schließen Sie Ihren Laptop möglichst über ein Kabel an ein Computernetzwerk oder eine Internetverbindung an. Durch die Sendeantenne Ihres Laptops sind Sie sonst einer starken Strahlenexposition ausgesetztt.
- Auch ein Smartphone kann über ein spezielles Kabel ans Internet angeschlossen werden um auf diese Weise große Datenmengen, wie zum Beispiel einen Film, strahlungsfrei herunterzuladen.
- Legen Sie unter Ihren Laptop eine spezielle Weicheisenplatte, die die magnetischen Wechselfelder des Rechners absorbiert.
- Legen Sie Ihr Notebook nicht (lange) auf Ihre Oberschenkel oder Knie.
- Verwenden Sie eine zusätzliche Tastatur, die über ein Kabel mit dem Laptop verbunden ist; bei sensiblen Personen kann die Benutzung der Laptop-Tastatur aufgrund der Abstrahlung des Laptops dazu führen, dass zum Beispiel die Finger anschwellen, die sich beim Schreiben in großer Nähe zur Tastatur befinden.
- Falls in Ihrem Haushalt ein WLAN-Netzwerk vorhanden ist: Schalten Sie dieses wenigstens für die Nacht ab (spart auch Strom).
- Sprechen Sie auch mit Ihren Nachbarn darüber, dass zum Wohle aller zumindest nachts WLAN abgeschaltet wird.
- Denken Sie abends an die Netzfreischaltung/Netzabkopplung. Ein „Netzabkoppler", früher „Netzfreischalter", trennt die Phase vom Netz, sobald alle Verbraucher abgeschaltet sind, und schaltet die Phase wieder zu, wenn Strom fließen soll.

- Nutzen Sie elektrische Heizdecken nur zum Vorwärmen des Betts; anschließend den Stecker ziehen oder zweipolig mit einem Zweiphasenschalter abschalten.
- Verzichten Sie im Kraftfahrzeug auf Bluetooth. Durch Bluetooth erhöht sich die Elektrosmog-Belastung stark, da es – wie ein Mikrowellenherd – im Bereich von 2,45 Gigahertz strahlt und das Auto wie ein Faradayscher Käfig die Signale im Inneren zudem reflektiert. Bei verspiegelten Scheiben (silberbedampft) ist der Käfig-Effekt noch stärker.
- Verzichten Sie bei Ihrem Wagen auch auf Assistenzsysteme wie einen Abstandstempomat, der Radarstrahlen aussendet, um den Abstand festzustellen. Dadurch werden Sie selbst und die Personen in den Fahrzeugen, zu denen der Abstand festgestellt wird, belastet, ohne dass diese ihre Zustimmung dazu gegeben haben. Dasselbe gilt auch für Abstandswarner. Es stehen zurzeit vier Bänder zur Verfügung: 24,0 bis 24,25 Gigahertz, 76 bis 77 Gigahertz, 77 bis 81 Gigahertz sowie ein nur für den Nahbereich geeignetes UWB-Band (UWB für englisch „ultra-wideband", auf Deutsch: „Ultrabreitband"; siehe Kapitel 2.2) von 21,65 bis 26,65 Gigahertz.
- Immer mehr Flugzeuge werden mit WLAN (im Englischen Wi-Fi) ausgerüstet, sodass alle Passagiere zu jeder Zeit telefonieren und eine Verbindung zu anderen elektronischen Geräten aufbauen können. Dies verstärkt die ohnehin schon hohe Belastung im Flugzeug. Aufgrund der natürlichen Strahlung in Höhen von etwa 10.000 Metern erhält jede Person bei einem Flug zum Beispiel von Europa nach New York eine Dosis ionisierender Strahlung, die in etwa einer Ganzkörperröntgenaufnahme entspricht.
- Falls Sie extrem stark unter der Elektrosmog-Belastung leiden und alle beschriebenen Schutzmaßnahmen nicht ausreichen: Wechseln Sie den Wohnort.
- Achten Sie bei der Auswahl Ihres neuen Domizils sorgfältig darauf, ob sich in der Umgebung Handy-Masten und/oder weitere Antennen, Hochspannungsfreileitungen, Bahnstromanlagen, Trafos, Flughafenradar, Polizeifunk und/oder Industriewerke, die mit hohen Strömen arbeiten (beispielsweise Aluminiumwerke oder Elektroöfen der Stahlindustrie), befinden.
- Informieren Sie sich bei den Energieversorgungsunternehmen (EVUs), welche Belastung durch magnetische Wechselfelder an Ihrem potenziellen neuen Wohnort besteht.

Solaranlagen

Sollten Sie bereits eine Solaranlage besitzen oder über den Kauf einer solchen nachdenken, sind folgende Punkte für Sie wichtig:

- Die Schutzerdung muss zu einem zentralen Punkt (Potenzialausgleichsschiene) geführt werden.
- Um Fehlströme zu vermeiden, dürfen Blitzableiter keine Verbindung zur Schutzerde der Solaranlage haben.
- Stellen Sie sicher, dass die Schaltwandler so geschirmt sind, dass sie keine gepulsten Magnetfelder abgeben.
- Die Anschlüsse an den Schaltwandlern müssen Frequenzfilter besitzen, die gepulste Ströme auf den Leitungen unterbinden.

Fragliche Schutzmaßnahmen

Von unterschiedlichen Herstellern werden Aufkleber oder Plättchen für Handys angeboten, die derart präpariert sein sollen, dass sie den Elektrosmog, der von diesen oder anderen Geräten ausgeht, weitgehend neutralisieren. Manchmal wird auch argumentiert, dass die Plättchen gerade dazu geeignet wären die sogenannten gefährlichen Skalarwellen zu unterdrücken. Gegen das letzte Argument ist einzuwenden, dass elektromagnetische Skalarwellen sowohl bei wissenschaftlichen Untersuchungen als bei allen praktischen Anwendungen, die heute in der Technik existieren, noch nie nachgewiesen wurden. Auch wenn sie existieren sollten, wissen wir offensichtlich noch so wenig davon, dass es unwahrscheinlich wäre, dass sie von derartig präparierten Plättchen neutralisiert werden könnten.

Auch die bekannten elektromagnetischen Wellen können nicht von kleinen Aufklebern oder Plättchen neutralisiert oder unterdrückt werden. Dafür ist die Reichweite und Eindringtiefe von elektromagnetischen Wellen im Allgemeinen viel zu groß. Allerdings ist es nicht auszuschließen, dass eine noch unbekannte andere wohltuende Wirkung, abhängig von der Beschaffenheit, von solchen Plättchen ausgehen kann.

Schlusswort

Liebe Leserin, lieber Leser,

nachdem Sie nun das Buch oder Teile davon gelesen haben, erscheint Ihnen möglicherweise die Tragweite des Schadens, den Elektrosmog und die Digitalisierung im Allgemeinen auf unseren Organismus und besonders auf unsere Kinder ausüben, in einem anderen Licht.

Vielleicht verstehen Sie nun bestimmte Auswirkungen besser, und unter Umständen konnte ich sie sogar ein wenig aufrütteln. Sie sollten allerdings berücksichtigen, dass sich mit gesteigertem Bewusstsein neue Türen für meist bessere Wege öffnen.

Neben der Information ist die vorrangige Intention dieses Buchs ein Appell: Nehmen wir es selbst in die Hand, die erforderlichen Vorsorgemaßnahmen zu treffen. Zeigen wir Eigeninitiative und verringern wir so weit wie nur möglich das Wellengewirr!

Dazu gehört auch, dass man nicht mit allem einverstanden sein sollte was als neueste und angeblich ungefährliche Technologie angeboten wird, wie zum Beispiel 5G und später sogar 6G.

Nutzen Sie die Informationen des Buches – insbesondere aus dem Kapitel 6 –, um sich und Ihre Familie bestmöglich zu schützen und resistent zu halten.

Ich wünsche Ihnen beste Gesundheit!

Siegfried Kiontke

Anhang

Weitere Informationen

Über den Autor

Literaturverzeichnis

Index

Glossar

Bildnachweise

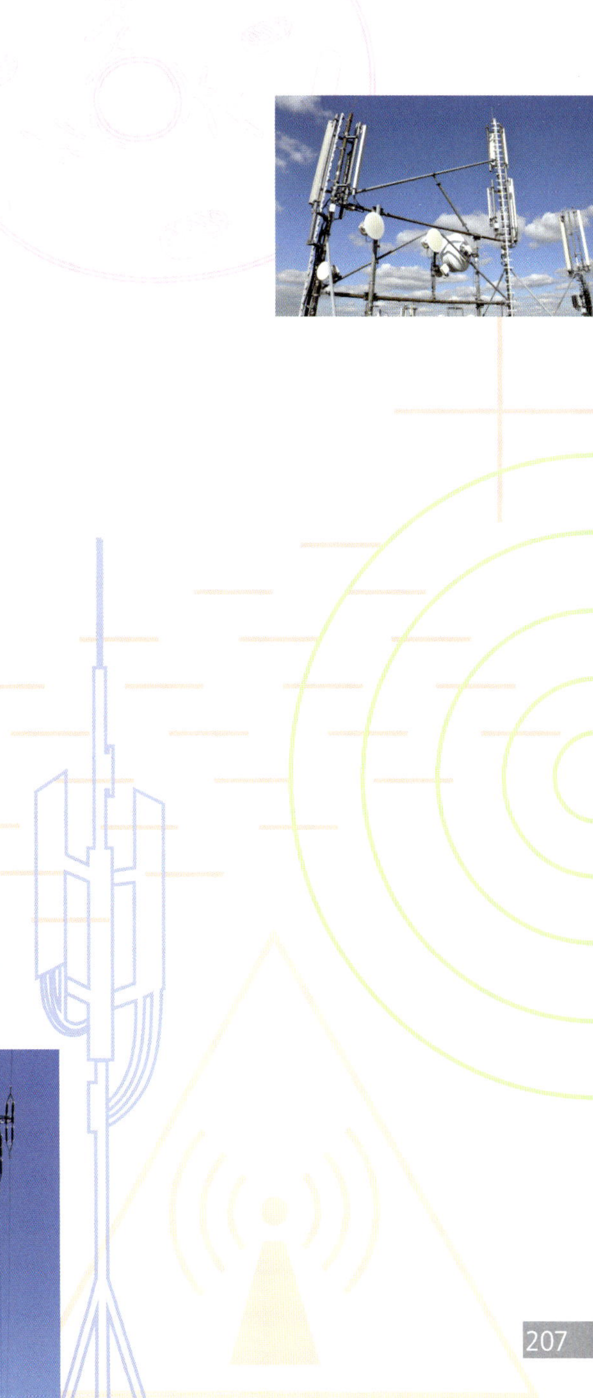

Über den Autor

Dr. rer. nat. Siegfried Kiontke
studierte Physik und Chemie und wirkte im Rahmen seiner Promotion an der Entwicklung des 600-Tonnen-Neutrinodetektors „KARMEN" mit. Schon in den 70er-Jahren beschäftigte er sich mit dem Thema Biophotonen. In seinen verschiedenen beruflichen Funktionen in der Industrie vertiefte er seine Kenntnisse auf den Gebieten Elektronik und Software.

Der beträchtliche Einfluss, den die natürliche Umgebungsstrahlung auf biologische Systeme ausübt, veranlasste Dr. Kiontke zu einer vertieften Auseinandersetzung mit den Wechselwirkungen zwischen elektromagnetischen Feldern und physiologischen Vorgängen. Seit1990 erforscht und entwickelt er physikalische Diagnose- und Therapiesysteme. Er ist Mitbegründer und geschäftsführender Gesellschafter eines namhaften Medizinprodukteherstellers.

Dr. Kiontke ist Autor bzw. Co-Autor folgender Bücher:

„Physik biologischer Systeme – Die erstaunliche Vernachlässigung der Biophysik in der Medizin" (erschien 2006),

„Betriebstemperatur 37° Celsius – Die faszinierenden Wechselwirkungen menschlicher Körpersysteme" (erschien 2007),

„Handbuch VitalfeldTherapie" (erschien 2011),

„Farbe – Ein Lebenselixier" (erschien 2013)

„Lebende Moleküle – Wie Lebenskraft Materie formt und ordnet" (erschien 2018)

Literaturverzeichnis

Kürzel	Referenz
Adey 1993	Adey, Biological Effects of Electromagnetic Fields, J Cell Biochem 51, 410–416 (1993)
Adlkofer 2004	Adlkofer: Ergebnisse aus dem REFLEX-Projekt. Vortrag beim 7. Workshop „Elektromagnetische Felder in der Umwelt", Ministerium für Umwelt und Naturschutz, Landwirtschaft und Verbraucherschutz NRW, Düsseldorf; Dezember 2004, S. 2
Adlkofer 2013	Adlkofer, Die REFLEX-Studie bleibt ein Stachel im Fleisch der Mobilfunk-industrie, Pandora – Stiftung für unabhängige Forschung 2013
Adlkofer Hardell 2013	Adlkofer, Neue Forschungsergebnisse bestätigen den Anstieg des Hirntumorrisikos durch die Mobilfunkstrahlung, Pandora – Stiftung für unabhängige Forschung 2013
Amaroli 2013	Amaroli et al., Effects of an extremely low-frequency electromagnetic field on stress factors: a study in Dictyostelium discoideum cells. Eur J Protistol 49 (3): 400–405 (2013)
Appeal 2018	„INTERNATIONAL APPEAL to Stop 5G on Earth and in Space", https://www.5gappeal.eu/, https://www.5gspaceappeal.org/
Arirang	www.arirang.co.kr/News/News_View.asp?nseq=146522
Baltimore 2001	Baltimore, Our genome unveiled, Nature 409: 814–816 (2001)
Bäumler 2006	Bäumler, Heilpflanzenpraxis Heute, Urban & Fischer (2006)
Bam Appel	www.diagnose-funk.org/themen/mobilfunkversorgung/fallbeispiele-hochfrequenzexposition/
Bauréus Koch 2003	Bauréus Koch et al., Interaction between weak low frequency magnetic fields and cell membranes, Bioelectromagnetics 24, 395–402 (2003)
Bawin 1976	Bawin et al., Sensitivity of calcium binding in cerebral tissue to weak environmental electric fields oscillating at low frequency, Proc. Natl. Acad. Sci. USA, Vol. 73, No. 6, pp. 1999–2003 (1976)
Beneduci 2013	Beneduci et al., Millimeter Wave Radiations Affect Membrane Hydration in Phosphatidylcholine Vesicles, Materials 6, 2701–2712 (2013)
Beland 2015	Beland et al.,„Ill Communication: Technology, Distraction & Student Performance", CEP discussion paper 1350 (2015).
Bersani 1997	Bersani et al., Intramembrane protein distribution in cell cultures is affected by 50 Hz pulsed magnetic fields, Bioelectromagnetics. 18(7): 463-9 (1997)
Bitkom 2013	www.bitkom.org/de/presse/8477_77178.aspx
Blackman 1985	Blackman et al., Effects of ELF (1–120 Hz) and modulated (50 Hz) RF fields on the efflux of calcium ions from brain tissue in vitro, Bioelectromagnetics 6: 1–11 (1985)
Blanchard 1997	Blanchard et al., IPR response of PC-12 cells exposed to magnetic fields tuned for calcium ions. The Annual Review of Research on Biological Effects of Electric and Magnetic Fields from the Generation, Delivery and Use of Electricity. San Diego (1997)
Bowles 2018	Nellie Bowles: „A Dark Consensus About Screens and Kids Begins to Emerge in Silicon Valley", „Silicon Valley Nannies are phone police for kids", „The Digital Gap Between Rich and Poor Kids Is Not What We Expected", Artikel im New York Times vom 26.10.2018.
Calabro 2013	Calabro et al., 50 Hz Electromagnetic Field Produced Changes in FTIR Spectroscopy Associated with Mitochondrial Transmembrane Potential Reduction in Neuronal-Like SH-SY5Y Cells, Hindawi Publishing Corporation, Oxidative Medicine and Cellular Longevity, Article ID 414393 (2013)
Carlberg 2013	Carlberg et al., Meningioma patients diagnosed 2007–2009 and the association with use of mobile and cordless phones, Environ. Health 12: 60 (2013)

Charman 1996	Charman, Electrical Properties of Cells and Tissues. In Clayton's Electrotherapy 10th edition (eds. S. Kitchen and S. Bazin), London, UK: WB Saunders Company Ltd. (1996)
Davis 2010	Davis, Disconnect: The Truth About Cell Phone Radiation, What the Industry Has Done to Hide It, and How to Protect Your Family (Dutton Adult, 2010).
Davis 2012	Davis, www.diagnose-funk.org/themen/forschung/risikowahrnehmung/ prof-davis—vortrag-zum-stand-der-wissenschaft.php
De-Kun Li 2011	De-Kun Li et al., Maternal Exposure to Magnetic Fields During Pregnancy in Relation to the Risk of Asthma in Offspring, Arch Pediatr Adolesc Med. 165(10): 945-950 (2011)
Desai 2009	Desai et al., Pathophysiology of cell phone radiation: oxidative stress and carcinogenesis with focus on male reproductive system, Reprod Biol Endocrinol. 22;7: 114 (2009)
Dode 2011	Dode et al., Mortality by neo-plasia and cellular telephone base stations in the Belo Horizonte municipality, Minas Gerais state, Brazil, Science of the Total Environment, doi:10.1016/j.scitotenv.2011.05.051 (2011)
Eger 2004	Eger et al., Einfluss der räumlichen Nähe von Mobilfunksendeanlagen auf die Krebsinzidenz, Umwelt · Medizin · Gesellschaft 17(4): 326–332 (2004)
Elhalal 2018	https://mayaelhalal.com; http://the5percent.club/author/maya-elhalal/
Foletti 2010	Foletti et al., „Calcium ion cyclotron resonance (ICR), 7.0 Hz, 9.2 microT magnetic field exposure initiate differentiation of pituitary corticotrope-derivated AtT20 D16V cells.", Electromagn Biol Med., 29(3): 63–71 (2010)
Friedman 2007	Friedman et al., Mechanism of short-term ERK activation by electromagnetic fields at mobile phone frequencies, Biochem J. 405(3): 559–68 (2007)
Fröhlich 1968	Fröhlich, Long Range Coherence and Energy Storage in Biological Systems. Int J Quant Chem 2, 641–649 (1968)
Fuchs 2007	Fuchs et al., The floating water bridge, J. Phys. D: Appl. Phys. 40, 6112–6114 (2007)
Funk 2006	Funk et al., Effects of electromagnetic fields on cells: physiological and therapeutical approaches and molecular mechanisms of interaction. A review., Cells Tissues Organs 182(2): 59–78 (2006)
Funkstrahlung 2012	Dachverband Elektrosmog Schweiz und Liechtenstein, Blinde Kälber auf einem Bauernhof mit Handymast, www.funkstrahlung.ch, Begleitbericht, 21. Februar 2012
Gaetani 2009	Gaetani et al., Differentiation of human adult cardiac stem cells exposed to extremely low-frequency electromagnetic fields, Cardiovascular Research 82, 411–420 (2009)
Gandhi 2012	Gandhi et al., Exposure Limits: The underestimation of absorbed cell phone radiation, especially in children, Electromagnetic Biology and Medicine 31, P. 34–51 (2012)
Gawrisch 1992	Gawrisch et al.: „Membrane dipole potentials, hydration forces, and the ordering of water at membrane surfaces" , Biophysics J. 61, 1213–1223 (1992)
Germann 2007	Germann, Einfluss der Mobilfunkbelastung: Retikulocytenreifung und funktionelle Beschwerden, Umwelt – Medizin – Gesellschaft 20 (2007)
Goodman 1994	Goodman et al., Increased levels of hsp70 transcripts induced when cells are exposed to low frequency electromagnetic fields. Bioelectrochem Bioenerg 33: 115–120 (1994)
Hamzany 2013	Hamzany et al., Is human saliva an indicator of the adverse health effects of using mobile phones?, Antioxid Redox Signal. 18(6): 622-7 (2013)
Hardell 1995	Hardell et al., „Exposure to extremely low frequency electromagnetic fields and the risk of malignant diseases – an evaluation of epidemiological and experimental finding", Eur. J. Cancer Prev., (4/1) 3–107 (1995)

Hardell 1999	Hardell et al., „Use of cellular telephones and the risk for brain tumours: A case-control study", Int. J. Oncol., (15/1) 113–116 (1999)
Hardell 2005	Hardell et al., „Case-control study on cellular and cordless telephones and the risk of acoustic neuroma or meningioma in patients diagnosed 2000–2003", Neuroepidemiology, (25/3) 120–128 (2005)
Hardell 2007	Hardell et al., Long-term use of cellular phones and brain tumours: increased risk associated with use for > or =10 years. Occup Environ Med. 64(9): 626–632 (2007)
Hardell 2010	Hardell et al., „Mobile phone use and the risk for malignant brain tumors: a case-control study on deceased cases and controls", Neuroepidemiology, (35/2) 109–114 (2010)
Hardell 2013a	Hardell et al., Use of mobile phones and cordless phones is associated with increased risk for glioma and acoustic neuroma. Pathophysiology (20): 85–110 (2013)
Hardell 2013b	Hardell et al., Pooled analysis of case-control studies on acoustic neuroma diagnosed 1997-2003 and 2007-2009 and use of mobile and cordless phones. Int J Oncol. (43): 1036–1044 (2013)
Hardell 2013c	Hardell et al., Case-control study of the association between malignant brain tumors diagnosed 2007-2009 and mobile and cordless phone use. Int J Oncol. 43:1833–1845 (2013)
Hässig 2012	Hässig et al., Vermehrtes Auftreten von nukleärer Katarakt beim Kalb nach Erstellung einer Mobilfunkbasisstation. Schweizer Archiv für Tierheilkunde, Band 154 Heft 2, 82–86 (2012)
Hecht 2012	Hecht, Zu den Folgen der Langzeiteinwirkungen von Elektrosmog, Heft 6 (2012), Diagnose-Funk Versand, www.shop.diagnose-funk.org, ISBN 978-3-9812598-4-1
Hou 2014	Hou et al., Oxidative changes and apoptosis induced by 1800-MHz electromagnetic radiation in NIH/3T3 cells, Electromagn Biol Med. 2014
Huber 2002	Huber et al., Electromagnetic fields, such as those from mobile phones, alter regional cerebral blood flow and sleep and waking EEG. J Sleep Res 11 (4): 289–295 (2002)
IARC 2010	IARC, 2010, Interphone study reports on mobile phone use and brain cancer risk. International Agency for Research on Cancer, World Health Organization
IARC 2011	IARC, 2011, Non-Ionizing radiation, Part II: Radiofrequency Electromagnetic Fields [includes mobile telephones], IARC Monographs on the Evaluation of Carcinogenic Risks to Humans, vol. 102, International Agency for Research on Cancer
IMT Vision 2015	Dokument M.2083-0 der ITU: „Framework and overall objectives of the future development of IMT for 2020 and beyond", 2015
INSM 2018	INSM Bildungsmonitor „Auszug der Studie zum Thema Digitalisierung und Bildung", 2018
IPAD 2018	http://ipadscholen.com/, https://www.trouw.nl/home/helft-scholen-alweer-gestopt-met-ipad-onderwijs-~a3558061/, https://www.nrc.nl/nieuws/2018/03/02/opkomst-en-ondergang-van-de-ipadschool-a1594285
IZI 2018	Internationales Zentralinstitut für das Jugend und Bildungsfernsehen, „Grunddaten Jugend und Medien 2018".
Kasson 2011	Kasson et al., „Water ordering at membrane interfaces controls fusion dynamics", J. Comput. Chem. 32, 2613–2618 (2011)
Kesari 2014	Kesari et al., Effect of 3G Cell Phone Exposure with Computer Controlled 2-D Stepper Motor on Non-thermal Activation of the hsp27/p38MAPK Stress Pathway in Rat Brain. Cell Biochem Biophys 68(2): 347–58 (2014)
Khubnazar 2006	Khubnazar, DNA-Strangbrüche in humanen HL-60 Promyelozytenleukämiezellen zur Einschätzung biologischer Wirkungen nach Exposition mit hochfrequenten elektromagnetischen Feldern (2450 MHz), www.diss.fu-berlin.de/diss/receive/FUDISS_thesis_000000002394 (2006)
Kim 2013	Kim et al., Extremely low-frequency electromagnetic fields induce neural differentiation in bone marrow derived mesenchymal stem cells. Exp Biol Med (Maywood) 238 (8): 923–931 (2013)

Kumar 2011	Kumar, Exposure to cell phone radiations produces biochemical changes in worker honey bees, Toxicol Int. 18(1): 70–72 (2011)
Lai 2005	Lai, Biological Effects of Radiofrequency Electromagnetic Field, in Encyclopedia of biomaterials and biomedical engineering, ed. Wnek and Bowlin (New York, 2005)
Ledda 2013	Ledda et al., Non Ionising Radiation as a Non Chemical Strategy in Regenerative Medicine: Ca 2+ -ICR „In Vitro" Effect on Neuronal Differentiation and Tumorigenicity Modulation in NT2 Cells, PLoS ONE 8(4): e61535. doi: 10. 1371/journal.pone.0061535 (2013)
Lerchl	www.youtube.com/watch?v=gWknmTHxAXw
Lerchl 2013	Lerchl, Open letter for Niels Kuster, 8 Febr 2013, www.izgmf.de/scripts/forum/index.php?id=52406
Leszczynski 2002	Leszczynski et al., Non-thermal activation of the hsp27/p38MAPK stress pathway by mobile phone radiation in human endothelial cells: molecular mechanism for cancer- and blood-brain barrier-related effects, Differentiation 70: 120–129 (2002)
Levy 2006	Levy et al., „Water mediation in protein folding and molecular recognition", Annu. Rev. Biophys. Biomol. Struct. 35, 389–415 (2006)
Liboff 1987	Liboff et al., 45Ca2+ cyclotron resonance in human lymphocytes. Electromag Biol Med 6: 13–22 (1987)
Liboff 2013	Liboff, Why are living things sensitive to weak magnetic fields? Electromag Biol Med doi: 10. 3109/15368378.2013.809579 (2013)
Lipton 2005	Lipton, Intelligente Zellen, wie Erfahrungen unsere Gene steuern, Koha Verlag, 12. Auflage 2013. Englische Ausgabe erschienen als The Biology of Belief – Unleashing the Power of Consciousness, 2005
Lisi 2008	Lisi et al., Ion cyclotron resonance as a tool in regenerative medicine, Electromagn Biol Med. 27(2): 127–33 (2008)
Martini 2013	Martini et al., Water-Protein Interactions: The Secret of Protein Dynamics, Hindawi Publishing Corporation, The Scientific World Journal, Article ID 138916, http://dx.doi.org/10.1155/2013/13891 (2013)
McCaig 2005	McCaig et al., „Controlling Cell Behavior Electrically: Current Views and Future Potential". Physiol. Rev. 85, 943–978 (2005)
McCaig 2009	McCaig et al., „Electrical dimensions in cell science". Journal of Cell Science 122, 4267–4276 (2009)
McClare 1974	McClare, Resonance in Bioenergetics, Ann. NY Acad. Sciences 227, 74–97 (1974)
Morgan 2012	IG Morgan et al., „Myopia" Lancet Ophthalmology, Volume 379, P1739-1748, 2012
Muditalab 2019	https://muditalab.com/4-court-cases-on-mobile-radiation-you-should-know-about-8236700e7288
Netherwood 2004	Netherwood et al., Assessing the survival of transgenic plant DNA in the human gastrointestinal tract, Nat Biotechnol. 22(2): 204–209 (2004)
Nilsson 2013	Nilsson, Kampagne gegen Hardell, Pandora – Stiftung für unabhängige Forschung 2013
Nittby 2009	Nittby et al., Increased blood-brain barrier permeability in mammalian brain 7 days after exposure to the radiation from a GSM-900 mobile phone. Pathophysiology. 16(2-3): 103–12 (2009)
Nolan 2009	J. M. Nolan, P. O'Reilly u. a.: „Augmentation of macular pigment following implantation of blue light-filtering intraocular lenses at the time of cataract surgery". In: Investigative ophthalmology & visual science. 10 (2009), S. 4777–4785.
Norad 2018	http://www.norad4u.com/
NRC 2018	NRC Handelsblad, Niederlande, 18-10-2018
OECD 2015	„Students, Computers and Learning: Making the Connection". OECD publishing 2015.
Ozgur 2014	Ozgur et al., Mobile Phone Radiation Alters Proliferation of Hepatocarcinoma Cells, Cell Biochem Biophys. (2014)

Pall 2013	Pall, ML. Electromagnetic fields act via activation of voltage-gated calcium channels to produce beneficial or adverse effects. J Cell Mol Med 17:958-965. 2013
Pall 2016	Pall ML. Electromagnetic fields act similarly in plants as in animals: Probable activation of calcium channels via their voltage sensor. Curr Chem Biol 10: 74-82. 2016
Pall 2018A	M. Pall, „5G: Great risk for EU, U.S. and International Health! Compelling Evidence for Eight Distinct Types of Great Harm Caused by Electromagnetic Field (EMF) Exposures and the Mechanism that Causes Them", 2018
Pall 2018B	M. Pall, Response to 2018 ICNIRP Draft Guidelines and Appendices on Limiting Exposure to Time-Varying Electric, Magnetic and Electromagnetic Fields (100 kHz to 300 GHz), 2018
Pollack 2013	Pollack, The Fourth Phase of Water: Beyond Solid, Liquid, and Vapor, Ebner and Sons, Seattle (2013)
Petersohn	http://www.diagnose-funk.org/themen/mobiltelefone/gesundheit-effekte/blutbildveraenderung-nach-3-min-telefonat.php
Petkau 1972	Petkau, Effect of 22Na+ on a phospholipid membrane. Health Physics 22 (3): 239 (1972)
Pophristic 2001	Pophristic et al., Hyperconjugation not steric repulsion leads to the staggered structure of ethane, Nature 411, 565–568 (2001)
Popp 2003	Popp F.-A., Properties of biophotons and their theoretical implications, Indian Journal of Experimental Biology Vol. 41, pp. 391–402 (2003)
Primack 2017	Primack et al., Social Media Use and Perceived Social Isolation Among Young Adults in the U.S., Am Journal Preventive Medicine. 2017 Jul; 53(1):1-8.
Priartem 2018	http://www.priartem.fr/Pour-la-premiere-fois-en-France-un.html
REFLEX-Studie 2004	REFLEX: Risk Evaluation of Potential Environmental Hazards from Low Energy Electromagnetic Field Exposure Using Sensitive in vitro Methods, A project funded by the EU under the programme „Quality of Life and Management of Living Resources", Key Action 4 „Environment and Health": QLK4-CT-1999-01574 from Feb 2000 to May 2004
Regel 2006	Regel et al., Schweizer Studie zum Einfluss von UMTS-Mobilfunkfeldern auf das Wohlbefinden und kognitive Funktionen bei elektrosensiblen und nichtelektrosensiblen Personen (2006)
Richard 2019	https://marinerichardguerir.wordpress.com/
Ritter 2005	Ritter, Geldrollenbildung durch Handystrahlung, http://www.heseproject.org/de/emf/JugendForscht/Germany/ GymSpaichingen.php?lang=de&target=Germany
Robinson 2011	Robinson et al., „Water order profiles on phospholipid/cholesterol membrane bilayer surfaces", J. Am. Chem. Soc. 133, 3812–3815 (2011)
Rochev 1990	Rochev et al., Effects of weak magnetic field on the rate of cell proliferation in culture. Studia Biophysica 135: 93–98 (1990)
Rp-online 2013	www.rp-online.de/politik/cdu-will-tablet-computer-an-allen-schulen-1.3439268
Rundbrief 2018	Rundbrief 105 des Vereins Gigaherz.ch, September 2018
Ruzicka 2006	Ruzicka, Die Geldrollenbildung der Erythrozyten, www.diagnose-funk.org/themen/mobiltelefone/gesundheit–effekte/die-geldrollen bildung-der-erythrozyten.php
Schienle 1998	Schienle et al., Biological effects of very low frequency (VLF) atmospherics in humans: a review. J. Scient. Explor. 12, 455–468 (1998)
Schlatterer 2004	Schlatterer et al., Radiofrequency electromagnetic fields (1800 MHZ) induce elevated production of reactive oxygen species in human promyelocytic HL-60 cells, 25th Annual Meeting of the Bioelectromagnetics Society (BEMS), Washington, D.C. (2004)

Seiler 2006	Seiler, ZeitenSchrift 51, ZeitenSchrift – Verlag, CH-6343 Rotkreuz (2006) http://www.zeitenschrift.com/heft/zeitenschrift-51
Speit 2013	Speit , Genotoxic effects of exposure to radiofrequency electromagnetic fields (RF-EMF) in HL-60 cells are not reproducible. Mutat Res 755(2): 163-6.(2013)
Strittmatter 2018	Die Neuerfindung der Diktatur. Wie China den digitalen Überwachungsstaat aufbaut und uns damit herausfordert. Piper Verlag, München 2018
Stuttg Nachr 2013	Stuttgarter Nachrichten 08-03-2013, Bürger fordern Schutz vor Sendemasten, www.stuttgarter-nachrichten.de/inhalt.stuttgart-verweist-auf-bund-buerger-fordern-schutz-vor-sendemasten.ae95f38f-8f3e-4f01-b295-3edf42fcaab8.html.
Tachover 2018	https://wearetheevidence.org/
Tomson	Tomsom, Auswirkungen eines Handy-Telefonats von nur 90 Sekunden Dauer, Ges. f. Gesundes Leben e.V., www.claudia-guenther.de/de/A/ VT3-2b.pdf
Tsong 1989	Tsong et al., Resonance electroconformational coupling: a proposed mechanism for energy and signal transductions by membrane proteins, Bioscience reports 9, 13–26 (1989)
Tyner 2007	Tyner u.a., „Nanosized Voltmeter" enables cellular-wide electric field mapping, Biophysics Journal 93, S. 1163–1174 (2007)
Unternaehrer 2012	Unternaehrer et al., Dynamic changes in DNA methylation of stress associated genes (OXTR, BDNF) after acute psychosocial stress, Translational Psychiatry (2012)
Valbonesi 2013	Valbonesi et al., Evaluation of HSP70 expression and DNA damage in cells of a human trophoblast cell line exposed to 1.8 GHz amplitude-modulated radiofrequency fields. Radiat Res. 169(3): 270–279 (2013)
Van Meer 2011	Van Meer et al., „Lipid map of the mammalian cell", Journal of Cell Science 124, 5–8 (2011)
Von Klitzing 1993	Von Klitzing, „Athermische Wirkungen gepulster HF-Felder", in: VDE-Fachbericht 45 Biologische Wirkungen elektromagnetischer Felder", Berlin: VDEVerlag, S. 89–92 (1993)
Wang 2013	Wang et al., Suppression of type I collagen in human scleral fibroblasts treated with extremely low-frequency electromagnetic fields, Mol Vis 19: 885–893 (2013)
Weinhold 2001	Weinhold, A new twist on molecular shape, Nature 411, 539–541 (2001)
Wenzel 2002	Wenzel et al., Das Verhalten von Milchrindern unter dem Einfluss elektromagnetischer Felder, Praktischer Tierarzt 83, 260-267 (2002)
Whichmann 2003	Whichmann et al., Liposomes for microcompartmentation of enzymes and their influence on catalytic activity, Biochem Biophys Res Commun. 310(4): 1104–10 (2003)
Zheng 2003	Zheng et al., Long-range forces extending from polymer-gel surfaces, Phys Rev E Stat Nonlin Soft Matter Phys. 68(3 Pt 1): 031408 (2003)
Zwamborn 2004	Zwamborn et al., TNO study on the effects of GSM and UMTS signals on well-being and cognition (2004)

Index

A

Absorption 39, 40, 41
Abstandswarner 64, 114, 204
Abstrahlung 11, 60, 67, 72, 96, 97, 142, 190, 191, 194, 195, 202, 203
Adaptogen 188, 220
Adenosintriphosphat 128
Adlkofer, Franz 167-174
Adrenalin 122, 123
Aerobier 19
Aggregation 144
Akustikusneurinome 131, 175
Aminosäure 32, 35, 112, 122, 128
Anaerobier 19
Ankerproteine 27
Antioxidantien 179, 188, 189
Archaea 28
Astrozyten 32, 33
Athermisch 56, 79
Atmosphärische Fenster 52, 53, 190
Atmospherics 53, 190, 220
Atmungskette 27, 106, 112, 120
ATP 128
ATPase 46

B

Bandbreite 58, 220
Becker, Robert O. 93, 94
Beamforming 71, 73
Beamsteering 68
Bestrahlungsstandard 131
Bienensterben 143
Bioelectromagnetics Society 126
Biofeld 89
BioInitiative 117, 129, 131-133, 177, 178
Biokybernetik 90
Biophotonen 97, 102, 220
Biosphäre 49
Bluetooth 58, 59, 63, 64, 66, 82, 220
Blutbildveränderungen 143
Blut-Hirn-Schranke 32, 33, 34, 133, 186, 187, 220
Blutkörperchen 143-145, 148
Blut-pH-Wert 33
Botenstoff 122, 192
Budwig, Johanna 20-23, 117

C

Ca-Influx 187, 220
Calcium 105, 106, 119, 121
Carlos, George 162, 163
Cholesterin 20, 26
Chronische Exposition 121
Cluster 119, 144
Coulomb 91

D

Dauerstress 185
Davis, Devra 34, 155-157, 176
Dielektrikum 25, 220
Digitale Revolution 198
Digitale Sucht 195
Dipole 40
Dipolmoment 100
Disacchariden 31
Dopamin 122, 123
Doppelbindungen 20, 21, 22, 23
Doppelmembran 19
Dosis 60, 82, 115, 124, 139, 156, 177, 196, 204
Drehimpulsmoment 100
Drehmoment 100
DSL 57, 63, 67, 203

E

EDGE 59, 61, 62, 88, 220
Effektorproteine 30, 36, 45, 46, 47, 120, 220

EKG 55
Elektrisches Feld 11, 91, 92, 94, 100, 103
Elektrobiologie 91, 98
Elektrohypersensibilität 159, 160, 179
Elektronenvolt 108
Elektrosensibilität 123, 124, 126, 138, 147, 148, 160, 161, 177
Elektrostatische Felder 98, 99, 220
Elhalal, Maya 161
EMF 76, 130, 152
Endoplasmatisches Retikulum 18, 19, 28, 37, 94
Endothelzellen 32, 33, 113
eNOS 113
Enukleation 44
Epidemiologie 130, 131, 155, 220
Epigenetik/isch 44, 46, 47, 156
Epiphyse 192, 222
Erbgut 19, 45, 126, 132, 141, 167
Erythrocyt(en) 143
Eukaryoten 18, 20, 27, 28
Extraterrestrisch 52, 53, 55
Extrazellulär 31-33, 46

F

Fahrzeugradar 64, 114
Faradayscher Käfig 204
Fettsäure(n) 20-23, 37, 128, 189, 221, 222
Fibroblasten 106, 168
Freie Frequenzen 66
Freie Radikale 107-113, 220
Frequenzband 52, 66, 78
Fröhlich, Herbert 96

G

Gauß 102-105
Gel 31, 35
Geldrolleneffekt 144, 221
Gen-Austausch 49
Genom 19, 50, 132
Genotoxische Effekte 133, 186
Geordnetes Wasser 37, 39, 40
Gleichfeld 98, 100
Gliom(e) 131, 175
Glykocalix 31, 32, 37
Glykolipide 26, 31, 32, 221
Glykoproteine 26, 31, 32, 222
Google Glass 81, 82, 221
GPRS 57, 59, 61, 62, 87, 221
GPS 58, 82
GSM 59, 61, 62, 64, 65, 68, 87, 122, 139, 140, 147, 170, 187, 221

H

Hardell 130, 131, 158, 173-176
HF-Felder 86, 87
Hitzeschockprotein 106, 116, 117, 121
Hörnervtumore 131
HRV-Messungen 187, 221
HSCSD 61, 62, 87, 221
HSP70 106, 116
HSPA 62, 87, 223
Hyperoxid 112, 113, 120
Hypoxie 187, 221

I

IARC 130, 154, 170, 174-176, 181, 221
ICNIRP 73-77, 83-86, 107, 180, 181, 221
Immunsystem 117, 136, 144, 194
IMP / integrale Membranproteine 28, 29, 30, 47, 117, 119
Induktion 92, 93, 201, 221
Interphone-Studie 130, 131, 177
Intrazellulär 46, 106
Ionenkanäle 27, 119
Ionenpumpen 27, 128
Ionisation 56, 107-113
IOT 65, 67, 75, 221
ISDN 61

K

Katalysieren 120

Kernmagnetische Resonanz 103, 221

Kernspin 103, 104

Keulenbildung 72

Keulensteuerung 73

Kilovolt 98, 99

König, Herbert L. 101, 145

L

Ladungsträger 25, 91, 98, 100, 128

Leitfähigkeit 99

Leukozyten 144, 221

Lichtquant 22, 97

Linolensäure 20, 21, 22, 23, 221

Linolsäure 20, 21, 221

Lipide 20, 22, 26, 27, 221

Lipidom 27, 221

Lipton, Bruce 43-49

Lorentzkraft 93

LTE 57, 59, 62, 65, 67, 68, 87, 147, 164, 176, 177, 221

Lysosom 19

M

M2M 75

Membranlipide 18, 26

Membranspannung 24, 29, 94, 117-120

Mehrfachkeulen 71, 72, 75, 76

Meningeom 131

Methylierung 46, 50

Mikrotubuli 19

MIMO 71, 72, 76

Mitochondrien 18, 19, 28, 33, 94, 112, 113, 120, 128, 189

Mobilfunkstandard 57, 61, 62, 65, 66, 137, 164

Monosacchariden 31

MRT 100, 101

mtNOS 113

N

NADPH-(Oxidase) 112, 113

Nanometer 19, 24, 25, 29, 39, 94, 108

Neuronen 32, 33, 113

Neurotransmitter 43, 47, 113, 122, 192, 222

NFC 59, 79, 222

Nitrosativer Stress 76, 111, 223

NMR 39, 96, 103, 104, 221

nNOS 113

O

Oberwellen 191

Öl-Eiweiß-Kost 21, 23

Oxidativer Stress 111, 112, 116, 147, 176-178, 189, 223

P

Pall, Martin 76, 77, 121

Pathologisches Energiedefizit 106, 128, 222

Perizyten 32, 33

Peroxynitrit 112

Phospholipide 20, 21, 23, 24, 26, 31, 222

Photon 10, 22, 97

pH-Wert 33, 39

Popp, Fritz-Albert 27, 97

Positive Ladung 25, 46, 92

Proteinfaltung 31, 36, 96

Proteinresonanzen 115

R

Radikal(e) 107, 109, 110-113, 116

Reaktive Sauerstoffspezies (ROS) 111-113, 116, 120, 121, 178, 222, 223

Reaktive Stickstoffspezies (RNS) 111-113, 178, 222, 223

Redox-Signalmoleküle 112, 222

REFLEX-Studie 141, 167-175, 222

Resonanz 30, 41, 86, 91, 102-105, 115, 155, 156, 190, 191, 222

Retikulocyten 143, 222

Rezeptor-IMP 28, 30, 222

RNA 35, 42

S

Sauerstoffradikale 116

Schumannwellen 190, 191, 223

Schwarzkörperstrahlung 96, 97

Schwingung 11, 27, 30, 32, 36, 41, 96, 102, 118, 120, 127

Signalmoleküle 37, 111, 112, 222

Smart city/cities 69

Smart farming 70

Smart health care 70, 74

Smart home 69

Solaranlagen 204

Spin 103, 104, 223

Stickstoffmonoxid 112, 113

Stresskinasen 121

Strukturiertes Wasser 35, 38-41, 118

T

Tachover, Dafna 161

Thermische(r) Effekt / Wirkung 56, 64, 76, 83, 101, 102, 113, 114, 115, 153, 178, 180, 223

Trägheitsmoment 100

Translation 35

U

UMTS 57, 59, 62, 63, 65, 67, 68, 87, 129, 136-140, 147, 148, 164, 224

UWB-Band 64, 114, 204

V

Vesikel 19, 37

VgCC 121

Vitalfeld 94, 95, 223

W

Wasserstoffbrücken 35, 36, 223

Wechselfeld 98, 102, 192, 201-204

Wellenlänge 71, 78, 108, 109, 191

Weltraum 5G 70

WHO 83, 85, 130, 141, 153, 154, 170, 174, 180, 223

Wi-Fi 59, 63, 66, 132, 204

WiMAX 57, 59, 63, 68, 132

Wireless 63, 64, 133, 163

WLAN 58, 63, 64, 67, 81, 82, 132, 147, 160, 177, 187, 201, 203, 204, 223

Z

Zellkern 18, 19, 44, 45, 47

Zellmembran 18-47, 94, 96, 117, 118, 120, 121, 128

Zirbeldrüse 192, 222

Zuckerketten 26, 31, 32, 221

Zwitterwesen 19

Zyklotronresonanz 102, 103, 105, 106, 119, 223

Zytoskelett 46, 105

Glossar

Adaptogen
Bedeutung: „Anpassung erzeugend". Eine Bezeichnung für Kräuter, die dem Organismus helfen sollen, sich an Stresssituationen anzupassen und einen positiven Effekt bei stressinduzierten Krankheiten auszuüben.

Allopathika
Ein Allopathikum ist ein schulmedizinisches Arzneimittel, das zur gezielten Gegenwirkung auf Reaktionen oder Maßnahmen des Organismus eingesetzt wird, indem es diese unterdrückt.

Atmospherics
Elektromagnetische Signale natürlichen Ursprungs, die unter anderem auf Blitzentladungen zurückzuführen sind.

Bandbreite
Die Bandbreite eines Systems wird als die Breite des Frequenzintervalls definiert, in dem Frequenzanteile eines Signals vom System durchgelassen werden. Die Bandbreite ist durch eine untere und eine obere Grenzfrequenz charakterisiert.

Biophotonen
Als Biophotonen werden Lichtquanten bezeichnet, die von lebenden Organismen – auch in vollkommener Dunkelheit – ausgestrahlt werden.

Bluetooth
Bluetooth bildet eine Schnittstelle, über die mobile Kleingeräte (Mobiltelefone, PDAs) und Computer und deren Peripheriegeräte miteinander kommunizieren können. Hauptzweck von Bluetooth ist das Ersetzen von Kabelverbindungen zwischen Geräten. Es ist ein Industriestandard für die drahtlose Funkvernetzung von Geräten über kurze Distanz (wörtlich deutsch: „Blauzahn").

Blut-Hirn-Schranke
Die Blut-Hirn-Schranke ist eine selektiv durchlässige Schranke zwischen Hirnsubstanz und Blutstrom, die den Stoffaustausch im zentralen Nervensystem kontrolliert. Stoffe, die nicht in das ZNS gelangen sollen, werden am Durchtritt durch die Kapillarwand der Blutgefäße gehindert.

Ca-Influx
Das Einfließen von Kalzium-Ionen durch eine Zellmembran.

DECT
Digitaler Standard für schnurlose Telefone und Mobiltelefone sowie für die kabellose Datenübertragung. (Abk. engl. „Digital Enhanced Cordless Telecommunications"; deutsch „Digitale verbesserte schnurlose Telekommunikation").

Dielektrikum
Jede elektrisch schwach- oder nichtleitende, nichtmetallische Substanz, deren Ladungsträger im Allgemeinen nicht frei beweglich sind.

EDGE
Weiterentwicklung der GSM-Technik, die durch ein zusätzliches Modulationsverfahren eine Erhöhung der Datenübertragungsraten in GSM-Netzen ermöglicht. (Abk. engl. „Enhanced Data Rates for GSM Evolution"; deutsch „verbesserte Datenübertragungsrate für GSM-Netze").

EIRP
Gütemaß für die Strahlungsleistung von Antennen. (Abk. engl. „equivalent isotropically radiated power"; deutsch „äquivalente isotrope Sendeleistung" oder „Strahlungsleistung").

Effektorproteine
Proteine, die sich an andere Moleküle in der Zelle binden und so deren Aktivität beeinflussen. Sie sind Teil von Signalwegen in der Zelle mit dem Ziel, Umweltsignale in spezifische zelluläre Antworten umzusetzen.

Elektrostatische Felder
Felder, die von ruhenden elektrischen Ladungen erzeugt werden.

Elektrosmog
Künstlich erzeugte elektromagnetische Signale oder Felder einer oder weniger fester Frequenzen mit relativ hoher Intensität, die täglich über einen längeren Zeitraum auf biologische Systeme einwirken.

Elektronenspinresonanz (ESR)
Abgabe oder Aufnahme elektromagnetischer Energie durch ein Elektron, wodurch seine Orientierung in einem Magnetfeld sich ändert.

ELF
Niederfrequenzstrahlung
(Abk. engl. „Extremely Low Frequency").

Enukleation
Entfernung des Zellkerns.

Epidemiologie
Wissenschaft, die sich mit der Verbreitung, den Ursachen und den Folgen gesundheitsbezogener Zustände und Ereignisse in Bevölkerungen oder Populationen beschäftigt (griech. epi „auf, über", demos „Volk" und lógos „Lehre").

Europäische Umweltagentur
Kurz EUA (engl. „European Environment Agency", Abk. „EEA"); eine im Jahr 1990 vom Europäischen Rat gegründete Einrichtung der Europäischen Union.

Exposition
1. Einwirkung, Aussetzung.
2. Darstellung, Darlegung.

Extrazelluläre Matrix
Der Anteil des Gewebes, der zwischen den Zellen liegt. Sie setzt sich aus diversen Komponenten zusammen, die in zwei große Gruppen eingeteilt werden: Grundsubstanz und Fasern.

Freie Radikale
Atome, Ionen oder Moleküle, die mindestens ein ungepaartes Elektron enthalten.

Funkzelle
Der Bereich, in dem das von einer Sendeeinrichtung eines Mobilfunknetzes gesendete Signal empfangen und fehlerfrei decodiert werden kann.

Gel
In der Regel definiert als ein feinverteiltes System aus mindestens einer festen und einer flüssigen Phase.

Geldrolleneffekt
Reversible kettenartige Anhäufung beziehungsweise Ballung von roten Blutkörperchen.

Geordnetes Wasser
In geordnetem Wasser können Wassermoleküle nicht alle räumlichen Postionen mit gleicher Wahrscheinlichkeit besetzen. Es bilden sich zum Beispiel zusammenhängende räumliche Strukturen wie bei einer Bienenwabe aus.

Glykocalix
Schicht an der Außenfläche der Zellmembran, die von Zuckerketten gebildet wird, die sich an bestimmten Membranproteinen (Glykoproteinen) und Membranlipiden (Glykolipiden) befinden.

Glykolipide
Moleküle, die aus einem Lipid und einer oder mehreren gebundenen Zuckergruppen bestehen.

Glykoproteine
Moleküle, die aus einem Protein und einer oder mehreren gebundenen Zuckergruppen bestehen.

Google Glass
Markenname eines am Kopf getragenen Miniaturcomputers, der auf einem Brillenrahmen montiert ist. Er kann Informationen mit dem Internet austauschen und diese mit dem aufgenommenen Bild kombinieren, das von einer integrierten Kamera geliefert wird.

GPRS
GPRS (engl. „General Packet Radio Service", deutsch „Allgemeiner paketorientierter Funkdienst"). Eine Verbesserung des GSM-Mobilfunk-Standards.

GSM
„Globales System für mobile Kommunikation" ist ein digitaler Mobilfunknetzstandard, der für Telefonie und Datenübertragung sowie Kurzmitteilungen (SMS) eingesetzt wird (Abk. engl. „Global System for Mobile Communication").

HRV-Messungen
Messungen der Herzratenvariabilität.

HSCSD
Hochgeschwindigkeitsdatenvermittlung; ermöglicht eine schnellere Übertragung der Daten als GSM (Abk. engl. „High Speed Circuit Switched Data").

Hypoxie
Mangelversorgung des Gewebes mit Sauerstoff.

IARC
Die „Internationale Agentur für Krebsforschung" ist eine Einrichtung der Weltgesundheitsorganisation (Abk. engl. „International Agency for Research on Cancer").

IBES
Institut für biologische Elektrotechnik Schweiz.

ICNIRP
„Internationale Kommission zum Schutz vor nicht-ionisierender Strahlung" (Abk. engl. „International Commission on non-ionizing radiation protection").

Immunsuppression
Eine beabsichtigte Unterdrückung immunologischer Prozesse des Körpers, zum Beispiel bei Autoimmunerkrankungen oder nach Gewebs- oder Organtransplantationen.

Induktion
In der Elektrotechnik bedeutet dieser Begriff die Erzeugung elektrischer Ströme und Spannungen in elektrischen Leitern durch bewegte Magnetfelder.

Integrale Membranproteine
Proteine, die in der Membran verankert sind und diese vollständig durchdringen.

Internet of Things (IOT):
Autonome Geräte, die eigenständig über WLAN und Internet kommunizieren.

Kernmagnetische Resonanz (NMR)
Abgabe oder Aufnahme elektromagnetischer Energie durch einen Atomkern, wodurch sich seine Orientierung in einem Magnetfeld ändert.

Leistungsflussdichte
Energie, die pro Zeiteinheit eine Fläche senkrecht zur Ausbreitungsrichtung der Strahlung durchströmt. Ihre Maßeinheit ist Watt pro Quadratmeter (W/m^2).

Lektine
Proteine, die darauf spezialisiert sind, besondere Zucker-Seitenketten zu erkennen und zu binden.

Leukozyten
Weiße Blutzellen, von altgriechisch leukós für „weiß" sowie altgriechisch kýtos für „Höhlung", „Gefäß", „Hülle".

Linolsäure
Zweifach ungesättigte Fettsäure mit 18 Kohlenstoffatomen. Es ist eine Omega-6-Fettsäure.

Linolensäure
- **Alpha-Linolensäure**
  Dreifach ungesättigte Fettsäure mit 18 Kohlenstoffatomen, wobei sich eine der ungesättigten Bindungen an einer anderen Position befindet als bei der Gamma-Linolensäure. Es ist eine Omega-3-Fettsäure.
- **Gamma-Linolensäure**
  Dreifach ungesättigte Fettsäure mit 18 Kohlenstoffatomen, wobei sich eine der ungesättigten Bindungen an einer anderen Position befindet als bei der Alpha-Linolensäure. Es ist eine Omega-6-Fettsäure.

Lipidom
Die Gesamtheit aller Lipide in einem Lebewesen, einem Gewebe, einer Zelle oder einem Zellkompartiment, unter exakt definierten Bedingungen und zu einem bestimmten Zeitpunkt.

LTE
LTE (engl. „Long Term Evolution", deutsch „langfristige Entwicklung") ist ein neuer Mobilfunkstandard der vierten Generation.

Magnetostatische Felder
Magnetostatische Felder sind magnetische Gleichfelder, also zeitlich konstante Magnetfelder.

Melatonin
Hormon, das in der Zirbeldrüse (Epiphyse) produziert wird und eine dominante Rolle bei der Regelung vieler Körpervorgänge, unter anderem dem Tag-Nacht-Rhythmus, spielt.

Membranpotenzial
Elektrischer Spannungsunterschied zwischen dem Innen- und Außenbereich einer Membran.

Membranproteine
Proteine, die fest mit der Membran verbunden sind.

Mesenchymal
Zum Mesenchym (griech. „das Mittenhineingegossene") gehörend. Das Mesenchym bildet zusammen mit dem gallertigen Bindegewebe das embryonale Bindegewebe. Aus dem Mesenchym entwickeln sich Bindegewebe, Knochen und Knorpel, glatte Muskulatur und Herzmuskel, Niere und Nebennierenrinde, das blutbildende System sowie Blut- und Lymphgefäße.

Metaanalyse
Eine Metaanalyse ist eine Zusammenfassung von verschiedenen Untersuchungen in einem wissenschaftlichen Forschungsgebiet. Sie bedient sich statistischer Mittel, um eigene Aussagen auf der Basis der untersuchten Grundanalysen zu treffen.

Mizelle
Spontan gebildetes Bläschen aus Molekülen, die einen wasseranziehenden und einen wasserabstoßenden Teil haben.

Neurotransmitter
Botenstoffe im Gehirn zur Steuerung verschiedenster Funktionen.

Noxe
Als Noxe bezeichnet man in der Medizin einen Stoff oder Umstand, der eine schädigende, pathogene Wirkung auf einen Organismus oder Teile davon ausübt.

NFC
Near Field Communication (deutsch „Nahfeldkommunikation") ist ein internationaler Übertragungsstandard zum kontaktlosen Austausch von Daten per Funktechnik über kurze Strecken. Bisher kommt diese Technik vor allem in Lösungen für Micropayment – bargeldlose Zahlungen kleiner Beträge – zum Einsatz.

Pathologisches Energiedefizit
Energiedefizit, das von einer pathologischen Herabsetzung der ATP-Produktion verursacht wird.

Phospholipide
Phospholipide sind Fette, die sich aus zwei Fettsäuren zusammensetzen, die über eine Phosphatgruppe mit einem Kopfteil verbunden sind.

Proliferation von Zellen
Wachstum und Vermehrung von Zellen.

Proteinstrukturen
1. Räumliche Formen, die von Proteinen erzeugt werden.
2. Teile von Proteinen.

Proteoglykane
Eine Klasse besonders stark verzuckerter Glykoproteine (bis zu 95 Prozent) in der Zellmembran. Sie bilden große Komplexe, sowohl mit anderen Proteoglykanen als auch zum Beispiel mit Kollagen, wodurch sie einen wichtigen Beitrag zur Struktur und Stabilität der extrazellulären Matrix liefern.

Proteom
Die Gesamtheit aller Proteine in einem Lebewesen, einem Gewebe, einer Zelle oder einem Zellkompartiment, unter exakt definierten Bedingungen und zu einem bestimmten Zeitpunkt.

Redox-Signalmoleküle
ROS und RNS, die an vielen Stellen im Körper als Signalmoleküle fungieren, werden als „Redox-Signalmoleküle" bezeichnet.

REFLEX-Studie
Ein von der Europäischen Union (EU) im 5. Rahmenprogramm gefördertes Forschungsvorhaben, das in den Jahren 2000 bis 2004 durchgeführt wurde. Die Studie zielte darauf ab, mögliche Schädigungen des Erbguts durch hochfrequente elektromagnetische Felder, wie sie beispielsweise bei der Mobilfunktechnologie verwendet werden, zu erforschen. Entsprechend steht der Name REFLEX für „Risk Evaluation of Potential Environmental Hazards From Low energy Electromagnetic Field Exposure using sensitive in vitro methods" (Risikobewertung potenzieller Umweltgefahren aufgrund der Exposition niederfrequenter elektromagnetischer Felder mittels sensibler In-vitro-Methoden).

Replikationsstudie
Eine Replikationsstudie oder auch Reproduktionsstudie ist eine wiederholte Untersuchung zur Überprüfung der Ergebnisse einer vorangegangenen Studie. Sie dient der Bekräftigung oder Widerlegung der vorliegenden Studienergebnisse.

Resonanzwirkung
Resonanz beschreibt das Mitschwingen eines Körpers in der Schwingung, die von außen auf ihn übertragen wird.

Retikulocyten
Vorstufe der Erythrocyten, die umgangssprachlich als „rote Blutkörperchen" bezeichnet werden.

Rezeptor-IMPs
Integrale Membranproteine, die nach Empfang eines Signals von außen eine zelluläre Reaktion über Effektorproteine in Gang setzen.

Rezeptorvermittelte Transzytose
Bei diesem Prozess bindet sich das Molekül außen an einen Rezeptor in der Endothelzellmembran, woraufhin sich die Membran einstülpt und sich in der Zelle als Bläschen, welches das Molekül enthält, abschnürt. Das Bläschen bewegt sich dann zur gegenüberliegenden Membran, verschmilzt mit dieser und entlässt das Molekül aus der Zelle.

RFR
Radiofrequency Radiation, Hochfrequenzstrahlung im Bereich der Radiofrequenzen.

ROS
ROS (engl. „reactive oxygen species", deutsch „Reaktive Sauerstoffspezies") sind hochreaktive Formen des Sauerstoffs oder hochreaktive kleine sauerstoffhaltige Moleküle. Sind zu viele ROS vorhanden ist, spricht man von „oxidativem Stress".

RNS
RNS (engl. „reactive nitrogen species", deutsch „Reaktive Stickstoffspezies") sind hochreaktive kleine stickstoffhaltige Moleküle. Sind zu viele RNS vorhanden, spricht man von „nitrosativem Stress".

Schumannwellen
Teil der Atmospherics im Frequenzbereich von etwa 7 bis 30 Hz, die durch Gewitter verursacht werden.

Schwebende Wasserbrücke
Zwischen zwei mit reinem Wasser gefüllte Gläser kann eine freischwebende Wasserverbindung gebildet werden, indem im Wasser beider Gläsern über Elektroden im jeweiligen Glas eine elektrische Spannung angebracht wird.

Spin
Jedes Elektron – und übrigens auch fast jedes andere Elementarteilchen und die meisten Atomkerne – dreht sich ununterbrochen gleichmäßig wie ein Kreisel (oder wie die Erde) um seine eigene Achse. Diese Kreiselrotation wird von den Physikern „Spin" genannt.

Stehende Wellen in der Zelle
Durch einzelne Schwingungsbereiche (Oszillatoren) in der Membran können in der Zelle stehende Wellen erzeugt werden, die zur Strukturbildung beitragen.

Synergismus
Die Synergie oder der Synergismus (griechisch synergía, oder synergismós, „die Zusammenarbeit") bezeichnet das Zusammenwirken von Lebewesen, Stoffen oder Kräften im Sinne von „sich gegenseitig verstärken." Dies können positive oder negative Wirkungen sein. Je mehr Noxen zusammenwirken, desto größer ist der schädigende Effekt.

Thermische Wirkungen
Die thermischen Wirkungen elektromagnetischer Strahlung führen zu einer lokalen oder totalen Erhöhung der Körpertemperatur. Bei den thermischen Wirkungen werden nur die temperaturerhöhenden Wirkungen betrachtet, mögliche andere Wirkungen werden dabei außer Acht gelassen. Die thermische Wirkung wird als vernachlässigbar betrachtet, wenn die Temperaturerhöhung weniger als 1°C beträgt.

Thrombozyten
Thrombozyten (vom altgriechisch thrómbos für „Klumpen") sind Blutblättchen. Es sind die kleinsten Zellen des Blutes, und sie spielen eine wichtige Rolle bei der Blutgerinnung

Übertragungsrate
Die Übertragungsrate bezeichnet die Menge an Informationen, die über ein Medium pro Zeiteinheit übertragen werden kann.

UMTS
(engl. „Universal Mobile Telecommunication System", deutsch „Universelles mobiles Telekommunikationssystem") ist ein Mobilfunkstandard der dritten Generation (3G) mit einer deutlich höheren Übertragungsrate als GSM.

UMTS mit HSPA+
Erweiterung des UMTS-Standards (engl. „High-Speed Packet Access").

Varianz
Maß für die Größe der mittleren Abweichung von einem Mittelwert. Varianz ist die Abweichung, der Unterschied (lat. variantia „Verschiedenheit"). In der Statistik ist die Varianz das Quadrat der Standardabweichung.

Vitalfeld
Das Vitalfeld wird definiert als die Gesamtheit aller elektrischen, magnetischen und elektromagnetischen Vorgänge im Körper.

Wasserstoffbrücke
Die Plusseite eines Wassermoleküls verbindet sich mit der Minusseite eines anderen Wassermoleküls. Diese Bindungen werden Wasserstoffbrücken genannt.

WHO
Engl. „World Health Organization", deutsch „Weltgesundheitsorganisation".

Wi-MAX
Drahtloser Netzstandard für regionale Funknetze (engl. „Worldwide Interoperability for Microwave Access", deutsch „Weltweite Interoperabilität für Mikrowellen Zugang").

WLAN
Drahtloses lokales Funknetz, das oft auch in Privathaushalten zur Vernetzung von PCs insbesondere im Zusammenhang mit DSL-Anschlüssen eingesetzt wird. (engl. „Wireless Local Area Network", deutsch „Drahtloses lokales Netzwerk").

Zellmarker
1. Molekül in der Zelle, das Auskunft über einen biologischen Zustand der Zelle gibt.
2. Molekül oder Gruppe von Molekülen an der Zelloberfläche, wodurch die Zelle von anderen Zellen unterschieden werden kann.

Zellplasma
Lösung, die, nach dem Entfernen aller Membranen, Organellen und des Zellskeletts, in der Zelle übrig bleibt.

Zyklotronresonanz (ZKR)
Kreisförmige Resonanzbewegung, die auftreten kann, wenn sich ein geladenes Teilchen in einem konstanten Magnetfeld befindet und gleichzeitig einem von außen anliegenden elektromagnetischen Signal ausgesetzt ist.

Bildnachweise

Bilder und Grafiken VITATEC Products AG mit Ausnahme von:

Kapitel 1

Abb. 1.3: Mit freundlicher Genehmigung der Dr. Johanna Budwig Stiftung, Oldenburg.

Abb. 1.4: Margit Eberlein

Abb. 1.12: Umgezeichnet nach Wikipedia

Abb. 1.19: Umgezeichnet nach Wikipedia

Kapitel 2

Abb. 2.1: Martin Schwan

Abb. 2.2: oben: Shutterstock/underworld; unten: Shutterstock/M. Pellinni

Abb. 2.5: Shutterstock/Creative Travel Projects

Abb. 2.6: Fotolia/Jan Rose

Abb. 2.7: oben: Shutterstock/RioPatuca; unten: Fotolia/fotoARts

Abb. 2.8: Shutterstock/Business plus

Abb. 2.9: Martin Schwan

Abb. 2.10: Shutterstock/pingvin

Abb. 2.11: Shutterstock/Zapp2Photo

Abb. 2.12: iStock/metamorworks

Abb. 2.13: Shutterstock/Miriam Doerr Martin Frommherz

Abb. 2.14: iStock/NicoElNino

Abb. 2.18: Umgezeichnet nach Wikipedia

Abb. 2.19: Shutterstock/Kastaprav

Abb. 2.20: Shutterstock/Iakov Filimonov

Abb. 2.21: Umgezeichnet nach Fig. 1 und Fig. 2 aus ICNIRP guidelines for limiting exposure to time varying electric, magnetic and electromagnetic fields (up to 300 GHz), Health Physics 74 (4): 494 522, 1998

Kapitel 3

Abb. 3.1: oben: Martin Schwan; unten: a1pix

Abb. 3.5: Shutterstock/Marek R. Swadzba

Abb. 3.7: Shutterstock/Martin Fischer

Abb. 3.10: Mit freundlicher Genehmigung von Prof. F.-A. Popp, IIB Neuss

Abb. 3.11: oben: Martin Schwan; unten: Margit Eberlein

Abb. 3.16: Umgezeichnet nach Wikipedia

Abb. 3.17: Umgezeichnet nach Wikipedia

Abb. 3.20: Umgezeichnet nach Fig. 8 aus (Funk 2006)

Abb. 3.21: Umgezeichnet nach Fig. 9 aus (Friedman 2007)

Abb. 3.22: Umgezeichnet nach Fig. 1 aus (Desai 2009)

Kapitel 4

Abb. 4.1: Shutterstock/Grzegorz Placzek

Abb. 4.2: Martin Schwan

Abb. 4.3: Shutterstock/Pressmaster

Abb. 4.4: Margit Eberlein

Abb. 4.5: Shutterstock/Tylor Olson

Abb. 4.7: Margit Eberlein

Abb. 4.8: Shutterstock/smereka

Abb. 4.9: Shutterstock/smereka und Martin Schwan (Composing)

Abb. 4.10: Shutterstock/Aubord Dulac

Kapitel 5

Abb. 5.2: Shutterstock/Tadeusz Ibrom

Abb. 5.3: Shutterstock/Syda Productions

Abb. 5.4: Shutterstock/Monkey Business Images

Abb. 5.5: Shutterstock/Svetlana Lukienko

Abb. 5.6: Shutterstock/TimBurgess

Kapitel 6

Einleitungsseite oben: Martin Schwan

Einleitungsseite unten: Shutterstock/Syda Productions

Abb. 6.1: Martin Schwan

Abb. 6.2: Shutterstock/fotofreaks

Abb. 6.3: Shutterstock/dailin

Abb. 6.4: Shutterstock/Evgeny Atamanenko

Abb. 6.5: Shutterstock/Pressmaster

Abb. 6.6: Shutterstock/Rocketclips, Inc.

Abb. 6.7: Shutterstock/Lisina Margarita

Abb. 6.8: Shutterstock/Syda Productions

Abb. 6.9: Shutterstock/Iakov Filimonov

Abb. 6.10: Shutterstock/David Pereiras

Abb. 6.11: Shutterstock/Antonio Guillem

Abb. 6.12: Shutterstock/Oleksandr Zamuruiev

Abb. 6.13: Shutterstock/kryzhov

Abb. 6.14: Shutterstock/Syda Productions

Abb. 6.15: iStock/Ralf Geithe

Abb. 6.16: iStock/BrianAJackson

Abb. 6.17: Shutterstock/Syda Productions

Abb. 6.18: Shutterstock/Syda Productions

Abb. 6.19: Shutterstock/Iakov Filimonov

Abb. 6.20: Shutterstock/riggleton

Abb. 6.21: Shutterstock/nelen